Medicina energética

Donna Eden
David Feinstein

Prólogo de Caroline Myss

Medicina energética

Manual para conseguir el equilibrio energético
del cuerpo para una excelente salud, alegría y vitalidad

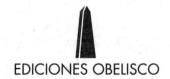

EDICIONES OBELISCO

Si este libro le ha interesado y desea que le mantengamos informado de nuestras publicaciones,
escríbanos indicándonos qué temas son de su interés (Astrología, Autoayuda, Ciencias Ocultas,
Artes Marciales, Naturismo, Espiritualidad, Tradición...) y gustosamente le complaceremos.

*Los editores no han comprobado la eficacia ni el resultado de las recetas, productos, fórmulas
técnicas, ejercicios o similares contenidos en este libro. No asumen, por lo tanto, responsabilidad
alguna en cuanto a su utilización ni realizan asesoramiento al respecto.*

Puede consultar nuestro catálogo en www.edicionesobelisco.com

Colección Salud y Vida Natural
MEDICINA ENERGÉTICA
Donna Eden
David Feinstein

1.ª edición: septiembre de 2011

Título original: *Energy Medicine*

Traducción: *Almut Dengl*
Maquetación: *Marta Ribón*
Corrección: *M.ª Ángeles Olivera*
Diseño de cubierta: *Enrique Iborra*
Prólogo: *Caroline Myss*

Edita: Ediciones Obelisco, S. L.
Pere IV, 78 (Edif. Pedro IV) 3.ª planta, 5.ª puerta
08005 Barcelona - España
Tel. 93 309 85 25 - Fax 93 309 85 23
E-mail: info@edicionesobelisco.com

Paracas, 59 C1275AFA Buenos Aires - Argentina
Tel. (541-14) 305 06 33 - Fax (541-14) 304 78 20

ISBN: 978-84-9777-746-9
Depósito Legal: B-26.675-2011

Printed in Spain

Impreso en España en los talleres gráficos de Romanyà/Valls, S. A.
Verdaguer, 1 - 08786 Capellades (Barcelona)

*En memoria de Garnet Audrey Clarke Edens,
mi madre, que me enseñó el poder autocurativo del cuerpo.
Y dedicado al doctor Jeff Harris, que aportó legitimidad,
levedad y alegría a la medicina energética, y que nos
dejó el día que se terminó de redactar este libro.*

Que el cuerpo piense en el Espíritu como una corriente resplandeciente que se derrama sobre él y lo penetra por todos los lados.

— PLOTINO

AGRADECIMIENTOS

No puedo dejar de recalcar mi profundo agradecimiento personal, así como mi deuda profesional, hacia el doctor John Thie, por haber tenido el valor y el genio, en la década de 1970, de hacer accesible técnicas sofisticadas de autocuración a más de 10 millones de personas en más de 100 países a través de su sistema de *Touch for Health* (su libro se ha traducido a 34 idiomas). El doctor Thie, Gordon Stokes, Shanti Duree, Hazel Ullrich, el doctor Warren Jacobs y muchos otros a los que conocí por medio de la Touch for Health Organization me ayudaron a encontrar mi camino.

Sandy Wand ha sido una gran amiga, sanadora y fuente de infinito apoyo. Madison King ha sido el estudiante que luego regresa para inspirar a su profesor. El doctor Paul Brenner me mostró lo que puede llegar a ser un médico. Mis editores, Irene Prokop y Wendy Hubbert (primera edición en inglés) y Sara Carder (la presente edición en inglés del décimo aniversario), han sido tremendamente pacientes conmigo, y me han respaldado y ayudado de manera inteligente.

Mi agente, Susan Schulman, me dio consejos sabios y fortalecedores. Debo expresar mi agradecimiento por el apoyo institucional por parte de Innersource y sus amigos, particularmente de Laleah y Hugh Bacon, Dorothy Lamb, Winn Frankland, Ling Chin y Rodney Plimpton. La brillante crítica que realizó Stanley Krippner de un primer borrador de la primera edición me animó de manera significativa. Catherine Feather Potenza me apoyó durante todo el proceso y sigue siendo una de mis amigas más íntimas. Richard Duree me facilitó ciertos datos para algunos de los estudios de investigación mencionados en el libro. Rik Jensen, nuestro cariñoso chico para todo, ha sido un ejemplo de cómo msantener el ánimo en tiempos de desastres y catástrofes que podrían haber frustrado la edición original. Los miles de estudiantes que han enseñado y estudiado medicina energética en Innersource han contribuido de distintos modos en mi pensamiento y en esta edición revisada.

El equipo administrativo de Innersource ha sido de gran ayuda y una fuente de alegría: Lori Kats, Leslie Adams, Katrina Hill, Jeffrey Harris, Vicki Matthews, Veronica Sanpere, Sherry Rhea, Carrie Cento, Eric Stahlman, Frank Dowler, Cindy Haight, Julie Conley y la extraordinaria capacidad de enseñanza de nuestras clases básicas y el curso de graduación de medicina energética. Nuestro curso de graduación, un milagro en cuanto a la generación y combinación de ideas complejas y la reunión de los talentos pedagógicos de dos docenas de docentes en un solo foro, lo gestionó con éxito Vicki Matthews. Y, finalmente, ¡mis hijas! Con gran satisfacción para mí, Dondi y Tanya Dahlin, se han incorporado a la organización, inundándolo todo con su grata presencia, desde lo administrativo hasta cómo aportar más alegría a la enseñanza.

Mi marido, David Feinstein, ha transcrito incansablemente entrevistas y clases, ha realizado diversas investigaciones online y en la biblioteca y ha aportado, en general, una organización desde el hemisferio izquierdo, complemento de la mía, desde el derecho. Su habilidad para construir frases y encontrar analogías, establecer orden y situar una idea en su contexto intelectual más amplio, conservando siempre el espíritu de mi voz, está presente en todo el libro. En resumen, éste es el libro que yo habría escrito si mi cerebro funcionara como nuestras mentes en conjunto.

INTRODUCCIÓN DEL AUTOR PARA LA EDICIÓN DEL DÉCIMO ANIVERSARIO DE LA PUBLICACIÓN DEL LIBRO EN INGLÉS

Cuando se publicó *Medicina energética* por primera vez en 1998, nunca me habría imaginado la rapidez con la que se desarrollaría este ámbito a lo largo de la década siguiente.

En los últimos diez años, de ser poco conocida dentro de las prácticas de la medicina alternativa, la medicina energética ha llegado a formar parte de una visión pionera en el seno de la medicina convencional. El doctor Mehmet Oz, uno de los cirujanos más reconocidos de Estados Unidos y director del Cardiovascular Institute del Columbia University's College of Physicians y Surgeons, anunció en una charla que pronunció en la conferencia *Oprah* de 2007, que «la próxima gran frontera dentro de la medicina será la medicina energética». Efectivamente, mientras que los costes de la asistencia médica sobrepasan los límites y los peligros de los efectos secundarios, debidos a los tratamientos convencionales, se disparan, nuestra cultura anhela una medicina popular, de calidad y fiable, y la medicina energética está introduciéndose con rapidez para satisfacer esta demanda.

Cuando imparto talleres introductorios de fin de semana, los alumnos suelen expresar euforia por los instrumentos e ideas que acaban de aprender, pero antes de acabar, les comento: «Me marcho mañana. ¿Uno de ustedes conoce a alguien que pueda recomendar, a alguien del ámbito sanitario, ya sea un médico, un masajista, o simplemente alguien con un cartel en la puerta, que aporte una visión de medicina energética a su práctica y a quien encomendaría un ser querido con una enfermedad grave?». En los primeros talleres que realizaba, con un público de 200 personas, tal vez dos de ellas levantaban la mano, e inmediatamente anotábamos en la pizarra los nombres de los profesionales recomendados. Diez años más tarde, un promedio de un 40 % alza su mano. Alrededor de 40.000 personas, entre ellos muchos médicos y enfermeras, han asistido a más de 600 clases y presentaciones que he impartido en los últimos diez años, y ahora mis alumnos están dando muchas más clases de las que jamás me hubiera esperado. Mientras se está preparando un cambio de paradigma dentro de la medicina occidental, la medicina energética se difunde en las comunidades locales con gran celeridad.

Sin embargo, no hace falta consultar a un profesional en medicina energética para experimentar los beneficios de la misma. El lector puede usar los métodos que se presentan en este libro para que le sirvan de ayuda, así como para curarse, aumentar su energía, ser más feliz y estar más sano. Los principios básicos de la medicina energética resultan sorprendentemente fáciles de aprender, sencillos de aplicar y son muy eficaces a la hora de abordar los retos de la salud. En los últimos diez años, hemos recibido miles de comentarios y correos electrónicos en los que se explicaba cómo este libro constituía la clave para superar los problemas de salud. Algunos de ellos se citan en las siguientes páginas.

La medicina energética surgió después de muchos siglos de experiencia y a partir de la sabiduría de diferentes culturas del mundo. Por esa razón, resulta especialmente gratificante que este libro se haya traducido a más de doce idiomas. De hecho, fue un honor para mí, cuando, hace unos años, me pidieron que escribiera una introducción especial para la edición china, en la que comenté:

«Cuando Huangdi, el legendario emperador chino, hace 4.500 años, decidió codificar la práctica de la acupuntura que ya entonces era antigua, se compiló una parte importante del trabajo del que este libro es deudor. No puedo dejar de recalcar el honor y la gratificación que supuso para mí el hecho de que se editara *Medicina energética* en su traducción al chino. Semejantes intercambios sólo son posibles en un mundo en que la globalización permite un cruce de ideas y prácticas sin precedentes. Del mismo modo que las antiquísimas tradiciones chinas están teniendo repercusión en el mundo occidental, las investigaciones científicas realizadas en China ayudan a refinar los procedimientos y los conceptos de la época del Emperador Amarillo».

Cuando Jeremy Tarcher y Joel Fotinos me pidieron una actualización y revisión de *Medicina energética*, lo tuve que pensar dos veces. Cuando escribí el libro, contaba con veintitrés años de práctica en la medicina energética, y éste plasmaba con precisión los conocimientos que había adquirido, además de presentar las técnicas más eficaces que había desarrollado. Y se convirtió en una referencia central en muchas escuelas y programas de prácticas. Posteriormente, fui coautora de *The Healing Power of EFT and Energy Psychology* (El poder curativo de EFT y la psicología energética), donde apliqué los fundamentos de la medicina energética a temas psicológicos, y estaba acabando *Energy Medicine for Women* (Medicina energética para mujeres), que se centra en muchos de los temas de salud que, personalmente, me importan bastante. Había ampliado las ideas del libro original para convertirlas en un extenso currículum para nuestro curso de dos años. ¿Tenía algo nuevo que decir que pudiera caber en una edición revisada? Al reflexionar sobre esa cuestión, advertí que el modelo básico de la primera edición había resistido bastante bien los desafíos del tiempo y de muchos lectores y estudiantes. Sin embargo, al haber trabajado en clases y conferencias con 40.000 personas más durante diez años, David y yo conocemos las cuestiones y las dudas que pueden surgir cuando se intentan asimilar los conceptos, a veces curiosos, de la medicina energética; sabemos cómo formular los ejercicios de forma más clara y cómo explicar ciertos conceptos para que resulten más comprensibles. Por tanto, hemos releído cada frase del libro y hemos realizado muchísimas revisiones, muchas de ellas para cambiar únicamente algunas palabras con el fin de aclarar o enfatizar algo (algo bastante frecuente cuando el coautor es muy perfeccionista, casi rozando la obsesión), pero otras veces se han hecho cambios más profundos.

He introducido numerosas sugerencias útiles procedentes de mis lectores, alumnos y colegas. Una dificultad que tenían algunos de mis alumnos, familiarizados con la medicina tradicional china, con la edición original era que los puntos de acupresión, tal como se indican en las imágenes, a menudo no coincidían con los puntos que señalan los diagramas estándar. Para esta edición, solicité a Cindy Cohn que revisara gran parte de los esquemas (los dibujos originales de Brooks Garten siguen sin firma; el nombre de Cindy aparece en los colaboradores), para que coincidieran con los mapas tradicionales. Con todo, no se trataba de que un esquema fuese correcto y el otro incorrecto; las diferencias reflejaban más bien un concepto de gran importancia en relación con las energías del cuerpo.

Yo veo energía (viva, nítida y tangiblemente). Este hecho me ha permitido representar los sistemas energéticos del cuerpo de una manera que ha resultado muy eficaz para otras personas que no ven la energía. A partir de los diagramas y a través de los procedimientos físicos descritos en este libro, el lector aprenderá que todo el mundo puede mejorar el flujo de las energías en el cuerpo, tanto en sí mismo como en sus seres queridos, y, en el caso de un profesional, también las energías de sus clientes. Pero, al igual que la estructura física varía de una persona a otra, también cambia la anatomía energética. Por tanto, hay que recordar que los puntos marcados sólo representan un promedio o una aproximación (aunque todavía dentro de un estrecho margen, fracciones de centímetros) y que no son puntos precisos. Lo que a mí me parece digno de atención no es tanto el hecho de que no coincidan exactamente con los puntos de los mapas tradicionales, sino que los puntos que yo veo estén tan cerca de los puntos señalados por los médicos chinos hace miles de años.

De hecho, durante milenios, se ha debatido sobre las ubicaciones exactas en el mismo ámbito de la acupuntura. En realidad, se trata de una cuestión ambigua que genera un debate interminable debido a dos razones: (1) No hay dos personas cuyos sistemas anatómicos o energéticos sean idénticos. (2) La localización de los puntos va cambiando incluso en el mismo individuo. Pero entonces, ¿cómo es posible desarrollar una práctica con base científica a partir de unas condiciones tan imprecisas y cambiantes? Permíteme que explique algo más sobre la anatomía energética. Los puntos de acupuntura son la conexión física en la piel con un campo energético llamado *sistema de meridianos*. Si adoptamos la metáfora del «fantasma en la máquina», el sistema de meridianos es como el fantasma que, mientras permanezca dentro de los límites de la máquina, no estará fijo. Será fluido. Por tanto, los puntos en la piel que tienen conexión con él, también pueden moverse. ¿Son mejores los puntos que marqué en el primer libro que los de los mapas estándar? No. Ambos mapas representan promedios y aproximaciones. Al revisar la primera versión, estoy reconociendo que tiene sentido mostrar puntos que se correspondan con los mapas estándar, pero sin dejar de enfatizar que éstos siguen representando promedios (que entre sí tampoco coinciden siempre por completo).

La buena noticia es que no hace falta que seamos perfectamente precisos a la hora de seguir las instrucciones que se basen en esos puntos. Con la acupuntura, en cambio, la precisión es más importante, ya que una aguja es muy fina. Los mejores acupuntores son capaces de sentir instintivamente dónde se encuentran exactamente los puntos antes de insertar la aguja. De hecho, en Japón, se sabe que los ciegos, a menudo, desarrollan una importante sintonización con la energía. Se les sugiere estudiar acupuntura porque suelen figurar entre los mejores especialistas. Afortunadamente para los que no están tan sintonizados, se puede recurrir a la digitopuntura. El diámetro de un dedo es mucho mayor que el de una aguja. Si juntamos tres dedos (el pulgar y los primeros dos dedos) para tocar el punto señalado en el diagrama, podemos estar prácticamente seguros de dar con el punto correcto. Otra variable que puede favorecernos es la buena intención. La mente mueve la energía, y si sabemos lo que queremos conseguir, las energías de las manos encontrarán el camino hasta las energías del cuerpo que necesitan su ayuda. Quizás parezca muy metafísico, pero esto se puede medir científicamente.

He añadido también una serie de secciones nuevas a este libro. La más importante, en mi opinión, es la que reflexiona sobre las posibilidades de compaginar la medicina energética con la medicina convencional. Si estás a punto de someterte a una intervención quirúrgica, ¿cuál es la mejor manera de preparar el sistema energético para optimizar tu tolerancia y el beneficio de la operación? ¿Qué puedes hacer para acelerar la recuperación? ¿Cómo puede la medicina energética potenciar o complementar otros tratamientos médicos? ¿Qué técnicas de la medicina energética son las más eficaces para aliviar los efectos secundarios de la medicación, la radiación o la quimioterapia? Estas preguntas se encuentran entre las más frecuentes, y he resumido algunas de las mejores estrategias que conozco en el capítulo 9.

Otro apartado introduce el «sistema eléctrico» como uno de los principales sistemas energéticos del cuerpo. Mientras que, en la edición original, se hace sólo una breve mención a este sistema como puntos que usa la medicina tradicional china, su importancia como sistema energético me resultó más evidente en estos últimos diez años. No lo traté en conjunto con los sistemas energéticos primarios presentados en la primera edición porque lo entiendo como un aspecto de cada uno de esos sistemas. Pero también actúa de manera independiente de los otros sistemas y, al trabajar con el sistema eléctrico, he conseguido resultados destacables. Por tanto, se muestra como el noveno sistema energético. Esto no quiere decir que sólo existan nueve sistemas energéticos dentro del intrincado baile de energías en el cuerpo. Una vez que el lector haya adquirido un conocimiento sólido de estos nueve aspectos de la anatomía energética del cuerpo, podrá contribuir al bienestar del mismo de una manera muy eficaz.

Hemos revisado los libros y los estudios citados y, por lo general, decidimos conservar los estudios originales. Aunque eran un poco antiguos, siguen estando vigentes. Además, hemos añadido referencias a algunos de los libros y estudios más importantes de la última década. Finalmente, como es lógico, el índice de fuentes estaba (por fortuna) obsoleto debido al rápido desarrollo de la materia, por lo que se ha tenido que revisar a fondo.

Al reflexionar sobre la publicación de esta edición del décimo aniversario de *Medicina energética,* me doy cuenta de que, para mí, esta medicina es mucho más que un sistema para curar a las personas. David, mi marido y coprofesor, a menudo dice al final de una clase, mientras explica por qué hemos viajado durante tanto tiempo en vez de disfrutar las comodidades de casa: «Si tuvierais una oportunidad de elevar las vibraciones de este atribulado planeta, probablemente dejaríais todo para hacerlo. Tenemos el privilegio de poder ayudar a elevar las vibraciones del planeta enseñando a otros, tanto a personas individuales como a grupos, el modo de elevar las vibraciones de sus propios cuerpos». Tal vez sea ésta la recompensa inesperada de la medicina energética al enfrentarnos a retos en el mundo que tienden a perturbar nuestra energía. Cuando no nos sentimos bien en nuestros cuerpos, es que no estamos aprovechando la alegría radiante que es nuestro derecho de nacimiento. Como consecuencia, sufrimos y el planeta sufre con las elecciones de la gente a partir de un sufrimiento innecesario. La medicina energética es una empresa modesta con implicaciones de gran alcance.

PREFACIO

Caroline Myss, doctora

Durante muchos años, me han preguntado sobre la naturaleza de la medicina energética: ¿Qué es la medicina energética? ¿En qué se distingue de la medicina alopática? ¿Qué beneficios tiene que la medicina convencional no puede ofrecer?

Aunque parezcan preguntas fáciles de contestar, no lo son. Ponen de manifiesto el hecho de que es el momento de redefinir el concepto que tenemos de nosotros mismos. Pronto descubriremos que somos multisensoriales y descartaremos la creencia de que sólo tenemos cinco sentidos. Y en vez de especular acerca de la cuestión de si nuestros pensamientos y emociones tienen poder sobre el tejido celular, aceptaremos esta forma de percepción como una de las verdades centrales de la vida. Serán comunes tratamientos tales como la imposición de manos y el uso de aceites y sonidos curativos. Se considerará perjudicial la creencia de que al evitar una enfermedad por medio de medicamentos ayudamos al proceso de curación.

¿Y cuándo ocurrirán estos cambios? Actualmente, se están produciendo grandes cambios en la medicina en todos los lugares. Existe, en la sociedad, un creciente interés por el movimiento holístico y la medicina energética, y cada vez son más los que quieren profundizar en estas disciplinas y comprometerse con métodos alternativos de curación. El número de investigaciones y estudios sobre el efecto de los pensamientos y las emociones en relación con el cuerpo físico va aumentando continuamente y, una y otra vez, los resultados indican que el sistema de cuerpo –mente– espíritu es el fiel retrato del ser humano.

La contribución que Donna Eden ha hecho en *Medicina energética* pasará a ser uno de los textos fundamentales en los estudios de la medicina holística. Su investigación es sólida y las sugerencias de autoayuda que ofrece a sus lectores son sencillas y eficaces.

Tras formar parte del ámbito holístico durante quince años, he conocido a mucha gente que, o bien habrían querido saber más sobre la medicina energética y convertirse en estudiantes, o bien hubieran necesitado seguir este método. Confío en que este libro sirva como guía en el futuro, puesto que su información se basa en hechos verídicos y la verdad no cambia.

Cuando hoy en día contemplamos nuestras vidas, no podemos ignorar que estamos presenciando una época en que los sistemas energéticos, y no sólo los del cuerpo, sino también los de la vida, están remodelando el mundo. La era de la informática representa la transición del registro escrito u oral al energético. Estamos avanzando a un paso que está compitiendo con la velocidad del pensamiento (y el pensamiento mueve al cuerpo humano). La medicina energética reconoce el poder de nuestros pensamientos y del mundo en que actualmente vivimos. Nos hacen falta textos como este libro para que actúen como guías en ese camino.

INTRODUCCIÓN

El retorno de la medicina energética

Con frecuencia, los remedios se encuentran en nosotros mismos.

— William Shakespeare
Bien está lo que bien acaba

Cada uno de nosotros es un conjunto de energías. Las enormes implicaciones que conlleva este simple hecho constituyen la base de la medicina energética. Te invito a entrar en un ámbito que existe más allá del mundo de las apariencias. Descubre cómo las energías invisibles modelan tus sentimientos, tus pensamientos y tu forma de vivir. Pon estas energías al servicio de tu salud y bienestar. Estudia tu propio movimiento eterno con las fuerzas invisibles, tanto internas como externas. Y, mientras tanto, vive el milagro de presenciar cómo las energías dinámicas que penetran en el cuerpo, la mente y el alma revelan de manera exquisita el genio de la «mano creadora» de la naturaleza.[1]

Eres el primer profesional de la medicina energética cuyo cuerpo precisa atención. Si aplicas los principios de esta medicina, podrás optimizar la capacidad natural del organismo para autosanarse y tener salud durante mucho tiempo. Podrás potenciar la resistencia de un cuerpo debilitado, aportar nueva vitalidad a una mente agotada y nuevo ímpetu a un espíritu cansado. Serás capaz de aprender a distribuir tu energía para afrontar el estrés de manera más eficaz, reducir la ansiedad y liberarte de muchas dolencias. Y, además, podrás aplicar lo que has aprendido para ayudar a tu familia y a otros seres queridos.

Para disponer de esta habilidad, tendrás que aprender un lenguaje que tu cuerpo ya habla y entiende: el lenguaje energético. De hecho, en un momento en que el estilo de vida de la mayoría de la gente se ha alejado en tan gran medida del orden natural, si queremos vivir plenamente, nos vemos obligados a hacerlo en comunión consciente con los sistemas energéticos del cuerpo. El cuerpo es una máquina ingeniada de manera perfecta, que se mueve y controla gracias a la energía. Nuestros sistemas energéticos se desarrollaron de acuerdo con nuestra anatomía y nuestro entorno a lo largo de millones de años, pero este último ha cambiado radicalmente desde que apareció la industrialización. Evolucionamos de acuerdo con un mundo que hace siglos que dejó de existir. Sin embargo, se trata de un período de tiempo demasiado breve para que la selección natural pudiera establecer una adaptación, de manera que todavía nos estamos adaptando al mundo industrial y postindustrial con un software pensado para vivir en un hábitat natural.

Sin embargo, nuestro sistema energético sigue avanzando, y, en este sentido, es la inteligencia la que anima a millones de procesos en el cuerpo a cada instante. Cada célula emite y responde a señales electroquímicas en un baile increíblemente complejo y coordinado que permite que respiremos, que el corazón lata, que tenga lugar la digestión, que parpadeen los ojos y que protege los tejidos corporales de la invasión de microorganismos. Y la inteligencia corporal del sistema energético realiza estos trabajos sin la ayuda de la mente.

Pero, sin embargo, resultan evidentes los costes que supone la adaptación a un medio para el que nuestros cuerpos no están diseñados. Nuestro sistema inmunológico nos protege atacando a todo lo que no reconoce como suyo, después de haber evolucionado durante millones de años con un número limitado de alimentos y partículas en el aire. Al enfrentarse ahora a miles de productos químicos artificiales en los alimentos, a una elevada concentración de contaminantes en el aire, y a la radiación electromagnética inducida por la tecnología, este sistema está en constante estado de alerta, como una señal de emergencia que agota nuestra energía y reduce nuestra vitalidad.

Mientras tanto, el estrés constante de la vida cotidiana desencadena otro tipo de respuesta de emergencia. Nos encontramos constantemente al borde de la respuesta de lucha o huida. Aunque este estado represente uno de los logros más brillantes de la naturaleza, se abusa de él utilizándolo en todo tipo de situaciones de estrés, desde una discusión con la pareja o un hijo hasta un problema con el ordenador. Al intentar adaptarse a un medio para el que no ha evolucionado y que es biológicamente desconocido, la inteligencia energética del cuerpo está operando en un ámbito que no le corresponde. Se ve obligada a realizar ajustes y éstos a menudo salen caros. El hecho de tener que facilitar constantemente energía extra para la respuesta inmunológica o la de lucha o huida, tiende a afectar a nuestro estado general de salud. La energía sigue unos patrones establecidos, que también se pueden denominar hábitos. Abandonado a sus propios recursos en el mundo moderno, nuestro sistema energético se ve forzado a recurrir a patrones incompatibles con el medio. Si queremos avanzar, tenemos que participar en la evolución de los patrones energéticos del cuerpo.

Es allí donde la inteligencia del intelecto puede asistir a la inteligencia increíble, aunque anticuada, del cuerpo y sus sistemas energéticos. Como nuestra vida está tan alejada de la naturaleza, resulta cada vez más necesario tener una relación consciente con los sistemas energéticos del cuerpo si queremos vivir una vida sana y plena. Afortunadamente, actualizar el software energético del cuerpo para adaptarlo al mundo actual es mucho más fácil de lo que nos imaginamos. Este libro ofrece técnicas sencillas que el lector puede utilizar con el fin de modificar patrones energéticos ineficaces o dañinos que se han tornado incompatibles con el entorno tan antinatural y dominado por el estrés en que vivimos. A lo largo del proceso, movilizarás fuerzas interiores que mejorarán la salud, fortalecerán la mente y, literalmente, iluminarán el espíritu.

La medicina energética es atemporal

La medicina energética es segura, natural y accesible y, gracias a ella, está empezando a cambiar el sistema médico. Según el doctor Richard Gerber, «El acercamiento definitivo a la práctica de curación consistirá en eliminar anomalías en el nivel de energía sutil, que es donde realmente se originan las enfermedades».[2] El doctor Norm Shealy, fundador y presidente de la American Holistic Medical Association, afirmó con firmeza que «la medicina energética es el futuro de toda la medicina».[3] Esta visión es, de hecho, tanto nueva como antigua. Según Albert Szent-Györgi, premio Nobel de medicina: «En cada cultura y cada tradición médica anteriores a nosotros, curar consistía en mover energía».[4]

El término *medicina energética* hoy en día tiene múltiples usos, desde las antiguas prácticas sanadoras de los chamanes hasta el uso de técnicas electromagnéticas y de imagen en los hospitales modernos. Abarca tanto principios legítimos como misterios; procedimientos rutinarios y arte; materia y espíritu. *Medicina energética* es el mejor término que conozco para describir, en el ámbito médico, el número creciente de enfoques que consideran que el cuerpo es un sistema energético.

25

Medicina energética es el arte y la ciencia de fomentar la salud y la vitalidad a nivel físico, psicológico y espiritual. Combina un conocimiento racional con una comprensión intuitiva de las energías en el cuerpo y el medio. Si conocemos el modo de engranar esas energías, nos convertiremos en un instrumento más consciente y sensible de la medicina energética que todas las tecnologías juntas. Y si entendemos el cuerpo como un sistema vital de energía, advertiremos que la tecnología para realizar importantes intervenciones energéticas *ya* está presente en las manos y en el ser de cada uno. El término *medicina energética* lleva implícito un doble sentido:

1. En la medicina energética, la energía es la medicina. La medicina es un medio que se usa para curar o prevenir enfermedades. Las energías del cuerpo saben cómo movilizarse para responder a toda clase de enfermedades y amenazas, aportando el elixir más puro y natural que existe para tratar cualquier tipo de dolencia. La energía da vida al cuerpo.

2. En la medicina energética, las energías se encuentran en el propio paciente. El sistema energético, que intenta adaptarse a un mundo dominado por el estrés, los contaminantes y un exceso de información sin precedentes, acaba agotado y confundido, de manera que a menudo simplemente puede realizar arreglos imperfectos, al mismo tiempo que requiere una profunda renovación para poder prosperar. La medicina energética puede aportarle esa renovación.

La energía *cura* y los sistemas energéticos *son curados*.

El retorno de la medicina energética es uno de los logros más importantes que han tenido lugar en la actualidad, ya que reivindica la responsabilidad de cada persona con respecto a su propia salud, resucita el legado de nuestros ancestros, que estaban en armonía con las fuerzas de la naturaleza, y recupera prácticas que resultan naturales, suaves y familiares para el cuerpo, la mente y el espíritu. A pesar de las deslumbrantes tecnologías que ya existen, como la captación electromagnética de imágenes o los avances inimaginables del futuro, la esencia de la medicina energética siempre consistirá en el conjunto de sistemas energéticos que constituye la infraestructura sutil de cada cuerpo.

TRABAJAR CON LAS ENERGÍAS DEL CUERPO

Siempre he tenido una estrecha relación con las energías del cuerpo. Las advierto a través de los sentidos, con la misma claridad con la que el lector está viendo esta página, y siento cómo mi cuerpo literalmente vibra en respuesta a las energías ajenas. Al principio de mi carrera como masajista terapéutica veía y sentía patrones energéticos en la gente que me indicaba sus problemas físicos. Uno de mis primeros clientes fue una mujer que padecía cáncer de ovario que acudió a mí con la esperanza de que yo pudiera ayudarla a relajar su cuerpo y prepararlo para la cirugía que estaba prevista para cinco días más tarde. Le habían sugerido «que pusiera sus asuntos en orden», puesto que su sistema inmunológico estaba tan debilitado que quizás no superara la intervención quirúrgica. Se sospechaba que tenía metástasis.

Cuando vi su energía, supe que el cáncer no había producido metástasis alguna.

Aunque la energía alrededor de su cuerpo era débil y estaba deteriorada, el único lugar que parecía indicar cáncer se encontraba en su ovario izquierdo. Además, la textura, la vibración y el aspecto de la energía proveniente de su ovario respondían a mi trabajo. Podía ver y sentir cómo cambiaba. Al finalizar la sesión, el dolor que había sufrido durante semanas había desaparecido.

Le dije que su cuerpo había respondido muy bien a mi tratamiento, de manera que incluso me preguntaba si era necesaria la cirugía. Me preocupaba el hecho de que su sistema inmunológico estuviera demasiado débil, y confiaba en que, al trabajar con su energía, no sólo se fortaleciera éste, sino que también se pudiera reducir el tumor. Mientras expresaba mi opinión con mucha cautela e intentaba no incidir demasiado en asuntos médicos para que no me denunciaran por practicar la medicina sin titulación, ella respondía aterrada ante la idea de anular la operación. Yo propuse que, al menos, la postergara durante dos semanas. Pidió otra sesión conmigo para el día siguiente y dijo que hablaría de la intervención con su marido.

Esa noche, su esposo me telefoneó. Estaba escandalizado y me amenazó, llamándome curandera. Dijo que estaba poniendo en peligro la vida de su esposa al darle falsas esperanzas y que no tendría otra oportunidad de confundirla de esta manera. Me aseguró que no volvería. Cuando quise responder, él colgó. Le llamé un poco más tarde. Contestó ella. Hablando en voz baja, advertí que estaba incómoda conversando conmigo. Le dije: «Está bien, no posponga la operación, pero, por favor, venga a verme mañana. No le cobraré. No tiene nada que perder. Creo en lo que digo. De hecho, me gustaría que su marido viniera también. ¡Encuentre la manera!». No pensaba ir; sin embargo, al día siguiente, ambos aparecieron en mi consulta; la oferta de no cobrarle consiguió disipar un poco su sospecha de que yo era una charlatana que sólo quería ganar dinero.

Le pedí que se tumbara en la camilla. Tenía la esperanza de conseguir que la energía curativa convenciera a ese hombre conservador y escéptico y, al mismo tiempo, tan conmovedor en su insistencia de proteger a su esposa. Observé una energía densa y oscura junto al ovario izquierdo y parecía que mi mano estaba moviendo el agua enlodada de un pantano. Le pedí al marido que colocara la mano unos centímetros por encima de la zona y empecé a describir círculos, usando un movimiento que se emplea para extraer energía del cuerpo. Para su gran sorpresa, no sólo sentía que se movía mientras se oponía a alguna cosa, sino que dos minutos después su mano temblaba de dolor. Y, para su total asombro, el dolor de su esposa había disminuido mientras que el suyo había aumentado.

Al final de la sesión, ella no tenía ningún tipo de dolor, se sentía mejor y tenía mejor aspecto. Les mostré, a través del test de energía (que se explicará más adelante), que habíamos conseguido dirigir energías sanadoras desde el sistema inmunológico hasta la zona del tumor. Al esposo le expliqué una serie de procedimientos para que se los realizara a su mujer cada día. Decidieron posponer la operación temporalmente y solicitar más pruebas médicas antes de fijar de nuevo la fecha. Unos diez días después de que el marido le realizara esos tratamientos y que tuviera tres sesiones más conmigo, le volvieron a hacer las pruebas. El tumor había desaparecido.

Un viaje personal hacia la curación

Según me contó mi madre, nací sonriendo, y la primera sensación de energía que recuerdo es la de la sonrisa. En realidad, cuando sonrío, me siento como una persona diferente, no siento que soy yo. Es como si una energía sonriera a través de mí. Me encanta sentir cómo esa energía va ascendiendo a mi cara, mis mejillas, mis ojos, y cómo penetra en todo mi ser. Sonreír y reírse es nuestro derecho de nacimiento. Si conseguimos que esa energía se extienda por nuestro interior, también lo hará nuestra alegría. Y la salud se reforzará. Aunque este libro trate de muchas clases de energía, la de la alegría, que desemboca en una sonrisa profunda, no es insignificante. Es una fuerza sanadora poderosa y natural, y al purificar y equilibrar los demás sistemas energéticos del cuerpo, abrimos un canal a través del cual puede brillar.

Escribí este libro, en parte, gracias a mi trabajo energético con la gente y, en parte, a partir de la autoridad adquirida por haber superado una serie de problemas de salud. Nací con un soplo cardíaco, padecí tuberculosis a los cinco años de edad, he sufrido alergias alimenticias y polinosis terribles, cuando tenía dieciséis años tuve los primeros síntomas de lo que más tarde resultó ser esclerosis múltiple, padecí un leve infarto entre los veinte y los cuando tenía poco más de treinta años, sufrí un tumor de mama a los treinta y cuatro y, desde los doce años, tengo hipoglucemia y sufro un grave PMS.

Al mismo tiempo, la vida me regaló un espíritu bastante libre, lo que me permitió tomar todas esas dificultades con calma. Pero aprendí a una temprana edad que el conocimiento convencional no siempre me podía ayudar, y me vi obligada a usar mi cuerpo como si se tratara de un laboratorio. La aspirina me causaba dolor de cabeza, los somníferos me quitaban el sueño y las frutas y las verduras me engordaban. Tampoco los médicos tenían mucho éxito con ese cuerpo que se alejaba tanto de lo habitual.

Cuando tenía poco más de treinta años, mi organismo se colapsó. Mi salud era sumamente precaria. Varios médicos me aconsejaron, de forma más o menos velada, poner mis asuntos en orden. Pero yo tenía dos hijas y estaba decidida a criarlas. Me retiré a Fiyi para vivir una vida muy sencilla. Al principio de mi estancia, el destino quiso que me picara un insecto venenoso. Como mi sistema inmunológico ya estaba notablemente debilitado, mi cuerpo no podía defenderse frente a la picadura. Me puse muy enferma, y continuamente salía y entraba en coma. Parecía que me iba a morir.

Pero los chamanes de Vatukarasa, un pueblo cercano, al conocer mi situación, me trataron. Me enterraron hasta el cuello en la arena y me dejaron allí durante muchas horas cada día en un período de cuarenta y ocho horas. Creían que las toxinas saldrían de mi cuerpo y se irían a la arena. Me recuperé. Éste fue uno de los numerosos incidentes que me dirigieron al trabajo de sanadora.

Recuperé la salud durante mi estadía en Fiyi. Vivía con mi familia fuera en la jungla, lejos de cualquier ciudad. Nadábamos en el océano cada día. Comíamos el fruto del árbol del pan y el pescado del mar. Y ningún alimento procesado o envasado. Todo era fresco y ecológico. No había humo de vehículos ni productos químicos en nuestra ropa. Se vivía la vida a un paso lento. Era un mundo en el que simplemente se podía *estar*. No había competición y muy poco estrés. No había ni radio, ni periódicos, ni televisión. Después de un tiempo, ya ni sabía si Estados Unidos todavía existía.

Simplemente me curé al vivir una vida sana. Este resultado feliz me recordaba a un período importante de mi infancia. Mi madre padeció una tuberculosis cuando yo tenía cuatro años. La metieron en una sala temporal, esperando su muerte. Mi padre finalmente la trajo a casa, pero pusieron a toda la familia en cuarentena. Yo tuve tuberculosis a los cinco años. A mi madre le dijeron que no sobreviviría si no tomaba penicilina durante el resto de su vida. En lugar de eso, empezó a consumir alimentos naturales y abundante Vitamina C. Criábamos pollos para tener huevos frescos. Mi padre plantó un huerto, de manera que podíamos comer verduras ecológicas. Todo lo que comíamos era puro. Todos sanamos. De la misma manera, todo lo que comía en Fiyi era puro y, de nuevo, recuperé la salud.

Sin embargo, cuando volví a Estados Unidos en 1977, sufrí un choque cultural. Mis nervios gustativos eran tan sensibles que me sentía agredida por los productos químicos que contenían los alimentos. Todo me sabía a embalaje, incluso la comida más sana. Sentía los productos químicos en la ropa. Quería vivir en algún pueblo pequeño, para alejarme de las ciudades y toda la contaminación. Quería criar a mis hijas en un mundo sano. Pero mi matrimonio estaba llegando acabando, y no sabía cómo ganarme la vida.

Aunque el oficio de curar me resulta natural, no tenía ni idea de que mi habilidad para ver y sentir energías podía plasmarse en una carrera profesional. Había acabado el curso premédico en la universidad, pero un enfoque de la salud que se basaba más en lo que se puede aprender de cadáveres que no de las energías de un cuerpo vivo violaba mi sensibilidad.

Poco después de mi regreso de Fiyi, gracias a una de las sorprendentes coincidencias de la vida, acabé en un seminario de formación de *touch for health*, impartido por Gordon Stokes y Shanti Duree. A principios de la década de 1970, el doctor John Thie, después de haber colaborado con el fundador de la kinesiología aplicada, el doctor George Goodheart, desarrolló un sistema educativo de curación para aficionados, *touch for health* (toque para la salud). Aunaba la medicina china con técnicas empíricas occidentales, kinesiología aplicada y *touch for health* y suponía una poderosa síntesis de prácticas sanadoras. Muchas de las técnicas que se presentan en este libro se adoptaron de estos dos sistemas.

Supe que estos sistemas de sanación existían cuando conocí a una mujer que llevaba una camiseta en la que aparecía una mano y que ponía *Touch for Health*. Cuando le pregunté acerca del significado, ella sólo respondió: «Estoy entusiasmada, la semana que viene empiezo un curso para ser profesora de *Touch for Health*».

Era como si me tocara un rayo. Aún no sabía lo que era *touch for health*, pero yo misma me dije: «Yo también». Me dio un número de teléfono. Llamé a la oficina de *Touch for Health* para pedirles que me enviaran información. Cometieron un error afortunado, de esos que cambian el destino de una persona: me mandaron una carta para felicitarme por haber acabado con éxito el curso básico de *touch for health*, que era el requisito para asistir al curso de formación para ser profesor. El próximo curso empezaba el martes siguiente. No lo pensé dos veces. Todos los asistentes ya tenían unos conocimientos básicos en los métodos y conceptos de *touch for Health*.

Aunque nunca me había formado en las prácticas de medicina alternativa, me sentí como si hubiera vuelto a casa, a algo profundamente familiar. El curso resultó me fue muy bien. *Touch for health* me proporcionó una estructura que complementó mi intuición con un modo de trabajar con energías que yo podía ver e intuir. La técnica del test muscular, al que denomino test de energía, me facilitó un instrumento para poder mostrar lo que veo al paciente o al alumno.

El curso de formación era intensivo. Lo acabé un martes e impartí mi primera clase el viernes de esa misma semana. Junto con Hazel Ullrich, que había acabado el mismo curso conmigo, cobrábamos diez dólares por un taller de un fin de semana. Les dije a los participantes: «Nunca he impartido ninguna clase en mi vida, por eso es tan barato. Cobro tan poco para poder cometer errores, mientras averiguo cómo enseñar». Reconocí abiertamente que era principiante y, así, empecé a enseñar la curación energética.

Después, estudié masaje terapéutico para poder obtener el permiso para tocar a la gente. El Mueller College of Holistic Studies en San Diego tenía un plan de estudios riguroso, y aprendí mucho sobre anatomía, fisiología y las numerosas formas del masaje terapéutico. Parece mentira, pero el examen final para masajistas terapéuticos en San Diego en el año 1977 corrió a cargo de la brigada antivicio. El motivo era que querían impedir que se licenciaran prostitutas como masajistas terapéuticos. No soy buena en los exámenes y me puse muy nerviosa. Estaba sola en una sala con un oficial de la brigada, bruto e intimidador, y me preguntaba si me iba a hacer preguntas o a pedirme que le diera un masaje. En lugar de eso, me dijo: «Enséñeme las manos».

Las miró un momento y dijo: «Aprobada». «¿Cómo?», pregunté yo. «No lleva esmalte de uñas y tiene las uñas cortas, replicó. No es ninguna prostituta». Con esa dudosa titulación que demostraba mi competencia, abrí mi primer consultorio. Las consultas privadas y la enseñanza han sido mis principales actividades profesionales durante más de tres décadas. Partiendo de mis propios problemas físicos y de toda una vida intentando averiguar cómo aliviarlos, me he dedicado con todas mis fuerzas a buscar maneras para que la gente pudiera equilibrar sus propias energías y curar sus dolencias. Muchos de mis clientes han sufrido patologías que la medicina convencional no logró tratar. Cada uno de mis treinta años de práctica me ha permitido profundizar más en la compleja materia de la medicina energética y me ha ayudado a prepararme para escribir y actualizar este libro.

CURAR ES UNA TAREA QUE SE HALLA EN EL INTERIOR

Soy ambivalente con respecto al término *sanador*. Implica hacer algo con otra persona, tener poder sobre el otro, diferenciando al sanador de la persona que recibe el tratamiento. Puesto que la profesión de sanar para mí es sagrada, la considero más bien un servicio que se ofrece al cuerpo, la mente y el alma.

No obstante, aprecio el concepto del *sanador herido*. Con mi historial de problemas de salud, podría ser la abanderada del dicho «Enseñamos lo que nos hace falta aprender». Sé que cuando uno consigue la autocuración, descubre lo que nadie le puede enseñar. Es una iniciación al propio fundamento de la vida, y una consecuencia natural es la empatía con la gente que está preocupada por su salud y el deseo de ofrecerles la propia experiencia.

Desde mi introducción al *touch for health*, he estudiado muchos métodos de curación natural; además, he sido alumna de algunos sanadores sumamente capacitados y he asumido principios de cada uno de ellos. Sin embargo, nunca me han atraído las fórmulas. Cada persona es única; cada paciente me embarca en un viaje de sanación hacia un terreno desconocido. En este trayecto, empecé a llamar a mi método kinesiología energética, mostrando de este modo mi respeto por la kinesiología aplicada. No obstante, al incorporar métodos como la medicina de espíritus, la medicina tradicional china y la medicina de los nativos americanos (los cherokee [y yo llevo sangre cherokee en mis venas] llaman medicina a la medicina sanadora) empecé a darme cuenta de que es un error que los médicos occidentales hagan suya la palabra *medicina*. Empecé a usar el término *medicina energética*. Aunque, al igual que a todos los que trabajan en este ámbito, me preocupan los timos y los profesionales incompetentes, es del mismo modo indignante que las formas legítimas de sanación puedan calificarse como «ejercer medicina sin licencia» y perseguirse como un delito.

Mis conocimientos de la energía y la curación se renuevan constantemente y evolucionan con cada cliente y cada clase que imparto. También confío en la capacidad autocurativa del cuerpo. El cuerpo está diseñado de tal manera que, si activamos su fuerza autocurativa, ésta nos hará sanar. No tan sólo quieren recuperarse la personalidad o el alma. El cuerpo quiere curarse, y cada célula dispone de una inteligencia y una fuerza extraordinarias. Aunque todos necesitamos, a veces, la ayuda externa y la orientación, curar es una tarea interna.

CÓMO UTILIZAR ESTE LIBRO

Este libro se puede emplear de diferentes maneras. Puedes leerlo solo, practicar las técnicas con un amigo o utilizarlo en un grupo. Al leer el texto y practicar con los ejercicios, el lector podrá adquirir un conocimiento de la medicina energética lo suficientemente sólido como para poder aplicarla como no profesional. Es posible leer el libro sin hacer los ejercicios y volver a las secciones que más le interesen. Los sanadores profesionales, así como las personas con interés en la autocuración, pueden echar un vistazo a los capítulos y los índices para encontrar información sobre temas específicos. Si has comprado el libro porque sufres dolores crónicos, puedes empezar por el capítulo sobre el dolor (10) y, falta medida que sea necesario, consultar después los capítulos anteriores. Cuando una técnica requiere el conocimiento específico de un capítulo anterior, hace referencia a las páginas respectivas de ese capítulo.

La primera parte, Despertar el sanador interior de dos millones de años de antigüedad, enfatiza mi creencia de que, de manera intuitiva, sabemos mucho más sobre las energías del cuerpo y cómo optimizarlas de lo que pensamos y solemos poner en práctica. El primer capítulo aborda algunos de los términos de la medicina energética más difíciles de aprehender, por ejemplo, energía, energía sutil, alma y espíritu, e introduce el lenguaje de las energías del cuerpo como algo que se puede aprender. El capítulo 2 incorpora técnicas para identificar tanto las energías que actúan dentro del cuerpo como las que nos rodean. El capítulo presenta el test de energía como un método para evaluar el flujo y la salud de nuestras energías. El test de energía sirve también como instrumento para determinar el efecto que el entorno ejerce sobre el campo energético. Además, nos permite adaptar los procedimientos que se describen en el resto del libro a las necesidades de cada uno. El capítulo 3 introduce una rutina diaria de energía de cinco minutos de duración que sirve para desenredar y fortalecer las energías para la propia salud y curación.

Explica, además, cómo se puede experimentar con el test de energía para gozar de los beneficios de cada método, y cierra con una técnica muy provechosa para reprogramar la respuesta del cuerpo frente al estrés.

La segunda parte, La anatomía del cuerpo energético, expone en detalle nueve sistemas energéticos. Dado que mi aparato sensorial traduce las energías sutiles en imágenes, percibo el cuerpo humano como un espectro de energías que, a menudo, es más colorido que un grupo de flores en un prado primaveral. A lo largo de los años, me he ido dando cuenta de que distingo principalmente nueve patrones o sistemas energéticos diferentes. Y existen descripciones de cada uno de esos sistemas en las tradiciones médicas de una cultura u otra. Algunas culturas reconocen varios y otras, en cambio, sólo uno o dos. Los nueve sistemas energéticos incluyen los meridianos, los chakras, el aura, el sistema eléctrico, el nudo celta, la cuadrícula básica, los cinco ritmos, el triple calentador y los circuitos radiantes. Con esto no estoy diciendo que sólo existan nueve sistemas energéticos en el cuerpo, sino que afirmo que se puede trazar una vía con el fin de mejorar la salud. Si intentamos que estos sistemas energéticos evolucionen, mejoraremos nuestra salud física y emocional.

La tercera parte, Ensamblarlo todo, muestra cómo aplicar en la realidad concreta lo que hemos aprendido. El lector profundizará en las diferentes maneras de tratar las enfermedades inevitables del cuerpo de una forma más eficaz para aliviar los dolores y crear campos energéticos internos y externos que optimizan la salud y la felicidad. El epílogo invita a que el lector reflexione sobre los ámbitos misteriosos que pueden abrirse con un tratamiento energético, al mismo tiempo que describe cómo esas experiencias pueden revelarnos nuestro propio viaje interior.

A lo largo del libro se explican más de cien procedimientos que adopté o desarrollé después de cientos de clases y de más de diez mil sesiones individuales de noventa minutos cada una. He intentado ser meticulosa al explicarlos, aunque siempre es más fácil aprender esos métodos viéndolos. *Energy Medicine: The Essential Techniques* es un DVD en el que presento, de forma clara y sistemática, muchos de los procedimientos que se describen en este libro (www.innersource.net).

Las técnicas de autotratamiento son especialmente importantes en la medicina energética. Aunque un sanador profesional puede, en ocasiones, lograr una curación en una sola sesión, un tratamiento serio casi siempre inicia un proceso que requiere un apoyo prolongado si se pretende corregir patrones que están muy arraigados. A diferencia de los instrumentos primarios de la medicina convencional (la intervención quirúrgica, la medicación y la radiación), las técnicas de la medicina energética son más suaves, más ecológicas y menos intrusivas, y se prestan a la aplicación en casa en vez de estar confinadas al lugar del tratamiento. Los procedimientos que se presentan se han diseñado para personas que no tienen la habilidad especial de percibir energía. Su utilización, sin embargo, constituye el camino natural para cultivar esta sensibilidad.

En este libro se invita a utilizar lo que a cada uno le llame más la atención. Como se trata de un manual que abarca nueve de los principales sistemas energéticos, es demasiado detallado como para dominar cada ejercicio tan sólo con una lectura. Pero mi intención es directa. El objetivo de este libro es que tenga poder. Los tres primeros capítulos constituyen en sí una clase introductoria a la medicina energética. El lector puede dar el libro por acabado después de leerlos y de haber puesto en práctica lo que se explica en ellos. Con el capítulo 1, habrá adquirido una perspectiva general de cómo se pueden optimizar las energías para mejorar la salud. En el capítulo 2, habrá aprendido la herramienta indispensable del test de energía, y en el capítulo 3 una rutina básica de cinco minutos para mantener el equilibrio y la vitalidad de las energías. Pero también puede continuar con la lectura para, de esta manera, adquirir más habilidades y conocimientos.

También es posible ojear el libro al azar para hallar las casillas de «Cómo» que abordan los problemas más frecuentes. No son el tipo de dolencias que normalmente impulsan a la gente a mi consulta; se trata de problemas prácticos que los pacientes mencionan casualmente, desde cómo prevenir un catarro hasta cómo hacer que los niños se vayan a la cama por la noche. Estas casillas te indican las respectivas páginas donde se explican las técnicas aconsejadas. Las incorporé, en parte, porque son muy útiles y, por otro lado, porque dan una idea de cómo se pueden hallar maneras de aplicar las técnicas del libro prácticamente en cualquier contexto.

Las referencias a investigaciones clínicas o de laboratorio que apoyan muchas de las principales afirmaciones y sugerencias de este libro se encuentran distribuidas por todo el libro. Cuando entré en esta profesión, hace tres décadas, quien ofrecía algún tipo de medicina energética se enfrentaba a una aventura científica. Desde entonces, han surgido numerosas publicaciones en torno a las energías del cuerpo.[5] Aunque todavía representa una zona marginal dentro de la medicina (incluso algunas investigaciones importantes aún no se han publicado en las principales revistas médicas), la medicina energética se encuentra ahora en plena fase de formación.[6] Su incorporación a la medicina americana tuvo lugar en 1992, cuando los Institutos Nacionales de la salud crearon la Office of Alternative Medicine. Mientras que muchos de los profesionales jóvenes son optimistas con respecto al futuro de la medicina energética, la expansión y el hecho de que esta disciplina sea desconocida provocan cierta incomodidad entre los veteranos. Espero que el gran número de investigaciones que se ha recopilado en este texto sirva al menos como puente y provocación para los escépticos. David y yo hemos publicado en una revista médica una versión académica que resume las bases, «Six pillars of Energy Medicine» (Seis pilares de la medicina energética), que se encuentra en: www.EnergyMedicinePrinciples.com.

Medicina energética: el equilibrio energético del cuerpo para una excelente salud, alegría y vitalidad presenta un enfoque sistemático pero, al mismo tiempo, abierto con el fin de que el lector pueda trabajar conscientemente con su propia energía y la de sus seres queridos, para conseguir un cuerpo más sano, una mente más lúcida y un espíritu más alegre. Por mi parte, tuve que decidir qué técnicas eran las más adecuadas para un libro de autoayuda. En general, fui muy sincera al revelar las técnicas más útiles en caso de problemas graves. Partiendo de mi experiencia de enseñar estas técnicas a personas no profesionales en numerosas clases, sé muy bien en qué medida cada método puede afectar a muchísima gente distinta, por lo que he intentado aplicar el mejor criterio. El lector debe usar su mejor criterio al seguir el programa. Si necesitas seguir un tratamiento profesional, consulta con un especialista competente. Las técnicas de este libro servirán en este caso tan sólo como complemento al tratamiento que recibas. Pero, aunque haga especial hincapié en la importancia del asesoramiento profesional (*véase* el apéndice en el que se ofrece una orientación para buscar un especialista de la medicina energética), no quiero infravalorar mi mensaje principal y mi profunda convicción de que podemos hacer muchas cosas para cuidar de nosotros mismos. En última instancia, cada uno es el responsable de su salud, por lo que, cuanto más sepa y cuanto más haga para sí mismo, tanto mejor será su salud. Este libro ofrece herramientas. Espero que te resulten provechosas.

PRIMERA PARTE

Despertar al sanador interior de dos millones de años de antigüedad

Por debajo de nuestra inteligencia consciente hay una inteligencia operativa más profunda: la inteligencia evolucionada de la humanidad.

— ANTHONY STEVENS
The Two-Million-Year-Old Self

CAPÍTULO 1

LA ENERGÍA ES TODO

$$E = mc^2$$
— ALBERT EINSTEIN

El cuerpo está diseñado para que él mismo pueda curarse. La capacidad del cuerpo para mantener su salud y superarlas enfermedades es, en realidad, una de las proezas más asombrosas de la naturaleza. Sin embargo, permanecemos en un mundo que interfiere sistemáticamente con esta capacidad natural, y, para que nuestra salud realmente prospere, es necesario colaborar de forma consciente.

Este libro te enseña cómo trabajar con las energías eléctricas y electromagnéticas, las más sutiles que dan vida al cuerpo. Éstas representan el fundamento de la salud. Son el combustible y la atmósfera del cuerpo. Nos crearon en los campos electromagnéticos, gravitacionales y nucleares de la Tierra. Nos criamos bajo los rayos vitales del sol. Nuestros propios sistemas energéticos, así como los meridianos (las vías energéticas del cuerpo), los chakras (los centros energéticos), y el aura o biocampo (la atmósfera energética) emiten energía electromagnética y luz.[7] Como veremos, existen unas energías tan sutiles en nuestro interior que no se pueden ni siquiera medir y que resultan claves para la medicina energética.

Aunque nuestra cultura haga más bien poco para ayudarnos a mirar más de cerca, la energía es todo lo que hay. Incluso la materia es energía en estado sólido, como muestra la fórmula de Einstein. Cuando observamos un tronco quemándose en la chimenea, vemos cómo la energía solidificada de la leña se transforma en la energía fragorosa de la llama. A continuación, la llama se podría transformar en energía mecánica para propulsar una locomotora o poner en marcha un generador. Y este generador podría, a su vez, producir energía eléctrica. Tal vez, como creía Einstein, tan sólo exista una energía, «un campo unificado», pero, en el caso de que así sea, tiene incontables aspectos.

Muchas culturas describen una matriz de energías sutiles que apoyan, modelan y animan el cuerpo físico, a menudo mostrando una inteligencia que trasciende el conocimiento humano, llamado *qi* o *chi* en China, *prana* en la tradición del yoga de la India y el Tíbet, *ruaj* en hebreo, *ki* en Japón, *baraka* entre los sufíes, *wakan* entre los lacotas, *orenda* entre los iroqueses, *megbe* entre los pigmeos ituri, y Espíritu Santo en la tradición cristiana. No es nada nuevo afirmar que las energías sutiles operan en tándem con las energías más densas o «solidificadas» del cuerpo físico.

LA INTELIGENCIA DE LAS ENERGÍAS DEL CUERPO

La premisa tal vez más asombrosa de la medicina energética es que las energías del cuerpo no son sólo inteligentes, sino que también es posible entablar un diálogo con ellas con el fin de inducir la salud.[8] De hecho, esto resulta bastante evidente al trabajar en un contexto de curación y conectarse con las energías que penetran en el cuerpo humano. La energía no sólo es la fuerza que permite que el corazón palpite, que los pulmones respiren y que las células metabolicen sustancias nutritivas. Es también la inteligencia que orquesta millones de acciones de ese tipo a cada segundo. Aunque la inteligencia energética del cuerpo generalmente actúa bajo el control de la mente, supera la capacidad de ésta por su habilidad para seguir respirando y hacer que sigamos vivos. Puede que la mente sea el logro más exquisito de la naturaleza, pero no tiene la misma actividad que los órganos y las células. A menudo, cuando estoy con un cliente, me siento guiada por las mismas energías, como si una inteligencia superior se hubiera apoderado de la sesión. Lo mejor que puedo hacer es prestar atención y seguir.

El biólogo Lewis Thomas expresó su respeto ante la capacidad de una sola célula de tomar decisiones inteligentes en su clásico *Las vidas de la célula*.[9] Yo comparto ese respeto por las células. Cuanto más de cerca observamos cómo se mueve el cuerpo en sintonía con sus energías, tanto más lo concebimos como una coreografía magníficamente ideada. Cada órgano está impregnado de energías que portan datos complejos. Claire Sylvia, a quien le trasplantaron un corazón, describe en su extraordinario libro *A Change of Heart*[10] cómo las personas con un trasplante pueden, de repente, sobrecogerse por los pensamientos, los recuerdos, los sueños, las preferencias, los deseos y los valores que, según saben después, corresponden a la persona a quien perteneció su corazón. El siguiente texto procede de la base de datos de Paul Pearsall,[11] uno de los investigadores más destacados de este fenómeno:

El donante del corazón había muerto a causa de una caída, por intentar alcanzar un juguete de *Power Rangers*, mientras estaba sentado sobre las rejas en una de las últimas plantas de un hotel. Se trataba de un muchacho de cinco años con una incurable comunicación interventricular y una grave miocardiopatía.

La madre del donante comentó: «Cuando conocí a la familia del trasplantado y al pequeño Daryl (el trasplantado) en el encuentro que se organiza para las familias de ambas partes, rompí a llorar y (si mi marido no me hubiera aguantado) me habría caído al suelo. Me di cuenta enseguida. Daryl me sonrió igual que Timmy siempre había hecho. Tenía una sonrisa muy sesgada y me miró como de reojo como si quisiera bromear conmigo. Era exactamente la misma sonrisa sesgada. Nos sentamos y hablamos con Daryl y pude sentir en mi corazón el corazón de mi hijo llamándome. Del mismo modo que nuestra perra mueve la cola al reconocernos, mi corazón se aceleró con júbilo. Pregunté si podía apoyar la oreja sobre el pecho de Daryl para escuchar, y hubiera podido seguir así durante horas. El corazón de mi hijo y el mío parecían sincronizarse y a Daryl le encantó, y permaneció con aquella sonrisa sesgada todo el tiempo. Lo que Daryl nos contó nos sobrecogió sobremanera».

El trasplantado: «Le di un nombre al muchacho que me donó su corazón. Lo llamé Timmy, y pude ver que era un niño aún más pequeño que yo. Podía sentir que me había hecho daño por haber caído desde muy alto. A veces, hasta siento el golpe que lo mató. Le gustaban mucho los *Power Rangers* como me solían gustar a mí, pero probablemente era demasiado pequeño para saber lo que realmente eran. A veces, me despierto por la noche porque todo mi cuerpo está saltando y puedo sentir cómo se sentía el corazón de Timmy cuando se cayó, como un fuerte golpe. Me pregunto qué fue de mi antiguo corazón. Se rompió, pero hizo lo que pudo por cuidarme y a veces me da pena y empiezo a llorar».

El padre del trasplantado: «Hasta hoy no sabíamos cuántos años tenía el donante de Daryl. Sabíamos que se había caído, pero eso es todo. Supongo que Daryl acertó la edad de Timmy pensando, porque necesitaba un corazón de tamaño pequeño para el trasplante. Nunca entenderé cómo adivinó el nombre de su donante. Tal vez sea sólo casualidad, porque Daryl solía ver a Tim The Tool Man Taylor en el show de televisión *Home Improvement*. Tengo que admitir que la sonrisa que Daryl adoptó tras el trasplante me molestaba un poco, y ahora puedo ver de dónde procede, del donante. No me explico cómo, pero seguro que fue así, porque antes nunca había sonreído así».

La madre del trasplantado: «¿Les vas a contar lo realmente espeluznante de todo esto?

A Daryl le solía encantar coleccionar y jugar con sus *Power Rangers*. Cuando le llevamos unos cuantos después del trasplante los metió en una caja y dijo que no los quería ver más. No los ha mirado desde entonces».

Para esa y otras muchas historias no hay otra explicación que el corazón tiene su propio campo energético (en efecto, la amplitud del campo electromagnético del corazón es alrededor de sesenta veces mayor que el del cerebro y su campo magnético hasta cinco mil veces más intenso[12]) y que ese campo contiene información sobre la persona. Mi propia experiencia, así como la de mis colegas y alumnos, basada en muchísimos casos menos dramáticos, indica que cuanto más trabajamos con las energías sutiles del cuerpo, más se pone de manifiesto que colaboramos con una fuerza inteligente.

LAS ENERGÍAS DE LA MEDICINA ENERGÉTICA

Aunque existan muchas formas de energía (kinésica, térmica, química, nuclear), las más adecuadas para la medicina energética incluyen varias combinaciones de las energías (1) eléctricas, (2) electromagnéticas y (3) «sutiles» del cuerpo.

1. La electricidad implica el movimiento de electrones y protones. Como una pila en miniatura, cada célula del cuerpo almacena y emite electricidad. Normalmente, el exterior de una célula viva tiene una carga eléctrica positiva y el interior una carga negativa. Pero estas cargas pueden invertirse en cualquier momento debido a la acción de las «bombas iónicas» en la membrana de la célula, que extraen sodio de la célula e introducen iones de potasio (un ion es un átomo o un grupo de átomos que tiene una carga eléctrica). Este mecanismo también permite que los impulsos neurológicos transiten por las células nerviosas. Cuando el embrión tiene aún un tamaño de cuatro células, se puede detectar un gradiente eléctrico que empieza a activar ciertos genes.[13] Cada inspiración, cada músculo que movemos y cada bocado que digerimos implican una actividad eléctrica. De modo similar, nuestros recuerdos, sentimientos y pensamientos están codificados en patrones de diminutos impulsos eléctricos.

2. La radiación electromagnética se extiende en forma de onda. Abarca un espectro desde la radiofrecuencia hasta llegar a los rayos gamma, que incluye las microondas, la radiación infrarroja, la luz visible, la luz ultravioleta y los rayos X. La frecuencia de este espectro se extiende de 30 Hz (30 ciclos por segundo) a 300 EHz (300.000.000.000.000.000.000 ciclos por segundo). El espectro electromagnético se puede describir como energía, longitud de onda o frecuencia. La energía electromagnética se extiende en forma de onda (la luz viaja del Sol a la Tierra a modo de ondas), pero la materia la absorbe forma modo de partículas llamadas *fotones*. Sin embargo, la naturaleza exacta de las ondas electromagnéticas sigue siendo un misterio. La onda en movimiento va liberando fotones; sin embargo, no se puede separar una onda electromagnética ni tampoco un fotón para encontrar la onda electromagnética que los generó. De hecho, fue este enigma lo que dio lugar a la física cuántica.

3. Einstein describió las energías sutiles como energías que sólo conocemos por su efecto, ya que no disponemos de los instrumentos necesarios para medirlas directamente. El electromagnetismo pertenecía a esta categoría hace tan sólo unos 250 años. Se podían observar sus efectos, pero no era posible medirlo. Estoy convencida de que muchas de las energías con las que trabajo tienen propiedades que los instrumentos actualmente existentes no son capaces de detectar. Aunque estas energías sutiles no pueden ni mover una aguja en un aparato de medir, muchos sanadores saben cómo utilizarlas para restablecer la salud y la vitalidad del paciente. De hecho, William Tiller y sus colegas de la Universidad de Stanford han creado un aparato que ha demostrado la existencia de un campo energético distinto del espectro electromagnético.[14] Curiosamente, el aparato de Tiller mostró que este campo energético sutil responde a la intención humana. Si tenemos pensamientos negativos, este campo presenta cualidades que difieren de las que presenta con pensamientos positivos.

En mi opinión, los sistemas energéticos básicos, como los meridianos, los chakras y el aura, pueden incluir todo tipo de combinaciones de estas diferentes clases de energía. Un chakra, por ejemplo, se puede medir según las frecuencias electromagnéticas en la zona del cuerpo donde éste se sitúa.[15] Pero también contiene información que una persona «sensible» puede «leer» intuitivamente al adaptarse a las energías sutiles propias de este chakra. Los profesionales de la medicina energética pueden ver o revivir los recuerdos traumáticos profundos cuando se sintonizan con las energías de los chakras de la persona.

VER LAS ENERGÍAS SUTILES

Suelo vibrar con las energías de otra gente. A veces, me siento como un diapasón. Veo y siento las energías de otros como si se trataran de ritmos y oscilaciones, frecuencias y flujos, golpes y corrientes, remolinos y patrones geométricos. A una edad temprana pude entender que los colores, las formas, los movimientos y las texturas que contemplaba tenían un significado.

Cuando llevaba cuatro años en el colegio, escuché una vez por casualidad cómo varios profesores estaban chismorreando sobre mi profesora, la señora Proctor, y cómo criticaban su inteligencia, burlándose de ella, llamándola rara y excéntrica y preguntándose abiertamente si había ido a la universidad. Estaba desconcertada y confundida. ¿Estaban ciegos? El punto más fuerte que tenía la señora Proctor era una bella energía de un color amarillo pálido cremoso que emanaba de su cuerpo y que, a mí, me transmitía muchísimo. Intuitivamente sabía que era tan sabia como amable. Mostraba cierta inocencia, pero me parecía evidente que era un ser avanzado y digno de confianza. Más tarde comprendí que a sus compañeros les habría resultado más fácil respetarla si hubiera adoptado una conducta más preparada en lugar de mostrarse tan espontánea y despreocupada.

Hasta el día de hoy, mi evaluación de otra persona se basa más en las energías sutiles que siento y veo emanar de ella que en sus palabras, su apariencia física, su estatus o su personalidad. Esta peculiaridad ha tenido un valor impagable para mi trabajo. A lo largo de los años, he aprendido que lo que veo y siento en las energías de una persona tiene un significado, pero también cómo utilizar mis manos para engranar esas energías y mejorar la salud, la vitalidad y la claridad mental de la persona. La materia sigue a la energía. Ésta es la ley fundamental de la medicina energética. Cuando las energías vibran, también lo hace el cuerpo.

Las energías sutiles en la curación

Subieron a Leah por las escaleras que conducían a mi oficina.[16] El hombre que la trajo me explicó que había estado en la clínica Scripps y la clínica Mayo y que había consultado a muchísimos médicos. Le habían diagnosticado bronquitis, pero nadie se explicaba por qué no respondía a los tratamientos convencionales y parecía que se iba a morir. Su amiga más íntima había muerto justo antes de que ella enfermara, y había ido al psiquiatra siguiendo el consejo de un médico, ya que la bronquitis podía tener causas psicológicas, pero en vano. Sólo podía beber con una pajita, y supongo que yo era también una pajita para ella.

Leah intentó hablar, pero sólo consiguió balbucear. Puesto que los mejores médicos ya le habían hecho las pruebas, no quise optar por los sistemas más obvios para comprobar el estado de los pulmones; en lugar de eso, entré en su sistema energético más profundo, que yo denomino la cuadrícula básica. Me dio la impresión de que dos de las vías energéticas de su cuadrícula básica estaban tan afectadas que su fuerza vital apenas podía traspasarlas. Presioné los puntos que se encuentran en cada extremo de esos patrones energéticos (uno cerca de su cadera y otro en su frente), usando mi propio cuerpo como punto de arranque para conectar el sistema de circuitos y reconstruir la cuadrícula.

Cuando esta energía empezó a penetrar en mi interior, primero parecía estar recortada. Entonces, se me cortó el aliento. Leah me miraba, sin saber qué pensar de esta sanadora alternativa que ahora estaba experimentando algún tipo de agonía. Seguí sin detenerme. Estuve jadeando durante media hora. En el instante en que sentía cómo sus energías conectaban a través de mi cuerpo, ella jadeó y luego respiró por primera vez en varios meses. Yo también recuperé el aliento.

Procedí a la segunda vía bloqueada. Muy pronto empecé a presionar sus extremos, y me sobrecogió un sentimiento de duelo, tan intenso como cualquier otro duelo que yo misma había experimentado en alguna ocasión. Era abrumador. Empecé a llorar y no pude parar, sin que me importara nada lo que pudiera pensar Leah.

Más tarde me dijo que si no hubiera sido porque podía respirar mejor, habría salido corriendo de allí por mi aparente falta de profesionalidad. Después de un tiempo, en el mismo instante en que sentí que se conectaron las energías, ella empezó a sollozar experimentando un duelo fuerte e incontrolable.

Un enigma se le había resuelto de forma instantánea. Leah y su mejor amiga habían viajado juntas por el mundo. Cuando a su amiga le diagnosticaron cáncer, Leah decidió hacer ese último viaje juntas, y estuvo cuidándola durante su último año de vida. Cuando su amiga murió, su duelo no se debía tanto a la pérdida de su amiga. Habían pasado ese último año viviendo su dolor y no entendía que el psiquiatra le dijera que sus problemas físicos procedían de un duelo no resuelto. ¡No! Ella había caído en una desesperación existencial pensando que nadie la iba a atender como ella había atendido a su amiga. A nivel inconsciente, había perdido la esperanza por la vida. Ese sentimiento de vacío y aislamiento se había grabado en sus pulmones manifestándose como una bronquitis. Una vez restablecida su cuadrícula básica y reforzado su sistema inmunológico, sólo me quedó esperar, puesto que se trataba de una enfermedad grave. Lo cierto era que la tuvieron que traer en brazos y que salió caminando sola.

Unos días más tarde, al llegar a mi oficina, me encontré una larga cuerda con campanillas indígenas de Guatemala colgando de mi puerta con una nota de Leah en la que decía que se encontraba cada vez mejor. Además, sentía su espíritu renovado y había recobrado una perspectiva para el futuro. Quería estudiar sanación energética y, después, ir a Guatemala, que había sido el sitio soñado por ella y su amiga. Empezó a considerar su crisis de salud como un regalo que le proporcionó una nueva dirección y finalidad. Tras estudiar conmigo, se trasladó a Guatemala y empezó a ejercer como sanadora energética. Durante varios años me escribía postales para Navidad donde me explicaba casos de gente que había logrado curar.

Cómo acabar con una enfermedad antes de que se manifieste completamente

Si empiezas a sentirte enfermo, a menudo es posible no enfermar simplemente empleando unas cuantas técnicas energéticas correctas. Cualquiera de las siguientes o bien todas ellas resultarán de gran utilidad. Las primeras tres se pueden realizar sin pareja (tiempo: de 5 a 20 minutos):

1. Haz el ejercicio de conectar cielo y tierra (*véase* pág. 300).
2. Realiza la conexión (*véase* pág. 125) y los tres golpes (*véase* pág. 100).
3. Masajea los puntos reflejos neurolinfáticos para depurar el cuerpo (*véase* pág. 118).

4. Pide a un amigo que te realice una purga de la médula espinal (*véase* pág. 119)
5. Pide a un amigo que te haga una limpieza de los chakras (Despejar, equilibrar y fortalecer los chakras, *véase* pág. 213).

EL TRABAJO ENERGÉTICO ES TRABAJO DEL ALMA

Las instituciones médicas que trataron la bronquitis de Leah, sin evaluar correctamente la relación entre sus síntomas y la pena su alma, no consiguieron ayudarla. Enfermedad y curación son estaciones en el trayecto del alma. El alma, sin embargo, es un concepto difícil de captar, y la medicina convencional apenas ha intentado incluir en su enfoque los aspectos relacionados con el alma.

Para comprender el alma, los teólogos del Renacimiento habrían enviado a un principiante a que estudiara primero la amplitud del cielo nocturno como metáfora de la vastedad interior. Es una experiencia iluminadora. El alma es la fuente de las energías más sutiles del ser. Y, sin embargo, esta energía sutil da forma a todo lo demás, desde las células hasta la conciencia del yo. Si el espíritu, según una definición bastante frecuente, es la energía omnipresente e inteligente de la creación, el alma es su manifestación a nivel personal. Alma y espíritu son misterios vitales e insondables de nuestra existencia. De este modo, podemos experimentarlos de forma directa, bien sea a través de las energías del amor, la contemplación, la curación o través de la experiencia mística. William Collinge, un investigador de energías sutiles, describe la energía como «el puente entre espíritu y materia»:

Einstein demostró por medio de la física lo que los sabios han enseñado durante milenios: todo en nuestro mundo material, tanto lo animado como lo inanimado, está constituido por energía y todo irradia energía [...] Llegó a la conclusión de que la naturaleza, continuamente reproductora y dinámica del universo, sólo se podía entender como la obra de una inteligencia superior proveniente de otra dimensión.[17]

Según mi definición, el alma es como la chispa del espíritu que dota al cuerpo de vida y al cerebro de conciencia. Cuando el alma se va, el cerebro se desvanece y el cuerpo muere. El trabajo energético con una persona implica tocar tanto el alma como el cuerpo. Paradójicamente, cuanto más penetramos en la vida del alma individual, más nos identificamos con nuestro origen en la vida de un espíritu inteligente, universal y unificador. Y tanto mejor está el cuerpo.

Cuando todas las energías están en armonía, el cuerpo mejora. Y cuando lo hace, el alma dispone del terreno necesario para florecer en el mundo. Éstas son las causas finales de la medicina energética: preparar el terreno y alimentar la flor.

Cómo superar la desesperación a través de la conexión espiritual

Cuando estés desesperado, solo, desamparado, en una encrucijada, sufriendo dolores físicos, angustiado por una enfermedad que no se cura o de cualquier otra manera, incapaz de encontrar las respuestas que anhelas encontrar, el siguiente ejercicio puede resultar útil. Puede ponerte en contacto con la dimensión sagrada de tu vida, proporcionarte la certeza de que no estás solo y darte el extraño consuelo de comprender que lo que vemos no es más que una parte de un orden más amplia.

A ser posible, realiza este ejercicio en el exterior, en la naturaleza, tal vez bajo las estrellas o en otro lugar que inspire algo sagrado. Para mí, es como una oración. Me permite conectar con la esfera espiritual. Lo llamo «el cielo penetra en tu corazón» (duración: 2 minutos más o menos):

1. De pie, colócate tan recto como puedas. Tomate un momento para entrar en contacto con la tierra, colocando los dedos sobre los muslos, respirando profundamente y sintiendo los pies en el suelo, consciente de tu conexión con la tierra mientras que la energía va saliendo de los dedos y descendiendo por los muslos hacia el suelo. Estás preparándote para realizar una conexión sagrada.
2. Inspira profundamente, extiende los brazos y colócalos a la altura del pecho, en la posición de orar. Espira.
3. De nuevo, inspira profundamente, extiende los brazos y levántalos. Mira al cielo (como en la figura 1). Tiende las manos hacia el cielo, del mismo modo que éste se extiende hacia ti. Espira. Disfruta de la certeza de que no estás sólo en este universo y que mereces esta bendición celestial. Tal vez sientas un cosquilleo, un zumbido o un calor en la cabeza. Estás tocando el cielo con las manos y estás invitando a las energías sanadoras, que vendrán desde el cosmos.
4. Recoge toda esa energía en tus brazos y colócate las manos en el centro del pecho. En este lugar existe un vórtice llamado «el cielo

penetra», de manera que el cielo penetrará en tu corazón para sanarte y proporcionarte una visión fugaz de tu verdadera naturaleza y de quién eres desde una perspectiva más global. Aun en los momentos en que te falten la orientación o la inspiración, debes saber que éstas llegarán cuando sea el momento oportuno.

5. Si una zona específica de tu cuerpo necesite curarse, coloca las manos cargadas en ese lugar y deja la energías penetre en él.

EQUILIBRADO Y DESEQUILIBRADO

Las energías solares y terrestres penetran en cada célula, al mismo tiempo que aportan sustancia al cuerpo energético. Éste, a su vez, se convierte en un universo propio y autónomo, en una fuerza en el interior del cuerpo y en el exterior. Interactúa continuamente con las energías externas, al mismo tiempo que mueve sus propias energías para calentar, refrescar, activar, calmarnos y establecer un ciclo de reparación y rejuvenecimiento. A través de esta alquimia exquisita, las energías aumentan, se almacenan, se consumen, se transforman, se armonizan y se equilibran.

El equilibrio es un concepto fundamental en la medicina energética, lo mismo que el concepto de la homeostasis en lo es en biología. Todos los sistemas intentan conseguir un equilibrio energético, un estado de estabilidad interna y armonía con otras energías. Al mismo tiempo, cada esfuerzo y cada interacción con el entorno alteran este equilibrio. Como gravitamos continuamente hacia él, volvemos a alterarlo, viviendo y adaptándonos.

Cuando uno de los sistemas energéticos del cuerpo presenta un desequilibrio crónico o cuando varios sistemas no están en sintonía, el cuerpo tampoco lo está. El cuerpo energético está constantemente ajustando las energías disponibles para recuperar el equilibrio. Debido a diversos factores propios de la vida moderna, al cuerpo nunca le había resultado tan difícil mantener un equilibrio energético óptimo para conservarse y alimentarse, para soportar las múltiples y refinadas formas del estrés psicológico, la contaminación, los alimentos procesados y la energía electromagnética artificial. Este libro explica cómo centrarse precisamente en aquellas energías del cuerpo que necesitan equilibrio, al mismo tiempo que enseña cómo equilibrarlas despejando las energías estancadas, potenciando las que están débiles y dispersando o tranquilizando las que sobran.

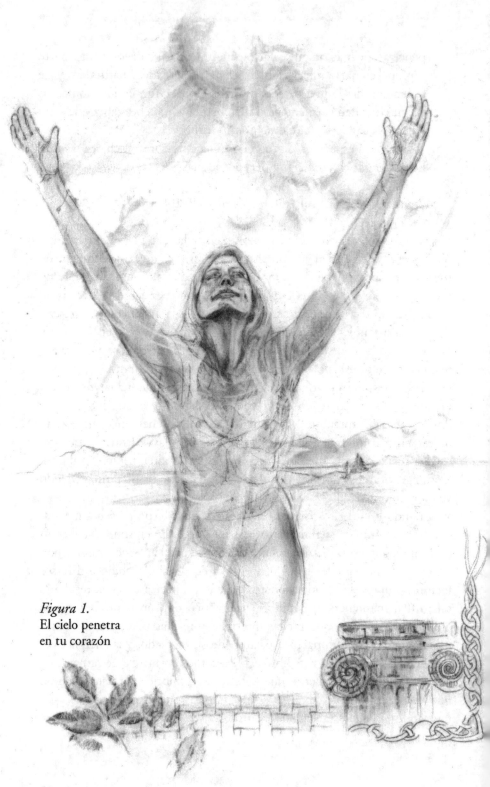

Figura 1.
El cielo penetra
en tu corazón

DESPERTAR EL SANADOR INTERIOR DE DOS MILLONES DE AÑOS DE ANTIGÜEDAD

Después de haber impartido clases de curación en todo el mundo, estoy convencida de que prácticamente cualquiera puede aprender a manejar sus energías con el fin de mejorar su salud. ¡Tú también puedes hacerlo! Nuestros ancestros poseían el conocimiento instintivo para curarse ellos mismos y este conocimiento aún reside en nosotros.

Los psicólogos evolucionistas han demostrado que las estrategias de supervivencia se transmiten a través del ADN.[18] Los tejidos corporales albergan energías curativas y la psique posee los códigos de la capacidad de curar. C. G. Jung denominaba al componente arcaico de la psique humana el «hombre de dos millones de años de antigüedad» que vive en cada uno de nosotros.[19] Hace dos millones de años, nuestros ancestros, con un cerebro tan sólo un poco más grande que el de un gorila, realizaban muchas actividades relacionadas con el arte. No sólo «cazaban, construían refugios y herramientas y curtían pieles, habitando en viviendas muy básicas»,[20] sino que también se curaban unos a otros; durante la mayor parte de la historia de la humanidad, la curación natural era la única opción posible. Nuestros ancestros dependían únicamente de ellos mismos para su supervivencia y la de la tribu. No podían ir al hospital para que les realizaran un trasplante de riñón o para que les prescribieran antibióticos. Ellos mismos eran sus propias autoridades, lo que les obligaba a estar mucho más en sintonía con las energías sutiles de lo que estamos nosotros. Sentían la energía de una posible comida, de un animal salvaje o de un compañero enfermo; sabían cómo administrar sus propias energías para potenciar su fuerza y se nivel competencia. No podrían haber sobrevivido en aquel mundo hostil de hace dos millones de años si no hubieran entendido de manera intuitiva lo que hacía falta para mantener una estructura sumamente compleja en medio de un entorno difícil. Nuestros antepasados sabían cómo curarse por medio de la administración de sus energías. Y el hecho de que sus estrategias de supervivencia ganadas con el sudor de la frente estén profundamente grabadas en nuestros propios impulsos, pasiones y razonamiento debería reforzar la confianza en nuestras propias habilidades latentes. Sólo tenemos que llamar a la puerta para despertar al sanador de dos millones de años de antigüedad que hay dentro de cada uno de nosotros.

Cómo liberarse de un dolor de cabeza fruto de la tensión

Los tradicionales puntos de acupuntura para el dolor de cabeza se han usado en la medicina china durante milenios y dan muy buen resultado (duración: aprox. 1 minuto):

1. Masajea los puntos tradicionales de dolor de cabeza que se encuentran en la unión entre el cuello y la cabeza; asciende hasta llegar al borde del cuero cabelludo y continúa masajeando toda la zona, ejerciendo presión en un movimiento circular.
2. Coloca los dedos en la base del cuello, junto a la columna. Y, con una ligera presión, repite el masaje circular.
3. Manteniendo la presión, arrastra los dedos desde el centro hacia los lados del cuello.
4. Repite la misma operación un poco más arriba. Poco a poco, ve ascendiendo por el cuello.

¿SE PUEDE APRENDER EL LENGUAJE ENERGÉTICO DEL CUERPO?

Nuestra habilidad para curar aún está grabada en nuestros huesos ancestrales, las manos sanadoras, los corazones compasivos y los cerebros intuitivos. Estoy convencida de que, cuando somos niños, vemos y sentimos las energías que rodean a las personas y que, de manera inocente, absorbemos la información acerca de su estado de salud y ánimo, de carácter y alma. Pero nuestra cultura no expresa ni refuerza este tipo de percepciones. Cuando cumplimos 2 o 3 años, esta capacidad se atrofia por la falta de uso, de la misma manera que la empatía (que también es una capacidad innata) desaparece si los adultos que cuidan al niño no se la muestran.

No obstante, más de una vez, he sido testigo de cómo se puede recuperar la capacidad de ver y sentir las energías sutiles. Algunas personas incluso empiezan a oír o a saborear las energías sutiles que penetran en el cuerpo. Los animales están en sintonía con estas energías de manera natural,[21] y los seres humanos pueden reactivar esta capacidad. Una vez asistí a una demostración de ciegos en Java que habían aprendido a sintonizar con las energías de los objetos inanimados, y tenían tal precisión que eran capaces de caminar a la perfección por laberintos construidos con postes de bambú, moviéndose con la precisión de murciélagos que se orientan por medio de ondas sonoras.

Aunque algunos tienen más aptitud para curar que otros, de la misma manera que algunos tienen más habilidad para el arte, las ciencias o el deporte, nunca he visto a nadie que no tuviera ninguna capacidad para curar. Y muchas veces he visto en mis clases cómo gente que por primera vez veía un campo energético o asistía a una curación creaba de manera instintiva un método válido que nadie les había enseñado.

Fui testigo de una curación asombrosa al impartir una clase en San Diego. En la primera media hora de clase, un hombre que se encontraba al final del aula sufrió un infarto y cayó al suelo. No pude llegar hasta él porque la gente se aglomeraba a su alrededor. Un médico, que se había sentado cerca, le alcanzó. Empezó a hacerle RCP mientras llamamos a una ambulancia. El médico se ocupó de este hombre, pero no logró que su corazón volviera a latir, e incluso antes de que llegara la ambulancia le oí decir «Se ha ido». Mi corazón se aceleró. En ese momento, mientras observaba muy nerviosa la escena, un muchacho de unos 16 años, de repente, parecía electrizado, y se abrió camino hasta llegar al enfermo. El joven tomó el dedo índice de cada mano del hombre, se los metió entre los dientes y empezó a masticar las yemas. ¡El hombre dio un salto en el suelo y su corazón empezó a latir! Sin saberlo, el muchacho había tocado los puntos que se encuentran precisamente al final del meridiano del corazón. Afirmó que no tenía ni idea de lo que le había impulsado a actuar así.

Una de las primeras clases que impartí tuvo lugar en una residencia para ancianos. Un hombre de 80 años tenía paralizado el lado derecho a causa de un ataque de apoplejía pocos meses atrás y estaba sumamente deprimido. Se preguntaba por qué su vida tuvo que alargarse y lamentaba el hecho de que hubiera sobrevivido el ataque. Deseaba morir. Al carecer de sensibilidad y control en su lado derecho, no podía hacer los ejercicios para activar el flujo de energías. Buscando el modo de ayudarlo, le pedí que se sentara delante del espejo y que se visualizara haciendo los ejercicios que transportan la energía de un lado al otro. Le sugerí que se imaginara la energía como una luz radiante, de color y fuerza que inundaba el lado paralizado. Repitió el ejercicio durante varios días seguidos. Poco a poco, empezó a recuperar la sensibilidad en el lado paralizado. Le habían dicho que no recuperaría la sensibilidad ni el movimiento de ese lado. Cuando acabaron las clases doce semanas más tarde, había recobrado el movimiento de su brazo y su pierna derechos lo suficiente como para practicar los ejercicios en lugar de solamente visualizarlos. Se alegró tanto de ver que su mente había reactivado su cuerpo que su concepto de sí mismo cambió por completo. No era sólo un cuerpo y una mente menguantes; su mente era capaz de mejorar y dar fuerza a su cuerpo. El simple hecho de imaginarse que estaba haciendo los ejercicios le había conducido a una mejoría en su condición física que le permitió superar todas las expectativas. Todo esto resultará poco claro para el lector si antes no ha comprendido que la mente puede influir en las energías sutiles.

MEDIR LAS ENERGÍAS SUTILES

En los últimos años se ha introducido el término *energía sutil* en la ciencia para denominar unas fuerzas hasta entonces no detectadas pero aparentemente inteligentes tanto en el medio como en el cuerpo.[22] Alguien que tiene buenas manos para las plantas, de manera que éstas crecen, una oración como una fuerza que acelera la curación de la persona por la que se ora o las manos de un sanador, que transmiten la fuerza que alivia los síntomas de un paciente todos ellos utilizan una fuerza que se compone de «energía sutil».

Las energías sutiles, que se cree que existen fuera del espectro electromagnético, operan dentro de un dominio que hasta hace poco no podían captar ni los detectores científicos más sensibles. Sin embargo, ahora se dispone de instrumentos que son lo suficientemente sensibles como para detectar, al menos, la parte más densa de estas energías. Unos electrodos sujetados a manos y pies, por ejemplo, permiten medir la energía que pasa por cada meridiano y los órganos correspondientes a los que alimenta.[23] Los cambios que se miden en emisiones leves y que emanan de los chakras y los meridianos corresponden a los cambios energéticos que aparecen como resultado de la meditación, la acupuntura, el qigong y otros tratamientos de curación energética.[24] Los detectores de este tipo pueden incluso captar enfermedades que todavía no se han manifestado. Al diagnosticar una alteración en la actividad de los meridianos, por ejemplo, se han augurado cambios en la condición física que ocurrieron horas, días y, a veces, semanas más tarde.[25]

Aparentemente, el pensamiento también emite energía sutil. En los experimentos llevados a cabo en Stanford, anteriormente mencionados, donde se usó un generador que expulsaba gas para registrar la actividad de los electrones, Tiller descubrió que la mera concentración mental era suficiente para incrementar la actividad dentro del generador.[26] No obstante, otros estudios realizados en la facultad de ingeniería en la Universidad de Princeton también sugieren que los pensamientos afectan a las energías sutiles. Se demostró que ciertos individuos lograban intervenir mentalmente en los aparatos que extraen números al azar y que, además, la presencia de grupos organizados imponía un grado de orden a los generadores. Realizado en diez reuniones diferentes, desde reuniones de negocio hasta conferencias científicas y eventos religiosos, el efecto era más intenso en los momentos en que se concentraba la atención del grupo, o bien cuando la unión del mismo era importante o cuando los miembros de éste compartían una experiencia emocional en común.[27] Otros estudios obtuvieron resultados parecidos.[28]

Entre las aplicaciones más espectaculares de las energías sutiles en el campo de la curación se encuentran los casos de individuos que, de forma continua, ofrecen diagnósticos médicos precisos a distancia. Cuando miro las energías de una persona, a menudo puedo ver si alberga una enfermedad en particular. Pero algunos profesionales ni siquiera tienen que estar presentes. En una investigación supervisada por C. Norman Shealy, a la médica intuitiva Caroline Myss, que no tenía ningún contacto con el paciente, se le facilitó el nombre y la fecha de nacimiento de éste. Myss «se introdujo» psíquicamente en el cuerpo del paciente y examinó de forma sistemática la salud de cada sistema del organismo del paciente. De un total de cincuenta pacientes, el diagnóstico clarividente de Myss coincidía con el diagnóstico médico del doctor Shealy en el 93 % de las enfermedades detectadas. Las conclusiones de Myss eran específicas, como, por ejemplo, «el testículo izquierdo es maligno y se extiende al riñón izquierdo», «Herpes venéreo» y «esquizofrenia».[29] Un creciente conjunto de pruebas indica que ciertas energías sutiles son, al igual que los campos cuánticos, «no locales» en sus efectos, que su influencia no depende de la distancia. Así pues, existe una explicación plausible en el campo de la física para el gran número de pruebas científicas que confirman la existencia de la comunicación telepática, la influencia de la oración en el proceso de curación y hazañas como las de los diagnósticos a distancia realizados por Myss.[30]

Las personas que sufren enfermedades y que se sienten víctimas de sus propios cuerpos se invisten de poder cuando logran dirigir las energías sutiles para ayudar en el proceso de curación. Se les abre un camino y, de forma natural, se sienten inclinados a seguirlo. Cuando una persona descubre que tiene capacidad para ayudarse a sentirse mejor y a pensar y funcionar de manera más eficaz, en sintonía con las energías sutiles internas y externas, es natural que quiera cultivar esta capacidad. Aunque la tecnología para detectar las energías sutiles esté muy próxima, todas las herramientas que realmente necesitamos son inherentes a nuestra propia fisiología. Tras haber mostrado una introducción al test de energía, el capítulo siguiente explica cómo se pueden interpretar las energías sutiles sin tener que recurrir a ningún tipo de equipo especial ni percepción extrasensorial.

Capítulo 2

EL TEST DE ENERGÍA

Comunicación con el cuerpo energético

Los médicos chinos son capaces de detectar desequilibrios en los meridianos al percibir las pulsaciones, pero se trata de algo sensible y se puede tardar diez o veinte años en desarrollar esta capacidad.

— John Thie
Touch for Health

El test de energía, en cambio, se puede aprender rápidamente. No es preciso tener poderes intuitivos especiales o la capacidad de «ver energías». De hecho, cuando aprendí el test de energía, lo que más me fascinó fue el hecho de que me proporcionara una manera de demostrar a otros lo que veía en sus campos energéticos. El test de energía permite evaluar a cada momento las singulares energías del cuerpo, así como los campos energéticos con sus fluctuaciones oscilantes.

El cuerpo es, en realidad, una cascada de sistemas energéticos increíblemente compleja, exquisitamente coordinada y única. Por este motivo, ningún libro puede enseñar de manera exacta qué hay que hacer para evolucionar. No sólo cada persona tiene su propia energía inconfundible, sino que también la posee cada célula, cada órgano y cada sistema del organismo. Del mismo modo que la huella, el corazón y el cerebro son únicos, también lo son las energías de cada persona. Estas energías locales hablan su propio lenguaje, a la vez que comparten un lenguaje universal.

El test de energía constituye una herramienta precisa para traducir estos lenguajes, frase por frase. También es cierto, y todos mis alumnos lo experimentan tarde o temprano, que cuanto más se trabaja con las propias energías, así como con las energías ajenas, más desarrollamos la habilidad de sentirlas intuitivamente.

Una enfermedad se manifiesta en las energías antes de hacerlo a través de síntomas físicos. En aquellas provincias de China en las que el médico tenía que velar por la salud de los pacientes, que consistía en mantener sus energías en equilibrio, tan sólo se le pagaba cuando el paciente se encontraba bien. El hecho de que el doctor tuviera que tratar una enfermedad significaba que había fallado, por tanto, el paciente no pagaba. La costumbre de la medicina occidental de esperar hasta que aparezcan los síntomas físicos antes de intervenir, en comparación, resulta un tanto sorprendente. Es mucho más fácil y sabio tratar el desequilibrio mientras que tan sólo sea una interferencia en el campo energético que esperar hasta que se haya convertido en un síntoma físico, que siempre es más traumático, arraigado y difícil de eliminar.

Cualquiera que se haya adaptado a la sociedad moderna habrá tenido que reprimir buena parte de su sabiduría visceral. Durante la infancia y la adolescencia, la cultura afirmaba nuestro intelecto mientras que negaba el conocimiento primario del cuerpo. A todos nos han dañado el instinto. El proceso de civilización, en gran medida, significa aprender a no hacer lo que el cuerpo quiere hacer.

No obstante, el cuerpo posee una inteligencia que excede la capacidad del intelecto. A lo largo de los años, he estado averiguando maneras para que la gente, que no registra las energías sutiles de forma consciente, pueda empezar a detectarlas, conectar, interactuar y trabajar con ellas como aliados. Al aprender a determinar cómo nos afectan las energías sutiles, cultivamos la capacidad para ver, sentir e influir en nuestra salud corporal. Ésta no es una lectura pasiva. Pero cada esfuerzo bien aplicado a los sistemas energéticos compensa con creces.

VER EL CUERPO ENERGÉTICO A TRAVÉS DEL DOLOR DEL MIEMBRO FANTASMA

El cuerpo energético es la contrapartida sutil del cuerpo físico y es más sensible a muchos tipos de influencias que el cuerpo físico. Dado que el cuerpo energético alberga un programa de salud del cuerpo físico, se halla en el centro del enfoque de la medicina energética. Los tratamientos que afectan al cuerpo energético tienen repercusiones en todo el sistema.

El cuerpo energético se manifiesta de forma brusca e inconfundible a través del dolor del miembro fantasma, uno de los misterios más desconcertantes de la medicina. Una persona puede tener dolor en una parte del cuerpo que ya no existe. En Estados Unidos, existen alrededor de 300.000 personas a quienes se les ha amputado un brazo o una pierna, y la mayoría de ellas experimentan cosquilleos o dolores en la zona donde, anteriormente, estaba el miembro.[31] Debido a «sus cualidades sumamente sensoriales y su localización espacial precisa –afirma Ronald Melzack, un psicólogo investigador de la Universidad McGill– los miembros fantasma pueden parecer reales hasta el punto de que el paciente, al levantarse de la cama, puede intentar apoyarse sobre la pierna fantasma o intentar levantar una taza con una mano fantasma [...]. Una persona puede tener dolores de una úlcera o un juanete que antes tenía en una pierna o, incluso, de un anillo que llevaba en un dedo».[32] El dolor del miembro fantasma se ha observado tanto en las personas que desde el nacimiento carecían de un miembro como en las que lo perdieron, y, por lo general, la medicina científica ha sido incapaz de aliviar esas molestias en cualquiera de esos dos grupos.

Algunos neurólogos consideran que el cerebro tiene, desde el nacimiento, un mapa codificado del cuerpo y que el miembro permanece en el mapa aun cuando nunca se desarrolló o resultó dañado. Las sensaciones en el miembro fantasma, según esta teoría, son fruto de los nervios que se encuentran en el muñón del miembro que falta.[33] Esta teoría concordaría aún más con las observaciones de mi trabajo con pacientes con miembros fantasmas si incluyera al cuerpo energético. Estoy convencida de que un miembro fantasma es el «doble» energético del miembro que falta.

Un hombre conservaba su dedo amputado en un recipiente en el sótano con calefacción en casa de su madre. Durante varios años no había tenido dolor. Sin embargo, un día fue a ver al médico que le había amputado el dedo, quejándose de una sensación aguda de frío en la zona del miembro que le faltaba. Siguiendo el consejo del médico, comprobó el estado en que se encontraba el dedo amputado y advirtió que en el sótano donde guardaba el recipiente había empezado a hacer mucho frío debido a que había una ventana rota, que, por otro lado, había pasado desapercibida. Después de sacar el dedo de ese lugar, desapareció el dolor.[34] Una serie de testimonios similares indica que la energía del miembro fantasma permanece conectada de alguna manera a la energía del miembro físico. Esta teoría se hace más evidente al comprobar el creciente número de testimonios sobre la curación a distancia y el poder curativo de la oración.[35]

Los tres casos siguientes representan ejemplos del dolor del miembro fantasma y permiten comprender mejor la naturaleza del cuerpo energético. El dolor del miembro fantasma perdería gran parte de su misterio si se considerara la existencia de un «miembro energético» que permanece tras la pérdida del miembro físico. De la misma manera que el dolor fantasma es innegable para los que lo sufren, lo es también su susceptibilidad al trabajo energético.

Un dolor fantasma insoportable

Trajeron a mi consultorio a un hombre apuesto que había perdido ambas piernas en Vietnam. Nadie había podido aliviarle el dolor que sentía en el lugar donde había estado su pie derecho. Recordaba claramente el momento en que, al pisar una mina antipersona, vio cómo los huesos y la carne de su pie derecho se hicieron pedazos con la explosión. Desde entonces sufría dolores intensísimos. Las sensaciones que tenía eran muy parecidas al momento del accidente, de manera que no podía librarse de sus recuerdos traumáticos. El dolor implacable le causaba también unas pesadillas terribles. La zona donde había estado el pie izquierdo no le dolía tanto. A veces le picaba, pero, en comparación con el lado derecho, no era más que una leve molestia.

Sentado al lado de su amigo, comenzó a llorar y dijo: «El dolor es tan atroz y es tan fatal la manera en que me tiene sujeto al pasado que, algunas veces, he pensado en pegarme un tiro». Yo podía ver la energía en ambas piernas amputadas y sentirla con mis manos. Seguí la energía a lo largo de su pierna amputada hasta donde se hubieran encontrado los pies. Era palpable. La mano me empezó a doler terriblemente. Le pregunté si la mano estaba tocando la zona del dolor más agudo y él asintió. Los sitios más dolorosos estaban en los lados de sus pies y coincidían precisamente con el final del meridiano de la vejiga. Le dije: «Le parecerá un disparate, pero creo que puedo ayudarle tocando unos puntos en el aire, en el lugar donde estaban los pies».

Llevé las manos ese lugar e hice presión en los puntos del meridiano de la vejiga. Al ver estas extrañas conjuraciones, debían de pensar que estaba sosteniendo el aire. ¡Pero no era así! Sentía y veía las líneas de los meridianos tan claramente como si sus piernas todavía estuvieran allí. Primero, le resultó doloroso ver cómo estaba tocando la zona donde había estado su pie derecho. Pero, al cabo de unos minutos, me dijo que no sólo había desaparecido el dolor en el pie, sino que también había disminuido otro dolor crónico que tenía en la espalda, justo encima de la cintura. Precisamente, esta zona también está gobernada por el meridiano de la vejiga.

Los meridianos del riñón y del hígado también estaban afectados, e hice presión en los respectivos puntos. El meridiano del riñón gobierna el miedo y, al sujetar estos puntos, se inició una profunda catarsis. Los miedos y las sensaciones de terror que tenía tan arraigados y que le habían aprisionado emocionalmente, ahora, simplemente, salieron de su interior. No paraba de llorar. Seguí sujetando los puntos hasta que las emociones se agotaron. A medida que fue desapareciendo el miedo, comenzó a estar más eufórico. Cuando acabé de hacer presión en los puntos del hígado, ya no tenía dolor. Le enseñé al amigo que vivía con él cómo y qué puntos había que presionar. El hombre y su amigo nunca más volvieron, pero me llamaban una vez al mes, tal y como les sugerí. El amigo me contó que después de la sesión el hombre había empezado a salir de su depresión. Aunque el dolor fantasma volvía de vez en cuando, ahora sabían cómo tratarlo.

Dedos que pican e indigestión

Debido a un accidente con una máquina en la fábrica donde trabajaba, un hombre había perdido su dedo índice y la yema del meñique. Conservaba cierta sensibilidad en la zona donde en el pasado tuvo los dedos, pero esto no le suponía ningún problema. Incluso le resultaban estas sensaciones le resultaban graciosas, excepto cuando su dedo fantasma le picaba. Le habían aconsejado consultarme, porque tenía unos problemas digestivos terribles. Tras una serie de tratamientos que no habían dado resultado, había buscado a un psicoterapeuta para ver si el problema estaba relacionado con algún tipo de estrés o con miedos inconscientes, tal vez fruto de su accidente. Mientras me lo explicaba, me di cuenta de que el dedo índice que le faltaba se encontraba donde comenzaba el meridiano del intestino grueso y que el meridiano del intestino delgado empezaba en el dedo meñique. Empecé a preguntarme si los meridianos que se hallaban en sus dedos amputados guardarían alguna relación con sus problemas de digestión. Se lo comenté. No sabía nada de meridianos y le parecía algo rebuscado suponer una relación entre la digestión y los dedos que faltaban.

Sin embargo, comencé a seguir los meridianos de arriba abajo para liberar las energías en los intestinos grueso y delgado, con especial atención en la zona de los dedos amputados. Apliqué una técnica pensada para activar la energía que está bloqueada en los mismos puntos de acupuntura. Es como apretar un tubo de dentífrico: simplemente se empuja la energía hacia arriba y afuera. Mientras hacía presión en los puntos que activan el meridiano del intestino grueso, la zona del dedo índice amputado empezó a vibrar de manera tan dolorosa que me pidió que me detuviera. Para eliminar el dolor punzante, toqué los «puntos calmantes» de este meridiano y, de nuevo, parecía que estuviera sosteniendo el aire en el lugar donde en el pasado se encontraba su dedo índice. Desapareció el dolor, pero aún sentía que la energía estaba estancada. Hice otro intento, esta vez empezando por el otro extremo del meridiano, moviendo la energía en la dirección opuesta. Esta vez funcionó. La sensación de hinchazón en sus intestinos no apareció hasta unos días más tarde. En una segunda sesión, le mostré dónde tenía que presionar, masajear y seguir los meridianos. Repitió esas técnicas cada día y sus problemas digestivos se resolvieron, esta vez sin que tuviera que volverá mi consulta.

El dolor congénito fantasma

Una mujer trajo a su hijo para que lo visitara con la esperanza de que dormiría, pero el bebé se mostró muy inquieto. Había nacido sólo con un brazo. Mientras su madre lo llevaba en brazos, el niño gritaba, incapaz de encontrar consuelo. Únicamente pasé la mano por el lugar donde habría estado el brazo, algunas veces con suavidad y otras con más fuerza. Empezó a calmarse, a balbucear y finalmente se durmió. Su madre me explicó que lloraba a menudo y que no se le podía consolar. Dediqué un buen rato a enseñarle cómo mover y armonizar las energías en el «miembro fantasma» y, a partir de entonces, ella pudo confortarlo siempre que sentía dolor en el miembro fantasma.

Estos y otros casos parecidos aportan una perspectiva diferente al misterio del dolor del miembro fantasma. Aunque resulte extraño la visión de una mujer sosteniendo puntos de meridianos en el aire, la gente rápidamente se acostumbra al comprobar que el dolor crónico empieza a desaparecer o que se resuelven otras disfunciones físicas asociadas a aquellos meridianos. El simple hecho de imaginar que exista un miembro energético, con independencia de si el miembro físico está presente o no, es una buena manera de empezar a visualizar el propio cuerpo energético.

ENERGÍAS ÚNICAS EN NUESTRO INTERIOR

Nuestros campos energéticos se van modificando de continuo. Advertimos claramente los cambios energéticos que ocurren en nosotros, cuando entra alguien que nos atrae o bien alguna persona que nos inspira miedo, al mismo tiempo que podemos aprender a percibir las energías más sutiles que circulan tanto en nuestro interior como en el exterior.

Las energías de cada persona tienen una serie de características comunes con los demás: cada una está envuelta de un halo de color llamado *aura*, cada una tiene siete centros principales de energía llamados *chakras*, y los meridianos de cada una siguen trayectorias similares. Pero estas características universales son solamente ligeras abstracciones comparadas con las ricas texturas, las formas inusuales, los tejidos complejos y los distintos colores que distinguen nuestros campos energéticos.

Los cambios en la energía preceden a los cambios en el cuerpo

Las energías de cada uno son tan características y regulan el cuerpo físico de forma tan poderosa que uno empieza a parecerse a su cuerpo energético de la misma manera que dos personas que han compartido su vida durante cincuenta años, a veces, empiezan a parecerse el uno al otro. A medida que el campo energético va penetrando en el cuerpo, poco a poco, va añadiendo su cariz a la estructura física determinada por los genes. La materia sigue a la energía. Si queremos llegar a la vejez en buenas condiciones, debemos energizarnos bien. El estado de salud del cuerpo refleja el estado de salud, la integridad y el flujo del cuerpo energético, y el programa que el lector está a punto de explorar le enseñará cómo conservar los dos. En la década de 1930, un neuroatomista de Yale, llamado Harold Burr, midió el campo electromagnético alrededor de un huevo de salamandra no fertilizado.[36] Burr advirtió que tenía la forma de una salamandra adulta, como si el campo energético del huevo ya se incluyera en el esbozo para el futuro animal adulto. Burr se quedó realmente asombrado al descubrir que el eje eléctrico, que después se alinearía con el cerebro y la columna vertebral, ya estaba presente en el huevo no fertilizado. Continuó examinando los campos electromagnéticos alrededor de todo tipo de organismos, desde hongos, plantas y ranas hasta seres humanos, y pudo distinguir patrones eléctricos que se corresponden con el estado de salud y enfermedad.

Los individuos que son sensibles a los campos energéticos son también capaces de identificar cambios en la actividad eléctrica del cuerpo de otra persona. Sus descripciones coinciden con las lecturas de instrumentos técnicos para medir la respuesta galvánica de la piel, las ondas cerebrales, la presión sanguínea, las palpitaciones y la contracción muscular. Además, sus estudios sobre los cambios en el campo energético, al igual que las lecturas de los instrumentos mencionados en el capítulo anterior para medir las energías sutiles, precedían ligeramente a los cambios en las medidas físicas.[37] Los cambios observados en el campo energético predecían a los cambios físicos mesurables. Al mantener las vibraciones del cuerpo energético, conservamos las vibraciones del cuerpo físico.

Cómo recuperar la energía mientras disfrutas de un baño

Me encanta bañarme. Una serie de ejercicios ayuda a convertir un baño en una fuente de renovación energética. A continuación, explico una de mis variantes favoritas:

1. Llena la bañera y vierte un paquete de 250 gramos de bicarbonato sódico. El bicarbonato purifica el aura.
2. Túmbate en la bañera y relájate profundamente mientras vas ejerciendo presión en los puntos neurovasculares de la frente durante, al menos, un minuto (*véase* pág. 129).
3. Masajea ligeramente los puntos linfáticos (*véase* figura 9).
4. En la parte superior de los pies, en los espacios interdigitales, se encuentran los *reflejos de marcha*. La energía que se halla en ese lugar tiende a obturarse. Con los dedos colocados debajo de cada pie y los pulgares sobre el reflejo de marcha, masajea y alisa la energía siguiendo cada una de las líneas de los cinco reflejos de marcha con los pulgares. Termina con un masaje en los pies.
5. Cuando empieces a sentir un poco de frío, separa las rodillas, de modo que se apoyen en los lados de la bañera. Cruza los brazos y empuja los codos en el centro interior de los muslos. Empuja los pulgares en los bíceps. Permanecer en esta postura durante dos o tres minutos ayuda a eliminar la congestión en los pulmones, de manera que, cuando salgas de la bañera, ya no tengas frío.

Detectar las energías del cuerpo

Uno de los experimentos más sencillos para detectar las energías del cuerpo es usar las manos. Éstas pueden percibir energía con tanta fiabilidad como los ojos perciben la luz:

1. Frótate las manos vigorosamente durante unos diez segundos.

2. Sepáralas y mantenlas a unos 15 centímetros del cuerpo. Mucha gente, en este punto del ejercicio, tiene la sensación de sujetar algo palpable.
3. Sigue experimentando, manteniendo las manos estáticas o bien moviéndolas suavemente, acercándolas y separándolas.

Si no puedes percibir la energía, vuelve a frotarte las manos. Esta vez, ahuécalas. Advierte los «límites» de la energía que estás sosteniendo y da palmaditas mientras vas rodeando esa bola de energía entre las manos.

Realiza otro experimento.

1. De nuevo, frótate las manos vigorosamente, durante unos diez segundos.
2. Coloca la mano izquierda delante del pecho, a unos 10 centímetros del cuerpo.
3. Empieza a realizar unos movimientos lentos sobre esa zona, en sentido contrario a las agujas del reloj.
4. Sintonízate con cualquier sensación sutil en las palmas de las manos o los dedos o bien en el pecho. Estás moviéndote en el campo energético del chakra del corazón, y las energías y las manos están recibiendo esas energías. De la misma manera que todos soñamos por la noche, pero no necesariamente recordamos nuestros sueños, todos advertimos estas sensaciones, pero no siempre somos conscientes de ello.
5. Coloca la mano derecha en la misma zona haciendo movimientos circulares, esta vez, en el sentido de las agujas del reloj. Observa si detectas sensaciones similares o diferentes.

La energía, que tal vez sentirás en las manos y en el cuerpo, te proporciona una idea de los tipos de energía que se mueven, giran y circulan continuamente por todo el cuerpo.

LAS ENERGÍAS EXTERNAS
AFECTAN A LAS ENERGÍAS INTERNAS

La cantidad de radiación solar que llega a la Tierra oscila de acuerdo con la fase de la Luna y parece influenciar el comportamiento humano. Las llamadas a emergencias aumentan cuando hay luna llena; los archivos de ingresos psiquiátricos indican que se produce un aumento de personas que muestran comportamientos psicóticos ese día; los porcentajes de suicidio aumentan con luna menguante; y los de muertes alcanzan su punto máximo dos días después de la luna llena. Los fondos mutuos también fluctúan en un patrón relacionado con el ciclo lunar.[38] Los períodos de calma en el campo magnético de la Tierra se corresponden con un incremento de sensibilidad, que se puede manifestar como telepatía, clarividencia y precognición.[39]

Las energías de otra gente también afectan a nuestras propias energías y a nuestro estado mental, según se hace patente en comentarios como: «Me encanta su energía», «La energía era tan densa que se podía cortar con un cuchillo», «La energía en la reunión era muy buena». Podemos sentir la energía de otra persona con las manos:

1. Después de frotarte las manos, la una con la otra, y sacudirlas, gira la mano izquierda en un movimiento circular en sentido contrario a las agujas del reloj unos 10 centímetros por encima del pecho de un amigo.
2. Con la mano derecha, continúa con unos giros en el sentido de las agujas del reloj. Observa las sensaciones correspondientes a cada dirección.

Se han realizado estudios científicos sobre el efecto que las distintas energías de la gente tienen unas sobre las otras. La energía que genera el corazón de una persona, según se hace patente en un electrocardiograma, afecta a la actividad cardíaca y cerebral de otra persona, según muestran los electrodos sujetados en la piel. El efecto es más intenso cuando las dos personas están en contacto físico, pero también se puede detectar cuando las dos están separadas, hasta una distancia de aproximadamente un metro.[40]

La capacidad para percibir las energías sutiles, a menudo es más intensa en las personas que se han quedado ciegas. Poco después de haber perdido la vista en un accidente a los ocho años de edad, Jacques Lusseyran se dio cuenta de que existía otra manera de ver: «Percibía un resplandor [...]. Veía luz aunque estaba ciego [...]. La luz resplandecía con su color sobre los objetos y las personas. Mis padres, la gente que veía en la calle, todos tenían su color propio, algo que nunca había visto antes de quedarme ciego. Pero, ahora, esta característica especial me ha dejado una impresión muy distinta y definitiva, equivalente a la impresión que proporciona una cara».

Esta «visión» resultó indispensable cuando, en 1941, a los diecisiete años, Lusseyran participó en la formación de la Resistencia francesa. Su cargo consistía en reclutar a personas, tarea que sabía desempeñar mejor que cualquier otro, gracias a su intuición especial con respecto a los seres humanos. Era uno de los puntos capitales en los extraordinarios logros de la Resistencia, y su caída se produjo únicamente por haber subestimado la importancia de un color que vio en una persona. Al conocer a Elio, el infiltrado, que fue quien causó su detención junto a la de muchos otros líderes de la Resistencia, advirtió que, a pesar de la presentación y las impecables recomendaciones, «algo parecido a una barra negra se deslizaba en el aire entre Elio y yo. Lo podía percibir claramente, pero no sabía cómo interpretarlo».[41]

Con independencia de si la mente registra la propia energía y los campos energéticos que nos rodean, siempre los estamos experimentamos. Por ejemplo, recuerda la sensación que te produce entrar en la habitación de tu hijo o en el lugar donde se encuentra un compañero de trabajo cuando él o ella está enfadado contigo o bien está esperando verte o está deprimido. O recuerda si has dado una charla delante de ciertas personas. Incluso antes de pronunciar una palabra, el público que da la bienvenida al orador saluda con una energía completamente distinta que un grupo poco amistoso. Quizás conozcas a personas que, cuando entras en su campo energético, te hagan sentir feliz y relajado y con ganas de hablar. Y probablemente hayas estado en contacto con campos energéticos que te intimidaron e hicieron sentir agotado o bloqueado. Cuando el campo energético de alguien se encuentra en un estado extremo, lo que yo advierto se parece a cuando nos sorprende una fuerte tormenta. La energía en nuestro entorno nos puede ayudar o perjudicar. Se ha comprobado que los animales domésticos hacen que el ambiente de una casa sea más propicio para la sanación.[42] Por otro lado, una larga exposición a campos electromagnéticos de alta intensidad está asociada a un incremento en la incidencia de la enfermedad de Alzheimer, la depresión, el suicidio, la leucemia, los cánceres sanguíneos y cerebrales, así como el cáncer del colon, de próstata, del sistema nervioso, del sistema linfático, del pulmón y de mama.[43]

Cada ambiente tiene su energía propia. Piensa en la cocina de tu abuela. ¿Cómo resuena tu cuerpo con esta energía? Piensa en el aula de una escuela, en un garaje, en una biblioteca, en un teatro, en una catedral, o en una celda de prisión. Tal vez te sientas atraído por determinados tipos de energía. Algunas personas, por ejemplo, se sienten especialmente atraídas por la energía de los caballos, otros por la de los perros o los peces tropicales, algunos por la energía de gente necesitada, otros por la energía del ciberespacio y otros por la energía de escalar en la montaña. Naturalmente, influyen también otros factores, pero cada actividad tiene una energía diferente. Piensa en los tipos de energía por los que te sientes atraído.

Cómo escapar del miedo

Si eres víctima del miedo, la ansiedad o si sufres alguna fobia, encontrarás alivio con el golpeteo de los dedos (una técnica que consiste en golpecitos con los dedos) en un punto sobre el meridiano del triple calor que gobierna la reacción de lucha o huida. Cuando experimentes miedo o ansiedad (duración: aprox. 1 minuto):

1. Empieza con el golpeteo con los dedos en el dorso de la mano, a medio camino entre la muñeca y los dedos, donde se juntan el anular y el meñique. Sigue así durante un minuto aproximadamente.
2. Si aún sientes miedo, repite la operación con la otra mano.

Si aplicas esta técnica en repetidas ocasiones, empezarán a recomponerse los patrones energéticos subyacentes, incluso en el caso de una fobia que hayas padecido durante muchos años.

Llevar consigo un campo energético

En algunas ocasiones, en el campo energético de un desconocido, veo algo tan especial y profundo que siento la tentación de acercarme a él y elogiar alguno de los colores maravillosos de su aura o un chakra que destaca como un espectáculo de luces. Por lo general, me abstengo de semejantes demostraciones, aunque, a menudo, no puedo evitar mirar a la persona con una sonrisa que refleje los buenos sentimientos que su energía me ha inspirado. Sin embargo, cuando estoy con un cliente, parte de mi trabajo consiste en compartir lo que veo. Si la persona, por ejemplo, aparece sumida en una desesperación profunda o carece de esperanza, a veces, le señalo una parte del campo energético que revela una capacidad no desarrollada o una fuerza que posiblemente indica la salida de la desesperación.

Cualquier cosa, entre una multitud de características, puede destacar. Así, una persona puede mostrar una combinación de colores en un chakra en particular que nunca he visto, pero cuyo significado se me revela de manera intuitiva. Recuerdo haberme quedado atónita al ver por primera vez el campo energético de un joven. Su madre lo había traído a una sesión. Iba al instituto y lo consideraban muy lento, incluso retrasado. Cuando entró en mi consulta, sin embargo, apenas podía mirarle a los ojos, porque mi mirada estaba atraída por las hermosas formas geométricas que veía por todo su campo energético. Se hallaba envuelto en una verdadera explosión de formas que, en cuanto a complejidad, diseño y magnificencia estética, con mucho sobrepasaban todo lo que jamás había visto. Lo primero que pensé fue: «No puede tratarse de una persona retrasada. ¡Ésta es la energía de un genio!».

Nunca antes había diferido tanto el campo energético de un cliente de lo que esperaba. Estaba tan cautivada que no podía ocultar mi asombro. Tomé un papel y le dije: «Sólo me gustaría mostrarte lo que estoy viendo». Mientras él y su madre miraban, empecé a dibujar las diferentes formas que distinguía en su campo energético. Entonces fueron ellos quienes se asombraron. Su madre me explicó que su hijo pasaba mucho tiempo dibujando figuras geométricas como las que yo había dibujado. Las figuras, con sus intrincados cruces de líneas eran destacables. Por un momento, me pregunté si sería un matemático erudito, pero descarté la idea enseguida. Su energía no se concentraba en un rayo láser como había observado en muchos eruditos. Más bien, se trataba de un enorme campo energético. Consideré que debía ser muy inteligente y que simplemente aún no se había manifestado.

Lo vi por primera vez en abril, cuando estaba a punto de acabar el año académico. La escuela no quería que volviera el año próximo. Su madre sabía que no era estúpido, pero no tenía la menor idea de que su hijo, en algún aspecto, podía ser brillante. Su problema consistía en que no estaba sincronizado con sus propias energías. Nadie había comprendido su manera singular de percibir el mundo, y él hacía todo lo posible para actuar como los demás. La mayoría de nosotros resulta afectado cuando nuestras energías se interrumpen por factores externos. Había quedado mentalmente inválido a causa de su embrollo energético y la manera en que intentaba vivir. A mí me saca de quicio el modo en que los hombres nos juzgamos unos a otros. Pero hasta que no nos hallamos en el campo energético del otro, no podremos tener una idea de lo que se siente en el interior de su campo energético.

Lo único que parecía permitir al muchacho estar en sintonía con sus energías y que le hacía sentir un poco mejor era dibujar las formas geométricas que veía a su alrededor y, por ese motivo, estaba continuamente garabateando. Veía esas formas de un modo nítido y constante. Su madre lo había llevado a un oculista, porque las formas a veces invadían su visión. Les dijeron que tenía un defecto en los ojos.

Su cuerpo y sus energías se encontraban en tal discordancia que se veía obligado a ir por la vida a un paso muy lento. Su discurso era lento, sus movimientos eran lentos, sus respuestas eran lentas, y todo en conjunto parecía apoyar la idea de los profesores de que era retrasado. Por tanto, dediqué toda la sesión a intentar alcanzar una mayor sintonía entre su cuerpo y el mundo, así como a sincronizar su mente con sus energías. Imagínate a un hombre cuyos movimientos le resulten difíciles porque lleva puesta una camiseta en el lugar donde debería estar el pantalón y el pantalón en la cabeza. Así vivía aquel joven en su campo energético. A la mayoría de nosotros nos enseñan de niños cómo ponernos la ropa, y, de manera subliminal, se nos orienta también con respecto a nuestro campo energético. Mi tarea consistía en enseñarle lo que tenía, sin tener en cuenta lo inusual que podía ser, y a inventar ejercicios energéticos que recompusieran sus movimientos y acciones para corresponder con sus energías. Debería añadir que muchos de los ejercicios emulaban el modo en que se alineaba espontáneamente con su campo energético, dibujando los patrones geométricos que veía en su interior.

Por fin, tras conseguir validar un poco su percepción particular del mundo, la reivindicó por completo. Era como si, de repente, estuviera en sintonía con el campo que le rodeaba. Su discurso y sus movimientos se aceleraron notablemente. Su rendimiento en la escuela mejoró de forma inmediata y notable. Ahora que ya no llevaba los pantalones energéticos en la cabeza, era capaz de correr, saltar y jugar, tanto en el sentido literal como figurativo, en vez de tener que ir tanteando ciegamente. De hecho, aunque nunca lo trabajamos directamente, en poco tiempo desapareció también la fatiga que le había atormentado durante años.

A raíz de las formas geométricas que yo misma vi en su energía, le pregunté si era bueno en matemáticas. Dijo que creía que no, pero al indagar más, resultó que tampoco había tenido demasiadas oportunidades para averiguarlo. Animé a su madre a que buscara a alguien que tuviera un enfoque innovador en la geometría para ver adónde le llevaría. Pronto le encontraron una clase y un tutor de geometría. Unas cuantas semanas después, era él quien enseñaba a su profesor. Su capacidad mental especial simplemente no se había detectado y, a partir de ese momento, empezó a desarrollarse. Después de que sus profesores, asombrados, hablaran con sus colegas, entró en una de las principales universidades y le concedieron una beca por su habilidad en geometría. Era, a su manera particular, brillante hasta el punto de superar a cualquier hombre que había conocido hasta entonces y esto se plasmaba en su campo energético.

SENTIR LAS ENERGÍAS SUTILES

Una mujer literalmente arrastró a su marido, que era médico, a una de mis clases vespertinas. En su opinión, la curación energética no era posible y, para él, era absurdo el concepto de ver la energía de una persona. Sin embargo, expresaba sus comentarios, a veces sarcásticos, acerca de la capacidad de «ver» colores, en unos términos muy profundos y hermosos. Cada vez que la gente formaba parejas para practicar ciertas técnicas, siempre se retiraba con su mujer a uno de los rincones al fondo de la sala. En la última clase, mientras que la gente estaba practicando con sus parejas, una voz aguda y chirriante exclamó desde el fondo: «¡Violeta, veo violeta!». Era el médico. Se sorprendió tanto al ver el violeta en la energía de su mujer que su voz se alzó tres octavas. Esta nueva visión del mundo le llevó a seguir las clases, ahora por iniciativa propia; además, empezó a introducir la medicina energética en su práctica profesional.

Estoy convencida de que cuando nace un bebé es mucho más receptivo a las dimensiones energéticas que los adultos. ¿Has advertido alguna vez la manera en que los niños suelen mirar fijamente un punto justo por encima de la cabeza o junto a la cara de una persona? A mí no me cabe duda de que ven las energías que nos rodean. Los bebés ven, sienten y conocen la energía. Pero, como el cerebro tiene tantas cosas que aprender y no suele mencionarse y apreciarse la dimensión de las energías sutiles, esta sensibilidad se torna inactiva. Pierden la noción en el proceso de aprendizaje.

Algunas veces, he tenido la oportunidad de animar a una mujer embarazada o a los padres de un bebé a que hablen con su hijito sobre la energía. Independientemente de si los padres ven la energía o no, les pido que se imaginen las energías vitales y que hablen de ellas. Los padres, posiblemente, sólo hablarán de hechos imaginarios, pero, a la vez, están sintonizando con lo que para el niño es una realidad. Así, conozco ahora a unos cuantos niños ya mayores que siguen percibiendo las energías en múltiples colores y que son capaces de expresarlo libremente. Después de haber viajado casi continuamente durante siete años, regresé a la ciudad donde antes tenía mi consulta. Caminando por la calle principal, vi a tres hombres jóvenes y altos que tenían aspecto de jugadores de fútbol y que se aproximaban a mí. En un primer momento no los reconocí y, además, eran un poco intimidantes. Cuando estábamos a una distancia de media manzana, uno de ellos, cuya familia y él mismo fueron mis clientes, me miró directamente y exclamó con una voz que todo el mundo lo pudo oír: «¡¡¡Hola Donna!!! ¡Sigues teniendo un color rosado en tu aura!». Bienvenido a Ashland, Oregón, querido lector. También he visto cómo muchos adultos han empezado a ver y a sentir energía con precisión tras haber experimentado con las técnicas que se muestran en este libro. Están recuperando una habilidad profundamente arraigada, pero que ha caído en olvido.

Una vez que aprendas la lengua de tu propio campo energético, serás capaz de interpretarlo y oírlo, así como de conversar con él. Uno de los aspectos más difíciles que conlleva el desarrollo de una sensibilidad para la propia energía y la de otros es que, a menudo, no aparece bajo la forma en que uno se esperaba. Del mismo modo que ocurre en la sinestesia, cuando ciertas personas pueden oler colores y ver sonidos, la percepción de energía puede activarse en uno de los canales comunes de la percepción sensorial. He conocido a gente que podía oír, oler o saborear ciertas energías, en lugar de ver o sentirlas como me ocurre a mí. Sin embargo, también mi sentido de gusto se ha potenciado. Por lo general, puedo saborear cuál de los cinco elementos predomina en las energías de un cliente (puede tener un sabor a metal en mi boca mientras trabajo con una persona de energía metálica), algo que me advierte sobre posibles desequilibrios en el elemento metal. He conocido a varias personas que eran capaces de oír cómo se movían las energías y que podían detectar en qué lugar del cuerpo del paciente se atascaban. Una de mis colegas empezó a oler las energías, y los olores resultaban tan sobrecogedores que tuvo que dejar de trabajar durante un tiempo. Nunca se sabe en qué manera se registrarán las energías sutiles. Todos tenemos facultades diferentes y distintas maneras de conocer. Mientras exploramos el lenguaje energético, lo único que podemos predecir con certeza es que la energía nos hablará de la manera que elija y no cómo nosotros creamos o esperemos.

Mi amiga Sandy Wand a menudo ve símbolos cuando trabaja con alguien. Nunca sabe adónde la conducirán. Sin embargo, aprendió a describirlos a sus clientes, muchas veces, sin saber lo que pueden significar, pero confiando en que, al fin y al cabo, resultarán comprensibles. No le había hablado de una experiencia aterradora que me hizo pensar que me estaba muriendo. Mientras estaba tumbada en la cama en un hotel en

Londres, sentí cómo mi energía se desvanecía como si se tratara de un ascensor de emergencia, y cómo desembocó en el chakra de raíz, para acabar con una fuerte sacudida. De repente, ya no veía la habitación. Lo único que pude ver fue un profundo color negro azulado que se sentí como tinta hirviendo en mi chakra de raíz. Empezó a ascender, llenando todo mi cuerpo. Era como un líquido venenoso en mi interior.

Cuando volví a casa, con la impresión de estar todavía envenenada, Sandy hizo una sesión conmigo. Tras unos minutos de trabajo conmigo, me dijo: «Pues te parecerá un poco extraño, pero, ¿sabes cómo los calamares lanzan tinta para protegerse? Estoy viendo una imagen de tu chakra raíz que, al igual que un calamar, ha estado lanzando tinta para protegerte». La pieza del puzzle que me faltaba y que ella me proporcionó era que, al revés de lo que pensaba, este profundo negro azulado en vez de ser una energía de muerte, según ella, era todo lo contrario. Se trataba de una energía de la vida que se estaba autoprotegiendo. Los calamares lanzan tinta para que nadie los pueda ver ni alcanzar. Esto me facilitó una información sumamente valiosa. Si no empezaba a protegerme mejor, podía morir. Como no me resultaba tan fácil poner fronteras, mi sistema energético intentó actuar en mi lugar. La tinta negro azulado tenía la función tanto de contener mis propias energías como de establecer una barrera a las energías ajenas que podían llegar a perjudicarme o a agotarme. Sandy tenía un don, aunque lo desconocía cuando empezó con la curación energética. Ábrete a la peculiar manera en que la energía se te revele y, así, tu capacidad natural para trabajar con ella también aparecerá.

EL TEST DE ENERGÍA: EL BIOFEEDBACK SIN APARATOS

En el proceso de sensibilización a las energías sutiles que circulan dentro y fuera de nosotros, resulta muy útil disponer de una herramienta tangible y palpable, en vez de depender exclusivamente de la intuición. El test de energía, desarrollado como «prueba muscular» por George Goodheart, el fundador de la kinesiología aplicada, y perfeccionada por su protegido Alan Beardall, es un procedimiento concreto y tangible.[44] Permite determinar si una vía energética está abierta u obturada, si un órgano está recibiendo suficiente energía para funcionar correctamente, o si una energía ajena (como la de un alimento particular o una posible toxina) es dañina para el organismo.

Cuando aprendí el test de energía, un problema al que hasta entonces no supe qué solución darle, se resolvió. Después de muchos años de experimentación, no fui capaz de averiguar por qué no conseguía controlar mi hipoglucemia y mi peso, aunque estaba tomando las medidas oportunas que deberían controlarlos. Durante mi formación de *Touch for Health*, mi meridiano del bazo daba unos resultados bajos de forma constante. El páncreas, que controla la hipoglucemia y, a menudo, el peso, se encuentra en el meridiano del bazo. Al trabajar con él, fui capaz de combatir la hipoglucemia crónica. Me quedé impresionada. También perdí nueve kilos sin modificar la alimentación, lo que hizo que me quedara aún más impresionada. A lo largo de los años, el test de energía se ha convertido en una herramienta indispensable tanto para mi vida personal como para mi trabajo.

Prefiero el término *test de energía* a *prueba muscular*, que es más común, para enfatizar que el objetivo del test no consiste en determinar la fuerza de un músculo, sino el flujo de energía a través de él. Mientras que el IRM, el EEG y los escaneos de CT proporcionan una información vital, a menudo clave para la supervivencia, aún hace falta un aparato médico que pueda indicar, de forma fiable, las determinaciones *sutiles* que facilita el test de energía. Sin embargo, cada uno de nosotros lleva en su interior todo el equipo que necesita para definir qué energías son beneficiosas y cuáles no. El test de energía siempre está disponible, tanto durante el día como durante la noche, no requiere ningún tipo de instrumento, y si practicas regularmente, puede empezar a convertirse en algo casi instintivo. Es una herramienta que nos facilita información sobre lo que el cuerpo necesita. Y le permite responder en un lenguaje con un vocabulario lo suficientemente reducido como para aprenderlo.

De hecho, el test de energía es bastante fácil de aprender. Aparentemente fácil. Como consecuencia, mucha gente lo aplica mal. Y si se utiliza mal, puede acabar revelando más sobre la creencia del que hace el test, o los miedos y las esperanzas de la persona examinada o bien otros factores que no tienen nada que ver con la información que se busca. Mucha gente ha entrado en contacto con el test de energía a través de un profesional sin experiencia, ha recibido mucha información sobre sus posibilidades o lo ha empleado más como un entretenimiento que como un instrumento para el autoconocimiento. Mi deseo es que el test de energía ocupe el lugar que le corresponde, que precisamente se sitúa entre la ciencia y el arte. Aprender a realizar ese test de forma fiable es un arte. Una vez que se domina, se convierte en un barómetro fiable del cuerpo, las energías y el entorno.

Si tuviera alguna oportunidad de influenciar al sector médico, haría que los médicos utilizaran el test de energía para diagnosticar y determinar la prescripción y la dosis de los fármacos. Las enfermedades iatrogénicas (disfunciones causadas por el tratamiento médico) figuran entre los problemas más graves de la atención médica hoy en día. El test de energía podría reducir estos casos notablemente. Y si pudiera elegir unas cuantas maneras para que este libro influyera en el modo de vida del lector de este libro, una de ellas sería el test de energía para determinar qué alimentos, vitaminas y suplementos debería consumir y cuáles no. En cuanto al mantenimiento de la salud, hay que tener en cuenta que el conocimiento es poder, y puesto que cada uno de nosotros es único (no estamos constituidos a partir de un molde), el test de energía resulta vital para mi trabajo.

El test de energía nos permite evaluar nuestro estado energético o el de otra persona, identificar desequilibrios y adecuar los procedimientos presentados en el resto de este libro de acuerdo con nuestras necesidades específicas o las de un ser querido. Una mujer con una hipersensibilidad a los productos químicos y un historial de alergias que incluso habían puesto su vida en peligro necesitaba un antibiótico para una inflamación de garganta. Cuando fue a la farmacia para buscar el medicamento que le habían prescrito, preguntó si lo podría devolver en caso de que fuera alérgica. Naturalmente, el farmacéutico le dijo que no era posible, pero como tenía un presupuesto bastante limitado, decidió no comprar los medicamentos que no fueran adecuados. La señora conocía el test de energía, convenció a un dependiente de la farmacia para que le hiciera el test para el medicamento. Como salió positivo lo compró.

Al farmacéutico le pareció tan divertido me lo explicó. La historia tuvo un final inesperado pero instructivo. La medicación tuvo el efecto esperado, ya los síntomas se atenuaron en pocos días, pero, como ocurre con la mayoría de los antibióticos, necesitaba varias tomas al día durante diez días. Una vez finalizado el tratamiento, le empezó a picar el cuello, se le hincharon el estomago y los tobillos y su corazón empezó a fibrilar. Como creyó que se trataba de una reacción alérgica grave, le dijo a su nieta que le hiciera el test de energía con todo lo que había ingerido. Esta vez, el resultado del antibiótico fue bajo. Al dejar de tomarlo, desaparecieron los síntomas. Había desarrollado una intolerancia a la medicación, como ocurre con la gente que tiene tendencia a padecer alergias. ¿Significa esto que el test original dio un resultado incorrecto? No. El organismo es un sistema dinámico que está en continuo movimiento. Y pueden producirse intolerancias. El test de energía, al ser rápido, y estar siempre disponible, es un instrumento excepcionalmente útil para obtener información sobre las necesidades variables del cuerpo.

¿Cuán fiable es el test de energía?

Un artículo publicado en la revista *Perceptual and Motor Skills* constituyó el primer estudio científico publicado que apoyó el valor potencial de la prueba muscular, el test de energía.[45] El investigador, Dean Radin, comentó más tarde: «Para mi sorpresa, en las pruebas de doble ciego, la gente fue un poco más débil al sostener un frasco de azúcar que un frasco de arena del mismo peso».[46] Una reseña de 2007 de más de cien estudios, que incluían doce pruebas controladas aleatorias, llegó a la conclusión de que el método es científicamente sostenible.[47] Algunos de los estudios eran bastante impresionantes. Se ha desarrollado un instrumento objetivo, llamado "traductor de fuerza". Éste demostró una correlación entre la resistencia muscular y la evaluación por parte del profesional; asimismo, se usó para demostrar que los especialistas con experiencia que empleaban la prueba muscular obtenían resultados fiables y reproducibles en comparación con otros.[48] Otro estudio comparó la prueba muscular con evaluaciones realizadas por instrumentos computerizados, y presentó una diferencia importante (a un nivel de 0,001 de fiabilidad) en cuanto a la firmeza muscular, dependiendo de si el sujeto realizaba afirmaciones congruentes o incongruentes (verdad o mentira).[49] Algunos estudios han proporcionado resultados contradictorios. Uno de ellos mostró un alto grado de concordancia entre tres examinadores cuando el test usaba la piriformis o los músculos pectorales, pero no cuando empleaba el músculo tensor facia lata.[50] Otros estudios demostraron que el test no era fiable. Puesto que existen muchas maneras de realizar el test de energía y muchos matices dentro de un mismo test, será necesario profundizar mucho más en su estudio para determinar cómo funciona el método y bajo qué condiciones.

Aunque la confirmación por parte de las investigaciones siempre tiene retraso con respecto a la experiencia clínica, se han establecido algunos matices que deben incorporarse tanto en el trabajo clínico como en los estudios de investigación. Por ejemplo, distintos examinadores obtenían los mismos resultados con los mismos clientes, cuando las pautas eran «empujar lo más fuerte que se pueda»; en cambio, sus resultados no coincidían tanto cuando las pautas eran sólo «resistir».[51] Otros estudios han examinado la fisiología del test. Por ejemplo, los músculos que dan un resultado bajo en el test de energía presentan diferentes niveles de voltaje en los momentos en que los músculos están simplemente cansados, lo que indica que el test mide un cambio interno que se distingue de la fatiga.[52]

Además, el test de energía guarda cierta semejanza con la actividad en el sistema nervioso central, por tanto, la información acumulada en un test de energía refleja la actividad cerebral, no sólo el estado del músculo que lo indica.[53]

A pesar de que van apareciendo resultados cada vez más definitivos, he enseñado el test de energía a miles de individuos en las últimas tres décadas, y muchos de ellos me han dado su opinión al venir personalmente a mis clases, me han escrito cartas o han pedido sesiones individuales, para decirme que el test de energía constituía un modo fiable y útil para obtener información sobre las necesidades del cuerpo. Según mi experiencia, los tests de energía se corresponden con lo que veo en la energía de una persona. La información proveniente de los tests también sugiere las zonas del cuerpo en las que hay que trabajar y los resultados posteriores siempre han confirmado la validez de los tests. La reacción inmediata del paciente a menudo lo confirma, como, por ejemplo, cuando un test muestra cierta debilidad en el y el cliente afirma: «¡Me estoy recuperando de una infección de la vejiga!».

Caben, sin embargo, algunas advertencias. Aunque esta información es sumamente útil, también existen basantes variables en un test de este tipo, de manera que se debería interpretar siempre dentro del contexto de otras fuentes de información. Y excepto que el profesional tenga mucha experiencia y práctica, no deberían tomarse decisiones acerca de la medicación sólo a partir de un test de energía, y, en todo caso, sólo tras haber consultado al médico que prescribe la medicación.

Una base biológica para el test de energía

El sistema nervioso es como antena de una longitud de 60 kilómetros. Además, es extraordinariamente sensible y está en contacto con las energías sutiles y no sutiles del mundo en que vivimos. Todo, empezando por la comida que ingerimos hasta la gente que nos rodea, tiene su propia frecuencia que afecta al sistema nervioso. Aunque la mayoría de las vibraciones se encuentran por debajo del umbral de la conciencia, el cuerpo resuena con algunas de ellas y se tensiona en respuesta a otras. Como resultado, estaremos en sintonía con la energía de ciertos alimentos o ciertas personas mientras que rechazaremos la energía de otros.

Esta sensibilidad del sistema nervioso y los sistemas energéticos del cuerpo hacia las energías externas con las que entran en contacto queda reflejada en un test de energía. La frecuencia de la sustancia que se examina afecta a la persona examinada y esto se refleja, a su vez, en la resistencia del músculo que se usa en el test de energía. A nivel científico, se pueden medir muchas clases de energía, pero estoy convencida de que el test puede distinguir también energías sutiles que no se pueden detectar por medio de los instrumentos científicos existentes.

Dado que el test de energía detecta el impacto vibracional de una sustancia sobre el sistema nervioso, se pueden identificar distinciones sutiles que una prueba de sangre, por ejemplo, no es capaz de revelar. Un alimento que puede parecer idéntico, por ejemplo, dos manzanas, una de cultivo ecológico y la otra no, pueden tener vibraciones diferentes y afectar al sistema energético de maneras distintas. Yo misma respondo bien a la leche cruda, pero no a la leche pasteurizada y, peor aún, a la leche desnatada. Los alimentos naturales tienen por sí mismos una energía equilibrada y cuando quitamos una parte de este alimento, el equilibrio puede alterarse. En este caso, el cuerpo tiene que asimilar una vibración que se ha desviado, lo que puede alterar su propio equilibrio o, al menos, impedirle extraer el valor nutricional de la comida. Es muy difícil ser más inteligente que la madre Naturaleza al manipular los alimentos que nos sustentan, pero el test de energía nos puede indicar si la vibración del cuerpo está en armonía con la vibración del alimento o la vitamina.

Aprender a realizar el test de energía

Tardarás unos minutos en aprender el test de energía, pero para dominarlo, tienes que sortear una serie de variables e incorporarlas a tu capacidad kinestésica, como cuando se aprende a ir en bicicleta. Incluso mientras aprendas los primeros pasos del test de energía, ten en cuenta que sólo tras mucha práctica serás capaz de controlar las posibles influencias externas y de sincronizarte con las distinciones sutiles que hacen que un test de energía sea preciso. La presión que emplearás en un test de energía para un niño será diferente de la que aplicarás con un adulto y ésta, a su vez, será distinta de la que utilices con un jugador de futbol. Pero si tu energía se sincroniza adecuadamente con la de la persona con la que estás haciendo la prueba, el test funcionará con independencia de la fuerza que tenga la persona a quien se aplique el test. Me convertí en algo parecido a una leyenda en el departamento de deporte de la Ashland High School cuando el entrenador me pidió que mostrara a su equipo de fútbol el test de energía. Estos chicos no podían permitir que una mujer rubia de mediana edad tuviera fuerza para moverles el brazo. Pero ninguno de ellos podía mantener su brazo firme una vez que desplacé el meridiano que gobierna el músculo que estaba empujando. Así, todos quisieron saber cómo hacerle eso al otro equipo.

Al realizar el test de energía, se refuerza la conexión entre el cerebro y las energías sutiles del cuerpo, con lo que se establecen nuevos niveles de comunicación interna. Empiezan a abrirse nuevos ámbitos de la propia conciencia. Mucha gente, intuitivamente, sabe el resultado de un test de energía antes de empujar el brazo de la otra persona. No se trata de adivinar lo que va a ocurrir, sino de establecer una comunicación en la que la conciencia trabaja al unísono con las energías sutiles.

Aunque normalmente el test de energía suele realizarse con otra persona, es posible hacerlo también solo. También explicaré cómo proceder en este caso. Sin embargo, es preferible aprenderlo con otra persona. No puedo dejar de recalcar cuánto merece la pena superar la timidez o el reparo inicial al implicar a otra persona en el proceso de aprendizaje. Tanto si se trata de alguien muy próximo como si es simplemente un conocido, será un regalo para ambos. Tendemos a tocar a otros para mostrar afecto, conseguir gratificación sexual o por enfado. Otro motivo muy importante para acostumbrarse a tocar a otra persona es la curación. Pero es totalmente distinta a cualquier otra forma de tacto. Más allá de abrir una puerta a nuevas percepciones, sentimientos y una comprensión nueva, la curación puede salvar la vida.

El test de energía con otra persona

Es posible realizar el test de energía con cada músculo, cada meridiano y cada órgano del cuerpo. Un meridiano constituye una vía fija de energía que la transporta de un órgano a otro o más órganos. Empezaremos con una sola prueba que resulta útil para muchas situaciones. Esta prueba muestra cómo la energía fluye a lo largo del meridiano del bazo (la vía energética que pasa por el bazo y el páncreas). El bazo forma parte del sistema inmunológico. Además, determina si el cuerpo será capaz de metabolizar un alimento, una emoción, un pensamiento, una energía u otra influencia externa en particular. Tanto el bazo como el páncreas están relacionados con el metabolismo de los alimentos, la glucemia y los distintos estados de ánimo. Ambos órganos y su meridiano influyen en el nivel general de energía y son muy susceptibles al estrés. Por todos estos motivos, la prueba de las energías del bazo-páncreas puede responder a muchas preguntas acerca de cómo el cuerpo reaccionará a algo que pensamos ingerir o de alguna manera incorporar a nuestra vida. Asimismo es un indicador excelente para evaluar el estado general de salud.

Como cualquier tipo de prejuicios puede afectar al test de energía, no intentes adivinar el resultado del test. Las energías sutiles son susceptibles a los pensamientos, por tanto, procura tener la mente despejada, tanto si eres la persona que realiza el test como si eres la persona que se somete a él. Si uno de los dos tiene sed, bebe algo primero. Evita las miradas durante el test, ya que podría convertir el test en una dinámica interpersonal en lugar de lo que se pretende examinar. Apaga los teléfonos móviles y otros aparatos electrónicos, y quítate las joyas pesadas que lleves puestas. Antes de comenzar, pregúntale a la persona a la que sometas al test si tiene alguna herida que pueda agravarse al ejercer presión en el brazo, y, si es así, usa el otro brazo. Para examinar el meridiano del bazo:

1. Los tenéis que inspirar profundamente. Con la espiración, se liberarán todas las expectativas.
2. La persona a la que se examinará coloca cualquiera de los dos brazos rectos a un lado del cuerpo, con el pulgar tocando la parte lateral de la pierna y los dedos señalando hacia abajo.
3. Quien realiza el test debe colocar una mano abierta entre el brazo y el cuerpo del otro, justo por encima de la muñeca, apoyando la otra mano en el hombro de la otra persona (*véase* figura 2).
4. Quien realiza el test debe pedir al otro que mantenga firme su brazo, con el codo recto y pegado al cuerpo.
5. Con la mano abierta y haciendo presión, quien realiza el test debe tirar del brazo durante uno o dos segundos.

Sin que ninguno de los dos ejerza ningún esfuerzo, el brazo o bien se moverá con relativa facilidad o permanecerá fijo en su lugar. Al aplicar presión, un músculo por el que fluye la energía puede moverse unos milímetros, pero de inmediato rebotará. No hagas demasiado esfuerzo por mantener el brazo fijo para evitar que intervengan otros músculos. Si eres el examinador, no hagas esfuerzo al tirar del brazo del otro. No se trata de una competición ni de fuerza muscular. Si la energía fluye libremente, el brazo permanecerá fijo en su lugar o bien cederá un poco y rebotará enseguida al tirar de él.

Si el test muestra que el músculo no tiene fuerza, fortalécelo golpeteando con los dedos o masajeándolo vigorosamente en los puntos del bazo que se indican en la figura 3 (*véase* pág. 84) y después repite el test.

De hecho, si eres muy susceptible al agotamiento y a padecer infecciones y enfermedades, una manera de mantener el meridiano del bazo y un sistema inmunológico fuertes consiste en practicar de forma regular el «suavizante del triple calentador» (*véanse* págs. 285-286), y luego dar golpecitos en los puntos del bazo. Justo después de realizar este ejercicio, el test de energía del bazo probablemente indicará que el meridiano está fuerte. Si el test sigue dando un resultado bajo, indica que las energías probablemente estén bastante revueltas. No te asustes. Pasa directamente al capítulo siguiente, donde se explica una serie de técnicas para desenredar el campo energético, y, luego, retrocede a este capítulo. También es importante que la persona que realice el test esté relativamente equilibrada. Para conseguirlo, algunos profesionales hacen de forma rutinaria una serie de ejercicios energéticos (como los tres golpes, el paso cruzado o la postura Wayne Cook, todos ellos descritos en el capítulo siguiente) junto con el cliente antes de comenzar el test de energía.

Si el músculo se mantiene firme, se le puede desafiar, algo particularmente útil mientras todavía estés aprendiendo el ejercicio. Es una manera de determinar la cantidad óptima de presión que hay que aplicar para saber si la energía del meridiano fluye con fuerza. Una forma de calibrarlo consiste en realizar afirmaciones como «Llevo puesta una camiseta azul», en que la verdad de la afirmación es obvia para ambos. Inmediatamente después de la afirmación, se debe realizar el test. Si es una afirmación verdadera, el meridiano dará un resultado alto y tendrás un indicador de la cantidad de presión que se puede aplicar cuando la energía fluye. Si se trata de una afirmación falsa, el meridiano no resistirá y tendrás un indicador de la presión que señala un meridiano débil. De la misma manera, si la persona que se somete a examen piensa en algo agradable mientras se realiza el test, por lo general, el meridiano permanecerá firme. Al alimentar un pensamiento de vergüenza o de miedo, normalmente el meridiano pierde su firmeza.

Si el músculo está firme hagas lo que hagas, o si siempre está débil, los métodos que se presentan en el capítulo siguiente pueden ayudar a restablecer el sistema para que el test resulte exacto. Sin embargo, a veces las energías del cuerpo se mueven mediante patrones irregulares que tienen que corregirse antes de poder llevar a cabo un test de energía que resulte válido. La energía que pasa por un músculo puede permanecer «congelada» o «sumergida» o bien su «polaridad» puede estar invertida. Como toda esta serie de posibilidades supera la extensión de este libro, se ofrecen consejos para trabajar con estas energías en los folletos del Energy Medicine Institute (www.energymed.org).

El test de energía sin compañero

En alguna ocasión, quería hacerme el test de energía y no tenía a nadie que me pudiera ayudar. Por este motivo, ideé una manera de realizarlo sola. En una ocasión, fui a una tienda de deportes y encontré una pesa que podía levantar si pensaba en algo reconfortante, pero que era incapaz de alzar si pensaba en algo deprimente (como se indica en los experimentos descritos en las páginas 56-57, los pensamientos generan energías sutiles que afectan al cuerpo, y tanto los pensamientos positivos como los negativos afectan a las energías que alimentan los músculos).

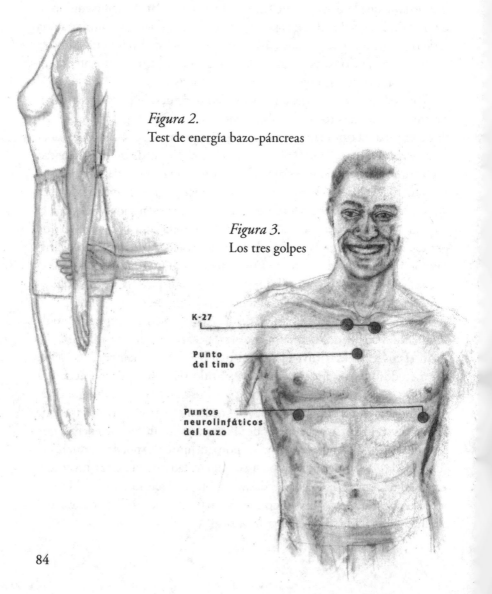

Figura 2.
Test de energía bazo-páncreas

Figura 3.
Los tres golpes

K-27

Punto
del timo

Puntos
neurolinfáticos
del bazo

Coloqué la pesa sobre un aparador que se encontraba a la altura de mis hombros. Extendí mi brazo hacia delante, tomé la pesa e intenté levantarla. Quería conocer la energía de un alimento o de una vitamina determinada. Sujetaba la sustancia en una mano e intentaba levantar la pesa con la otra. La energía del alimento afectaba a mis propias energías de forma tan evidente como un pensamiento agradable o desagradable. Me permitió averiguar si la sustancia tenía un efecto positivo o negativo sobre mis energías, según mi capacidad o incapacidad de levantar la pesa. Puesto que las pesas ejercen una presión continua hacia abajo, facilitan una medida objetiva de lo que se examina. En este autoexamen es esencial encontrar una pesa con el peso correcto (una pesa que uno pueda levantar de la mesa u otra superficie con un pensamiento positivo, pero no con uno negativo). Una manera de averiguar el peso exacto es usando una jarra de agua de cinco litros. Experimenta con la cantidad de agua necesaria justo para poder levantarla de la superficie con el brazo extendido mientras piensas en algo agradable, pero no cuando piensas en algo negativo. Como alternativa, deja que el brazo cuelgue en línea recta hacia abajo mientras sostienes el peso con el otro brazo extendido. Levántalo hacia el costado, siguiendo la dirección que tomaría si otra persona lo examinara.

Se han inventado otras muchas maneras de realizar el test de energía sin ninguna otra persona. Como en la mayoría de ellas se requiere que la persona haga el esfuerzo y que, al mismo tiempo, lo resista, convirtiéndose a la vez en el examinador y en la persona examinada, es muy difícil garantizar un resultado objetivo excepto que se tenga mucha experiencia. La manera más eficaz que conozco es utilizar el cuerpo como péndulo en lugar de hacer fuerza sobre un músculo. Si estás de pie, coloca el objeto sobre el abdomen, sosteniéndolo con ambas manos, con los codos pegados al cuerpo de manera que los lados de los brazos toquen los costados del mismo. A continuación, junta los pies, apuntando hacia delante. Inspira profundamente, tranquilízate y céntrate y, mientras espiras, deshazte de todos los pensamientos. Si, unos momentos después, te sientes atraído por el objeto, es decir, caes hacia delante, esto indica que el objeto está en sintonía con tus energías. Si, al contrario, caes hacia atrás, alejándote del objeto, se hace patente que el objeto está en conflicto con tus energías. Es como si, a un nivel sutil al que hay que ajustarse, una sustancia, que está en sintonía con las energías, genera una atracción magnética, mientras que una sustancia que está en discordia con tus energías genera rechazo. En este test es preciso tener especial cuidado con tus deseos e ideas preconcebidas, ya que pueden tener cierta influencia en el resultado. Las indicaciones para mejorar la habilidad para realizar el test de energía con la ayuda de otra persona (*véase* pág. 81) pueden adaptarse también a este test.

Practica el test de energía cuando vayas a comer

Aunque existe un test de energía para cada uno de los catorce meridianos, el test para el meridiano del bazo-páncreas te puede resultar útil en innumerables situaciones. Está basado en el músculo dorsal, que está íntimamente relacionado con el metabolismo de los alimentos. Sin embargo, también podemos usar el test del meridiano del bazo como indicador general para averiguar casi cualquier cosa que esté ocurriendo en el cuerpo.

Tu próxima comida puede convertirse en un taller personal para practicar el test de energía. Examina la energía de cada alimento que vayas a ingerir. Toca la comida con una mano mientras haces el test de energía con el otro brazo. Si pierdes fuerza al tocar la comida, indica que la vibración del cuerpo no está en sintonía con la vibración de la comida. Esto puede significar que este alimento nunca es bueno para el cuerpo o que en ese instante no lo es o bien que te produce alergia.

Sólo cuando repitas el test de ese alimento en diferentes momentos, sabrás si te conviene siempre, a veces o nunca. Puesto que la química de cada persona es única, la alimentación es algo completamente individual. Lo que aporta vitaminas a una persona para otra es veneno. Cuando la energía de un alimento, una vitamina o un suplemento no concuerda con la energía del cuerpo, no se puede ingerir y metabolizar, aunque cualquier entendido te diga que lo necesitas. Incluso la comida más sana es tóxica si su vibración hace que el sistema inmunológico genere una reacción de defensa. Estas alergias alimentarias a menudo no se detectan, pero, con el tiempo, van acumulando daños. El test de energía te puede ayudar a saber lo que el cuerpo necesita en un momento determinado y a desarrollar un excelente programa de alimentación para este cuerpo único.

Hay que advertir que, si las glándulas suprarrenales (las que segregan la adrenalina) están agotadas, el azúcar y la cafeína nos darán un resultado con un alto índice de energía. Incluso si una sustancia es, en general, dañina para uno, si el cuerpo necesita la energía que aportan estas sustancias, el test puede dar un resultado erróneo.

Cómo hacer el test de energía para encontrar una alimentación más adecuada

Para mucha gente, la realización del test de energía para modificar su dieta habitual, también cambia su relación con los alimentos. Se puede hacer el test para ver si el cuerpo da un resultado alto para un alimento en particular. También es posible hacer intervenir a los niños para que seleccionen alimentos en el supermercado o para hacer el test de energía antes de preparar una comida. Puede convertirse en un juego. Disfrutarán con ello, excepto cuando el resultado sea bajo para alguna comida que les guste mucho. Sin embargo, a menudo, cuando pidan algo y vean cómo el brazo pierde fuerza en el test de este alimento, se reirán y la tensión se reducirá.

No obstante, también pueden querer ingerir ese alimento de todas maneras, aunque también he visto a niños que han perdido el interés por los alimentos que de forma constante hacían que perdieran energía. Los mejores resultados se obtienen cuando asocian el bajo resultado del test de energía con una pérdida de energía al ingerir la comida en cuestión y con cierto malestar. Pero es preciso ser honesto. Un cuerpo sano puede metabolizar cierta cantidad de comida basura, y el intento de que el niño domine subvertiría el proceso. Sigue las instrucciones que se muestran en el libro para asegurarte de que el test de energía sea correcto, y, sobre todo, que no está influenciado por tus creencias o los deseos del niño.

Por último, deja que los niños saquen sus propias conclusiones sobre cómo les hace sentir la comida que les dio un resultado bajo en el test de energía. Cuando logren relacionar el test de energía con su vida y entiendan que no es un mero truco ni un juego frívolo, entonces, el test de energía se convertirá en una fuente de fortalecimiento, una manera de conseguir información útil y un *biofeedback*. Quizás les guste invertir los papeles y realizarles el test de energía a su madre y su padre antes de ingerir un trozo de pastel o un cigarrillo. ¿Y por qué no? Quizás te interese saber también si aquella copa de vino tinto realmente es buena para el corazón. Asimismo, puedes usar el test de energía para evaluar la reacción del cuerpo o del organismo de tu hijo con respecto a las vitaminas u otros suplementos alimenticios.

Examinar la influencia que tiene el entorno físico sobre el campo energético

En el momento en que entramos en contacto con una energía externa, incluso antes de tener ni la más mínima conciencia de su efecto, el propio campo energético ya está respondiendo y ajustándose. Es posible discernir el impacto inmediato sobre las energías sutiles simplemente aproximándote el objeto y haciendo el test de energía. Muchas veces he citado a un cliente en el supermercado con el fin de hacerle un test de energía para conocer qué alimentos le provocaban reacciones positivas y cuáles no. Incluso las diferentes marcas del mismo alimento o la misma vitamina pueden afectarnos de maneras diferentes. Las necesidades dietéticas de una persona pueden cambiar también de un período de la vida a otro, por tanto, una visita al supermercado, por lo general, resulta sumamente reveladora. Los primeros tests de energía siempre son como un experimento y, a medida que se va avanzando, se va adquiriendo más competencia para llevar a cabo un test de energía correcto. Por el momento, juega con el test de energía. Pide a un amigo que te haga el test cuando entres en tu zona favorita de la casa y repítelo cuando entres en el lugar que menos te guste. Pide a una tercera persona que piense en algo «negativo» en tu presencia y observa cómo afecta a tu energía. Después pide a alguien que te mire con una sonrisa honesta. Vuelve a realizar la prueba. Examina los efectos de la televisión cuando estás a un metro de distancia y, luego, a dos metros. Experimenta con diferentes posiciones del ordenador. Descubre cómo las energías te influencian en cierto modo cuando te encuentras frente a un tipo particular de música o de arte.

Mientras exploras tu entorno con el test de energía, no te preocupes si algo alcanza a tu campo energético y te debilita temporalmente. Puesto que continuamente entramos en campos energéticos que nos afectan, el cuerpo, como mínimo cuando está relativamente saludable, se ajusta al impacto inicial de un campo energético perturbador y recupera el equilibrio con rapidez. De hecho, una definición de salud es: la capacidad que tiene el cuerpo para adaptarse a una amplia variedad de condiciones. Puedes usar el test de energía para analizar cualquier elemento de tu entorno que despierte tu curiosidad. Si te diviertes, desarrollarás una gran habilidad para emplear esta herramienta impagable.

Cómo hacer el test de energía con un niño, una mascota o alguien que esté en coma

El «test sucedáneo» permite trabajar con alguien que no puede ofrecer resistencia en el test de energía. Si alguien está demasiado enfermo como para usar su propia fuerza, padece alguna enfermedad mental o es demasiado pequeño para seguir las instrucciones, el test sucedáneo puede brindar una información muy valiosa. Esto funcionará incluso con una mascota.

Se puede usar también en el caso de que no consigas llevar a cabo un test correcto con alguien. Por ejemplo, como la conexión energética entre familiares es muy compleja, posiblemente puedas obtener resultados correctos con cualquiera excepto con tu pareja o tu hijo. A veces, esto mismo se puede encontrar también con deportistas o personas muy machistas que recurran a otros músculos auxiliares para no parecer débiles. El test sucedáneo elimina estas dificultades. Aparte de la persona a quien se realiza el test (o el animal), requiere a otras dos más (el suplente y el que hace el test). Si tú supervisas el test:

1. Pide a los dos que se tomen de las manos o que estén en contacto de cualquier otra manera.
2. Haz el test de energía con el suplente, mientras éste toca a la persona que se pretende examinar. Los resultados del test con el suplente te indicarán lo que está pasando con el otro individuo.

Aunque en un primer momento parezca extraño, se basa simplemente en la manera en que fluye la energía. Si queremos saber, por ejemplo, si un alimento en particular está causando una reacción adversa en un niño, podemos hacer de suplente del niño. Con el alimento tocando la piel del niño, coloca la mano en la mano o el abdomen del pequeño y pide a otra persona que haga el test de energía con el otro brazo. Si da un resultado negativo, la energía del alimento probablemente no será compatible con el niño. Si esto te parece demasiado extraño, no te limites a creerme. Puedes experimentarlo tú mismo haciendo el test de energía con diferentes sustancias y después pidiendo a alguien que realice el test sucedáneo con las mismas sustancias.

Lo que no se puede saber con el test de energía

Un test de energía indica si la energía está fluyendo o si está bloqueada en el músculo que se examina. Algunas personas usan este test para hacer preguntas al cuerpo que con mucho superan el alcance de esta prueba. «¿Es este apartamento una buena inversión?», «¿Disfrutaré si hago un viaje al Machu Picchu en mis próximas vacaciones?», «¿Debería apuntarme en el curso de Eden de medicina energética?» Como consecuencia de malos usos de este test, he visto más resultados disparatados de lo que me gustaría recordar, y es una vergüenza para esta profesión que tantos profesionales utilicen el test de energía para responder a todo tipo de preguntas extrañas.

Especialmente ridículos me parecen los intentos de preguntar al cuerpo cosas acerca de su futuro: «¿Me curaré de esta enfermedad dentro de un mes?». Aunque disponga de bastante información como para realizar un pronóstico adecuado, un test de energía no es la herramienta a la que recurro para obtener este tipo de información. En mi opinión, existe el destino, el libre albedrío y las circunstancias. Un test de energía acerca del futuro da por supuesto que todo está predeterminado por el destino. Sin embargo, el libre albedrío, las circunstancias impredecibles y las relaciones cambiantes con otras personas convergen con lo que puede estar predeterminado. Por este motivo, incluso las predicciones de los clarividentes más dotados no son más que un juego de porcentajes. Muchos factores influyen en una cosa sobre la que se solicita información.

Incluso las preguntas acerca del tratamiento pueden dar lugar a la confusión. «¿Habrá que tratar ese problema por medio de los meridianos o de los chakras?» Los tests de energía pueden estar influenciados por muchos factores, incluso en el caso de gente muy íntegra que hace todo lo posible por apartar sus esperanzas y expectativas. El mero intento de evitar que influyan las creencias, los deseos y las expectativas inconscientes ya supone un desafío. Esto es cierto para cualquier test de energía, pero mucho más aun cuando se basa en un planteamiento verbal en vez de dejar que el cuerpo responda en su propio lenguaje.

Mientras escribo esto, pienso en colegas que hacen estas preguntas antes de someterse a una intervención quirúrgica, por ejemplo, «¿Será esto lo mejor para el cuerpo?» o «¿Tengo permiso para seguir?». Yo planteo estas preguntas de manera intuitiva, pero no hago el test de energía para averiguarlo. Sin embargo, algunos profesionales a los que realmente admiro hacen estas preguntas junto a un test de energía y actúan de manera tan respetuosa que parece que se tratara de una oración. De este modo, las preguntas en sí generan un campo energético de respeto e igualdad. En este caso, el test de energía sirve a una finalidad muy poderosa: la de crear un campo energético en común para la curación.

Aunque haga hincapié en los riesgos de hacer preguntas acerca del cuerpo, no quiero menospreciar la práctica de otros colegas para quienes resulta útil. Algunos profesionales han aprendido a emplear las preguntas, seguidas por un test de energía con el fin de sintonizar con una fuente superior de información, convirtiéndose en una manera de canalizar su intuición, un puente especial hacia la verdad de la situación. A aquellos que lo han convertido en un arte elaborado les puede resultar bastante fiable. Sin embargo, para nuestros objetivos, mi intención se limita a presentar el test de energía dentro del marco en que yo lo uso, que es mucho más tradicional: examinar, bajo condiciones determinadas, la fuerza relativa de un músculo para determinar el estado energético de un meridiano u otro sistema energético. Aunque existen muchas verdades y muchas maneras de abordarlas, en mi opinión, el test de energía que implica una pregunta que se hace al cuerpo figura entre los menos fiables.

TRABAJAR LA HABILIDAD PARA REALIZAR EL TEST DE ENERGÍA

Hace tiempo que intuyo que el test de energía es más que una mera fuente de información. En una sesión de curación energética, parece constituir una fase temprana del tratamiento, como si la ejecución del test, de alguna manera, uniera mis energías y las del cliente dentro de un contexto de curación. El test de energía inmediatamente dirige las fuerzas sanadoras a la zona examinada. Es como si el test concentrara las energías sutiles con el fin de prepararlas para el trabajo posterior. He descubierto que el mismo procedimiento da mejores resultados si previamente se ha sometido al test de energía. ¿Cómo es posible?

Puesto que las energías sutiles están influenciadas por el pensamiento y la intención, y que, además, son no locales, las energías del sanador y del cliente empiezan a mezclarse a partir del momento en que se haya considerado la mera posibilidad de realizar un test de energía. No podemos nunca ser totalmente objetivos al realizar un examen de este tipo. No sólo el acto de observar influye en la persona que se somete a este examen; según la física cuántica, las energías sutiles son también muy sensibles ante numerosas influencias. Sin embargo, podemos aprender a controlar nuestras esperanzas, nuestros miedos y nuestras expectativas y crear un espacio dentro del cual un test de energía facilita una información muy útil y bastante precisa. De hecho, el test de energía con otra persona puede revelar un nivel más profundo de información que cualquier instrumento inanimado. Las interacciones complejas entre el examinador y el examinado evocan un *feedback* de doble sentido que convierte el test de energía en un verdadero baile de exploración, con la finalidad de obtener una información fiable. Después de formar a cientos de estudiantes capaces de proporcionar unos tests de energía muy válidos, puedo asegurar al lector que es posible adquirir esta habilidad, que, por otro lado, vale la pena desarrollar. Los consejos que proporcionaré a continuación te ayudarán a que la precisión sea muy grande. Practícalos ahora o prosigue con las secciones anteriores del libro y vuelve a esta página cuando estés preparado.

1. **El estado mental debe ser el de un principiante.** La mente influye en el campo energético de manera inmediata y poderosa. Para eliminar las ideas preconcebidas acerca del resultado del test, conviene abordarlo como una práctica contemplativa, entrando como un principiante, tanto en la contemplación como en la meditación. Si temes que tus esperanzas y conceptos preconcebidos o las del otro interfieran en el test, el siguiente procedimiento puede ayudar a desconectarlos energéticamente.

2. **Desconecta las expectativas a nivel neurológico.** Esta manera de eliminar los conceptos preconcebidos con respecto a un test de energía a nivel neurológico, que me enseñó mi primer profesor de *touch for health*, Gordon Stokes, puede parecer poco plausible, pero, con el transcurso del tiempo, he podido comprobar que funciona. Tanto el examinador como el examinado, o ambos, pueden emplear de este método.
   a. Coloca el pulgar y el corazón de una mano en la unión entre la nuca y la cabeza.
   b. Con la otra mano, prosigue con el test de energía.

Este lugar de unión marca uno de los puntos principales en la medicina tradicional china, y el dolor de cabeza es sólo una de las numerosas aplicaciones. La energía que asciende por el sistema nervioso, a lo largo de la columna vertebral, pasa por estos puntos. Si eres el examinador, al ejercer presión en estos puntos en el propio cuerpo, interrumpes el circuito energético que te une a la otra persona, y esto te permite volver a tu propio circuito energético, desconectando tus expectativas hacia la otra persona. Si, por el contrario, eres la persona que se somete al test, al colocar los dedos sobre estos puntos, te desconectarás de sus propias ideas sobre esta cuestión, permitiendo que el test revele información a un nivel más profundo. La medida más importante que se puede tomar para garantizar que un test de energía sea preciso consiste en impedir que interfieran las creencias y las expectativas propias.

3. **Enfoca tu intención.** Tu intención puede influir en el resultado del test. En vez de tener que ocuparte de los efectos de la intención, puedes aprovecharte del hecho de que las expectativas influyan en el test de energía y predisponer tu intención para obtener unos resultados que resulten válidos. Como prueba, escoge un alimento u otra sustancia que a un amigo le haya dado un resultado con un índice alto de energía. Repite el test con la misma sustancia sin decirle a tu amigo lo que quieres hacer. En esta ocasión, decide con anterioridad que el test dará un resultado bajo. No presiones con más fuerza de la necesaria. Limítate a observar si este cambio intencional influye en el resultado. A menudo lo hace. Por tanto, predispón tu intención para que el test sea correcto.

4. **Establece una resonancia entre el examinador y la persona que se somete al test.** Se puede crear una resonancia energética con la persona con quien realizas el test:

   a. Inspirad profundamente.
   b. Espirad para liberar el aire, junto con todos los pensamientos.
   c. Al acabar de espirar, realizad el test.

5. **Permanece atento.** Asegúrate de que la persona esté preparada antes de empezar el test. Tira de su brazo suavemente. Mantén la fuerza sólo el tiempo que sea necesario para determinar si la resistencia del brazo se mantiene (generalmente entre uno y dos segundos). Si un músculo está fijo en su lugar o bien cede unos centímetros para después rebotar, demuestra que la energía está fluyendo por el músculo. No desafíes el músculo sólo para estar seguro. Además de mostrar

al lector el funcionamiento del test de energía, me gustaría ayudar a que desarrolle una intuición fuerte y fiable. El test de energía es un medio excelente para este fin, ya que facilita información tangible acerca de las energías sutiles. Con cada test de energía que se realiza, se recibe información que adecua la intuición al flujo de las energías internas y externas, así como a las sutilezas del procedimiento en sí.

6. **Practica bajo condiciones de doble ciego.** Al practicar bajo condiciones de doble ciego con una información inmediata, adquirirás mayor confianza en tu habilidad para conseguir resultados precisos en el test de energía. Necesitarás dos personas más. Una supervisará el test y la otra será quien se someta al mismo. Escoge sustancias que sepas que son saludables para la persona examinada, como, por ejemplo, manzanas de cultivo ecológico o una infusión de menta. Añade otras sustancias cuya ingesta sabes que resultaría perjudicial, o bien un alimento que, de forma constante, haya dado resultados bajos en la persona examinada. El supervisor del experimento debe escoger una sustancia y colocarla en el campo energético de la persona a quien se realiza el test de manera que ni tú ni ella pueda ver lo que es, por ejemplo, en su espalda. A continuación, se debe hacer el test. No te sorprendas si, al principio, no consigues un resultado perfecto, ya que aún estás aprendiendo los pormenores de este procedimiento. El test de doble ciego puede resultar un medio ideal para familiarizarse con las complejidades del test de energía, al mismo tiempo que ofrece un punto de referencia en el proceso de aprendizaje.

El test de energía es un método para evaluar las energías del cuerpo y el efecto que sobre ellas tienen el medio y los alimentos que ingieres.

El capítulo siguiente da un paso más, al enseñarte cómo equilibrar su propio campo energético para optimizar la salud.

CAPÍTULO 3

MANTENER LA VIBRACIÓN DE LAS ENERGÍAS

UNA RUTINA DIARIA

Canto el cuerpo eléctrico.

— WALT WHITMAN
Hojas de hierba

Cuando advierto que vibran las energías de un cliente, aparece un panorama espléndido, efervescente, fascinante, como si se tratara de cintas de energía que suben y bajan a lo largo del cuerpo, y que tejen patrones intrincados. Las vías energéticas están abiertas y son anchas, en lugar de ser densas y estar congestionadas. Como si se tratara de cascadas infinitas, otras energías se van derramando sobre la cabeza y un campo energético envuelve y acaricia a todo el cuerpo.

Por el contrario, un campo energético desequilibrado aparece desordenado y perturbado. Puede asemejarse a la señal de interferencia en la pantalla de un televisor. Las energías retroceden de su dirección natural y orgánica y los patrones tal vez presenten una estructura frenética y caótica, o quizás estancada.

La buena noticia es que, al comprender el cuerpo como un sistema energético, podemos adquirir la capacidad para mantener las energías en un flujo armonioso y vibrante que fomente la salud. Lo malo es que la vida moderna nos agrede cada día al imponernos condiciones que tienden a agotar las energías y a alterar su equilibrio.

En la actualidad, son muchos los factores que contribuyen a esas interferencias. Estamos constantemente expuestos a la radiación y a campos electromagnéticos que alteran nuestras energías, hasta llegar a grados nunca imaginados. El tipo de medicina que ofrece cierto alivio a corto plazo puede aún contribuir a la alteración de nuestras energías, así como a crear problemas a largo plazo. Los pesticidas que se emplean para acabar con los insectos que amenazan nuestros cultivos también se hallan en el contenido de los alimentos y alteran nuestros sistemas energéticos.

Los efectos desorientadores de muchas influencias de ese tipo, junto con las múltiples formas de estrés que nos afecta y el ritmo acelerado en que basamos nuestras vidas, que además son sedentarias, pueden, con el tiempo, acabar por deteriorar el campo energético de una persona. Incluso las energías por lo general armoniosas pueden resultar antagonistas.

Volvamos a la parte buena de este hecho. Existen muchas maneras de contrarrestar estos problemas. A lo largo de toda la historia humana, se han inventado ejercicios y técnicas que restablecen el equilibrio de las energías del cuerpo. Diferentes culturas, alejadas en el tiempo y el espacio, sin ninguna comunicación entre ellas, a menudo usaban técnicas muy similares. En mi propio trabajo, varias veces he creído que inventaba una técnica o un ejercicio que más tarde he sabido que formaba parte de la tradición de alguna cultura indígena. Aunque somos, a nivel energético, tan únicos como nuestras huellas digitales, todos tenemos una fisiología semejante. En los capítulos siguientes, mostraré técnicas que son beneficiosas para cualquier cuerpo, y el lector podrá aprender cómo adecuar los procedimientos a su propio cuerpo. Se puede, literalmente, tejer las energías para estabilizar, fortalecer y armonizar, mientras nos encontramos en las turbulencias y el ajetreo de la vida moderna.

¿Cómo se sabe si las energías fluyen de una manera sana y natural? Si nos sentimos bien, significa que siguen el camino correcto. De lo contrario, no son las adecuadas. Es tan sencillo como eso.

Cuando las energías son rítmicas y luminosas, sustentan la salud del cuerpo. Cuanto más coherentes sean las líneas que constituyen el electrocardiograma de un individuo, por ejemplo, tanto más eficiente será el funcionamiento de los sistemas nervioso, hormonal e inmunológico.[54] En un estudio piloto, una señal armoniosa en el electrocardiograma coincidía con un menor crecimiento de unas células cancerosas cultivadas y un mayor desarrollo de células sanas.[55] Los sanadores a menudo logran sincronizar las energías de un cliente. Del mismo modo, durante las sesiones de curación, las ondas cerebrales del sanador y del receptor entran en un estado de coherencia y sincronía, de manera que se convierten en un solo campo energético. Se ha demostrado que este estado de unión aumenta la concentración de la hemoglobina en la sangre del receptor, reduce la intensidad del dolor y la ansiedad y acelera la curación de las heridas.[56]

Si las energías fluyen de manera natural, actividades como caminar o correr sirven para vitalizarnos y fortalecernos. Una de las primeras cosas que ocurre cuando nos sentimos enfermos o excesivamente cansados es que las actividades que por lo general servían para reponernos y reconfortarnos empiezan a agotarnos. Esto se debe a que los meridianos han empezado a fluir en sentido contrario. La dirección natural de cada una de las catorce vías de los meridianos se representa en las figuras 10-23 (*véanse* págs. 143-150). El cuerpo está diseñado de tal manera que las actividades como caminar o correr sirven para bombear las energías de los meridianos en el sentido natural; sin embargo, cuando el sentido de las energías se invierte, la actividad va en contra del flujo de energía, por lo que nos sentimos agotados en vez de repuestos. El cuerpo nos obliga a reducir la velocidad para poder reequilibrarse, liberar las toxinas y regenerarse a través del sueño, esa magia de renovación energética. Al aumentar la fatiga cada vez que intentamos forzarnos, el cuerpo intenta obligarnos a descansar cuando lo que necesitamos es precisamente eso.

Cómo dejar de estar tenso

La cara puede albergar mucha presión. A continuación, se presentan dos técnicas rápidas para liberar la tensión (duración: 15 segundos cada una):

1. Coloca las yemas de los dedos en las mejillas. Empuja hacia arriba con fuerza. Poco a poco, empuja con los dedos siguiendo la curva de las mejillas en dirección a las orejas. Esto potencia la circulación sanguínea de la cara y abre las zonas tensas.
2. Coloca una mano sobre el hombro opuesto. Presiona y tira los dedos hacia delante a través del hombro. Repítelo tres veces en cada lado.

Si sigues ignorando la necesidad del cuerpo de reducir el ritmo, por último, éste tomará una decisión por sí solo. Quizás acabes con un catarro o la gripe, lesionándote o con una depresión.

El cuerpo insistirá cada vez más en que debes reducir el ritmo. Sin embargo, vivimos en un mundo gobernado por los ritmos artificiales del reloj en lugar de los naturales del organismo, el planeta, y el firmamento.

¿Qué debemos hacer?

Si aprendemos el lenguaje del cuerpo, éste sabrá escuchar mejor sus necesidades, al mismo tiempo que te permitirá comunicarte con él para que él, a su vez, pueda adecuarse más a tu estilo de vida. En vez de estar en desacuerdo con el cuerpo, nuestras elecciones pueden estar en sintonía con él, aun cuando nos veamos obligados a proseguir la marcha estando cansados. En el mundo actual, resulta casi imposible vivir de acuerdo con los ritmos naturales del cuerpo; sin embargo, podemos literalmente pedirle que no retenga las energías en los momentos en que no nos podemos permitir descansar, para, de esta manera, poder adecuarlas de acuerdo con nuestro estilo de vida. Esto no significa que se pueda prescindir del sueño para siempre. Quizás, mientras realizamos esta petición, todavía estemos agotando nuestras reservas, pero, como mínimo, no desperdiciaremos la energía para combatir los mecanismos del cuerpo, que desea que nos detengamos cuando esto no es en absoluto posible.

UNA RUTINA DIARIA PARA SENTIRSE BIEN

El punto de partida de la medicina energética suele centrarse en las energías fundamentales que afectan al bienestar general. A continuación, se presenta una serie de técnicas interesantes, que están pensadas para practicarlas durante cinco minutos cada día. ·

Después de trabajar con más de 10.000 clientes en sesiones individuales de noventa minutos, y de aconsejarles que continuaran en sus casas con el fin de comprobar el resultado, dispongo de cierto conocimiento sobre qué técnicas resultan más eficaces y cuáles pueden tener un efecto beneficioso para casi cualquier persona. Para poder ofrecer a la gente una rutina simple que pudiera usar cada día para conservar sus energías, identifiqué los distintos procedimientos que tenían más efecto sobre un mayor número de individuos y seleccioné aquellos que, en conjunto, podían equilibrar todos los sistemas energéticos.

La finalidad consiste en restablecer «hábitos energéticos» positivos. Mientras intentamos convivir con el estrés y con las costumbres y las sustancias antinaturales que caracterizan la vida moderna, nuestros sistemas energéticos tienen que realizar un importante esfuerzo para adaptarse y mantener nuestra salud. Pero, a menudo, estas adaptaciones hacen que las energías desencadenen hábitos que causan más perjuicio que beneficio. Esta rutina diaria de cinco minutos se asemeja a la acción de pulsar el botón de *reset* para poder recuperar el flujo natural de las energías. Recomiendo realizar estos ejercicios de manera regular. Las técnicas más avanzadas, que se presentarán más adelante, implican que la persona ya está tomando las medidas básicas necesarias para el equilibrio de las energías. De la misma manera que una persona con una visión borrosa que intenta mejorar su capacidad para leer tal vez decida hacer unos ejercicios oculares antes de asistir a una clase de lectura rápida, también existen unas medidas básicas que son necesarias antes de que el perfeccionamiento sea eficaz. Sé que no es fácil introducir una nueva rutina en la vida. Una de las lacras de la vida moderna consiste en que todos estamos extremadamente ocupados. Pero algunas cosas valen la pena, porque se trata de inversiones a largo plazo. Miles de mis estudiantes confirmarán que una rutina diaria de energía, cuando se realiza de forma regular, recompensa la pequeña inversión diaria que se requiere.

También sé por la experiencia que tengo con mis estudiantes que es más fácil mantener una rutina como ésta siempre que se integre en una actividad que ya practiques. Si realizas deporte, yoga, taichí o Pilates cada día, esta rutina puede resultar útil para entrar en calor antes de empezar o para enfriar cuando finalices. Si meditas, puede resultar de ayuda para centrarte. Algunas personas, y en particular las que no son madrugadoras, llevan a cabo esta práctica antes de levantarse. Otros individuos, en cambio, lo practican a modo de ritual de transición cuando regresan a su casa después del trabajo. Otros prefieren llevarlo a cabo mientras se duchan o se bañan. En realidad, lo mejor es estar cómodo. No se trata de sufrir para obtener un beneficio.

La rutina diaria de energía introduce unos hábitos positivos en el campo energético. Las técnicas son sencillas, pero eficaces, y su efecto es acumulativo. Cada técnica se sigue de unas instrucciones para realizar el test de energía. Primero, aprende la técnica y *advierte* sus efectos sobre el cuerpo. Y, después, experimenta con el test de energía. La rutina diaria de energía consiste en:

1. Los tres golpes.
2. El paso cruzado.
3. La postura Wayne Cook.
4. El estiramiento de la coronilla.
5. El masaje linfático.
6. La cremallera.
7. La conexión.

Al igual que algunas personas toman vitaminas cada mañana para completar su alimentación, estas siete «vitaminas energéticas» pueden ayudarte a disfrutar de más salud, tono y resistencia frente a las enfermedades y al estrés. Practícalos cada día (no hace falta someterlos en cada ocasión al test de energía, aunque en las siguientes instrucciones se explica cómo se hace) e invertirás a la hora de mantener unas energías sanas y dominadas por la alegría. Acuérdate de respirar profunda y conscientemente con cada una de las actividades que realices, inspirando siempre por la nariz y espirando por la boca.

I. Los tres golpes

Ciertos puntos en el cuerpo, al practicar la técnica de los pequeños golpes o el golpeteo, tendrán consecuencias predecibles, sobre todo en el campo energético, ya que envían impulsos electroquímicos al cerebro donde, a su vez, activan a neurotransmisores. Con el golpeteo, o pequeños golpes, aplicado en tres series específicas de puntos, una técnica a la que he denominado los tres golpes, se puede provocar una serie de reacciones para los momentos en que nos sintamos cansados, que aumentarán la vitalidad y fortalecerán el sistema inmunológico en períodos de estrés. No te preocupes demasiado por encontrar la ubicación exacta de cada punto. Como utilizarás varios dedos para dar golpecitos en la zona indicada, finalmente hallarás el punto.

Los golpes en los puntos K-27. Los puntos de acupuntura (también llamados *puntos de digitopuntura* en los métodos en los que no se usan agujas) constituyen centros energéticos diminutos a lo largo de los catorce meridianos mayores. Los K-27 de digitopuntura (situados en el lado izquierdo y derecho del meridiano del riñón) son puntos de coyuntura que afectan al resto de los meridianos. Cuando se golpetea o se masajea los K-27, también se envían señales al cerebro para adecuar las energías con el fin de que aumente la atención y el rendimiento. Hacer golpeteo o masajear los K-27 es un ejercicio sencillo que nos:

- proporcionará energía cuando nos sentimos somnolientos;
- permitirá centrarnos cuando tenemos problemas de concentración;
- proporcionará energía cuando nos sentimos somnolientos;

Para dar golpecitos en los K-27, sigue los siguientes pasos (duración: aprox. 30 segundos):

1. Coloca los dedos en la clavícula. Para localizar estos puntos, apoya el dedo índice de cada mano en la clavícula y aproxima las manos, una a la otra, hasta alcanzar el extremo interior de la clavícula. Desde allí, desciende en línea recta hasta unos 2 o 3 centímetros por debajo

de la clavícula. La mayoría de la gente en ese punto tiene una parte blanda o una hendidura (*véase* figura 3).

2. Con los dedos de ambas manos orientados hacia el cuerpo, cruza las manos, una encima de la otra, con el dedo corazón de cada mano sobre el punto K-27 del lado contrario. Aunque no es imprescindible cruzar las manos, sí que resulta de ayuda para que la energía pase del hemisferio izquierdo al lado derecho del cuerpo y viceversa.

3. Sigue respirando lenta y profundamente, mientras vas masajeando o dando golpecitos firmes en los K-27 durante dos o tres respiraciones, inspirando por la nariz y espirando por la boca. Si la situación no te permite usar ambas manos al mismo tiempo (como, por ejemplo, si estás conduciendo), emplea el pulgar y los dedos para golpetear o masajear ambos puntos a la vez.

Al golpetear en los K-27, las energías cambian de sentido, para recuperar su lugar, en caso necesario. Cambiar de sentido literalmente significa que la persona va hacia un lado mientras que las energías discurren en sentido contrario. Se trata de una técnica tan sencilla y discreta que se puede practicar mientras permanecemos en clase o en una reunión de negocios. Imagínate que estás conduciendo tarde por la noche y empiezas a sentir sueño. Si levantas una mano del volante y comienzas a dar golpecitos en los K-27, probablemente advertirás cómo la energía asciende a los ojos y ya no tendrás tanto sueño. Si deseas que el resultado sea más intenso, puedes salirte de la carretera, detenerte en el arcén y practicar el paso cruzado (*véase* la sección siguiente), exagerando los movimientos. Si no sientes ningún resultado inmediato después de golpetear en los K-27, probablemente se deba a que el cuerpo te esté manifestando su agotamiento. En este caso, deberías detener el vehículo inmediatamente y descansar. Las técnicas para enfrentarse a situaciones extremas, en que las circunstancias nos obligan a seguir, se explicarán más adelante (*véase* el cruce homolateral, pág. 283, y conectar cielo y tierra, pág. 300).

Los golpecitos en los K-27 no sólo te mantendrán despierto, sino que también te ayudarán a pensar con mayor claridad. En numerosas ocasiones he observado cómo los niños en la escuela, sentados en un pupitre, primero miraban lo que el profesor estaba escribiendo en la pizarra y, a continuación, dirigían la mirada al pupitre. Al mirar de nuevo al pupitre, a algunos niños la mente se les queda en blanco, o bien confunden la información que reciben. Con ese constante movimiento de los ojos, se altera el circuito energético. Es el mecanismo de desensibilización por movimientos oculares, que puede desactivar una reacción traumática de estrés procedente de un recuerdo desagradable, pero que también puede obstruir la asimilación de nueva información. Los golpecitos en los K-27, sin embargo, harán que el circuito energético se conserve fuerte, incluso si los ojos del niño se desplazan hacia abajo y hacia arriba. Esta técnica también es útil para tratar la dislexia y otras alteraciones, así como para cualquier situación en que los ojos se mueven rápidamente de un lado al otro, como en el tenis o la lectura.[57]

Hacer el test de energía del golpe K-27. En el capítulo 2 se ha aprendido a realizar el test de energía del meridiano del bazo para determinar la reacción a ciertos alimentos y condiciones ambientales. No obstante, otro test de energía, conocido como el test indicador general, se puede usar en prácticamente cualquier situación. Muestra si existe alguna interferencia general en el campo energético.

Los principios básicos son los mismos para ambos test; la única diferencia reside en la postura del brazo. Para hacer el test general:

1. Extiende un brazo hacia delante, en paralelo al suelo y, después, desplázalo hacia un lado en un ángulo de 45 grados. El codo debería estar recto, la mano abierta y la palma de la mano mirando hacia el suelo (*véase* figura 4).
2. Pide a la persona que trabaje en pareja contigo que coloque los dedos de una mano abierta sobre tu brazo, justo encima de la muñeca, y que apoye la otra mano en su hombro. Mientras permaneces firme, la otra persona tiene que presionar hacia abajo durante un máximo de dos segundos y emplear sólo la fuerza justa como para determinar si el brazo permanece firme o si se produce una especie de «rebote» (una señal de que el meridiano está fuerte), o bien si el brazo cede.

Al igual que ocurría con el test del meridiano del bazo, el músculo debe permanecer firme inicialmente para asegurar un test exacto; se puede fortalecer el flujo de energía que pasa por el músculo usando la rutina diaria de energía. Para determinar la cantidad de presión necesaria, se deben examinar una afirmación verdadera y otra falsa. Si los músculos no se aflojan, o bien no permanecen firmes, posiblemente hagan falta métodos más avanzados.[58]

Se puede usar el test general para saber cómo responden a la fatiga las energías del cuerpo. Si te sientes especialmente cansado:

1. Camina unos siete u ocho pasos hacia delante, detente, y pide a la persona que realiza el ejercicio contigo que te haga el test usando el test indicador general. ¿Indica una actividad fuerte o débil?
2. Ahora, camina unos siete u ocho pasos hacia atrás, detente y repite el test.
3. Si, al caminar hacia delante, te sientes más débil, esto indica que más de la mitad de los meridianos van en sentido contrario al normal. En este caso, masajea o golpetea en los K-27 y repite el paso 1.

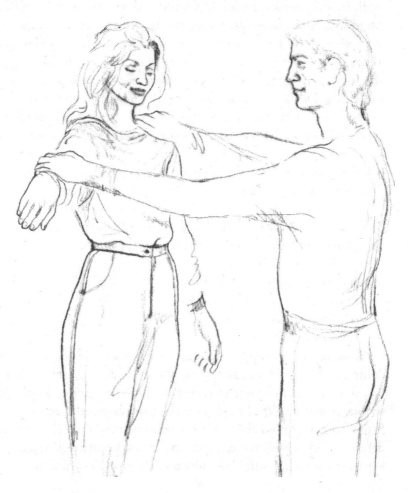

Figura 4.
El Test indicador general

La gente a menudo se queda perpleja durante la demostración al ver que, al caminar hacia delante, pierde la energía, pero, en cambio, conserva la fuerza cuando camina hacia atrás. De hecho, esto permite vislumbrar hasta cierto punto el magnífico poder de la naturaleza. Ésta tenía que descubrir un modo para obligarnos a descansar y a que nos repongamos antes de llegar al colapso. Estamos diseñados de tal manera que actividades como caminar, correr o cualquier otro movimiento natural nos fortalezca. Es algo semejante a un masaje de nuestros cuerpos energéticos. Pero, cuando alcanzamos cierto nivel de agotamiento, las energías del cuerpo empiezan a invertir el sentido. Esto significa que las mismas actividades que normalmente permiten que nos repongamos empiezan a deteriorarnos y a agotarnos. De repente, estamos más cercanos a las energías si caminamos hacia atrás que si lo hacemos hacia delante. En el lenguaje de la naturaleza, esto quiere decir: «¡Reduce la velocidad! ¡Descansa!». Cuando se masajea o se da golpecitos en los K-27, se recomponen los meridianos, que recuperan su forma natural. Como consecuencia, las actividades normales vuelven a estar acordes con el flujo de las energías. La medicina energética, con técnicas como el masaje o el golpeteo en los K-27, nos ofrece las herramientas necesarias para sincronizar las energías del cuerpo con el ritmo de nuestra vida.

Los golpes en la glándula del timo. Golpetear en la zona de la glándula del timo (piensa en Tarzán) es una técnica sencilla que:

- despierta las energías del cuerpo;
- fortalece el sistema inmunológico;
- incrementa la fuerza y la vitalidad.

El golpe en el timo puede resultar de ayuda cuando uno se siente dominado por las energías negativas, cuando tiene un catarro o combate una infección o en cualquier otro caso que suponga un desafío para el sistema inmunológico. La glándula del timo es esencial en este sistema. Si mantenemos unos hábitos que no estén en armonía con las necesidades del cuerpo, el mecanismo de vigilancia acaba por alterarse. Los golpes en el timo sirven para estimularlo (duración: aprox. 15 segundos):

1. Coloca los dedos de una mano en el centro del esternón, en la glándula del timo, unos 5 centímetros por debajo de los K-27 en el centro del pecho.

2. Con la ayuda del pulgar y del resto de los dedos, da golpecitos firmes y respira lenta y profundamente, inspirando por la nariz y espirando por la boca, durante dos o tres respiraciones (*véase* la figura 3).

Mucha gente, de forma instintiva, se da golpecitos en el punto del timo cuando se siente estresada. ¿Te has dado cuenta cómo la gente tiende a tocarse el centro del pecho cuando se enfrenta a algún choque emocional o cómo lo acaricia cuando se siente débil? Visualiza a Tarzán dándote golpecitos en el timo cuando tengas que enfrentarte a un reto.

Hacer el test de energía del golpe en el timo. El test del golpe en el timo es bastante sencillo. Coloca los dedos de una mano encima del timo y pide a la persona que trabaje en equipo contigo que te haga el test de energía con el otro brazo. Si el timo, en un primer momento, te proporciona un resultado bajo, por lo general, después de practicar el golpe en la glándula y tras repetir el test, la técnica fortalecerá la zona. Este test, en el que se toca la zona problemática con una mano, se llama localizar la energía. Con ello, activas un circuito de energía en la zona que manipulas, de manera que un test indicador general te ofrecerá una lectura de la energía en esta zona en particular en vez de una lectura general de todo el cuerpo.

El golpe en el bazo. En una ocasión, llevaba mucho tiempo agotada, ya que impartía clase a 120 personas en otro país y me sentía enferma, como si tuviera la gripe o estuviera a punto de desmayarme. Sin pensarlo dos veces, saqué las fuerzas necesarias para golpetear en los «puntos reflejos neurolinfáticos» del bazo. En medio de la tarima del aula, delante de todo el mundo y sin dar ninguna explicación, comencé a golpearme con furia e ímpetu. De repente, sentí cómo una nueva energía se desplazaba en mi interior, subiendo por el torso y palpitando hacia fuera. Al ver cómo me miraba la gente, me di cuenta de que tenía un aspecto ridículo y empecé a reírme. Seguí riéndome y dando golpecitos. De repente, supe que volvería a sentirme bien.

La clase fue testigo de mi recuperación; vio el cambio instantáneo que tuvo lugar en mí: pasé de estar pálida y temblorosa a estar centrada, con mucha energía y con un color saludable. Se trató de una gran demostración. Dos personas de esa clase me han escrito desde entonces para comentarme que siguiendo esta técnica lograron evitar varias enfermedades. Una de ellas es una mujer joven que trabaja en un centro médico. Se había excedido tanto en cuanto a los límites de su cuerpo que un día empezó a tambalearse y temió caerse delante de un paciente. Se recuperó con rapidez tras golpearse los puntos del bazo. Le explicó al paciente lo que le había ocurrido y éste, que decidió seguir la técnica, más tarde la consideró uno de los mayores beneficios que le había proporcionado el tratamiento.

Los golpecitos en los puntos reflejos neurolinfáticos en el meridiano del bazo constituyen una manera rápida para:
• aumentar el nivel de energía;
• equilibrar la glucemia en sangre;
• reforzar el sistema inmunológico.

A diferencia de los puntos de acupuntura, los puntos neurolinfáticos forman parte del sistema linfático. Puesto que el bazo es esencial para el funcionamiento del sistema inmunológico, los golpecitos en los puntos reflejos neurolinfáticos del bazo ayudan a sincronizar los ritmos del organismo, así como a equilibrar las energías y las hormonas, eliminar las toxinas, combatir el malestar general debido a situaciones de estrés, contrarrestar estados de vértigo, regular la composición química de la sangre y metabolizar mejor los alimentos. Para practicar el golpe en el bazo (duración: aprox. 15 segundos):

1. Busca primero los puntos, arrastrando los dedos hacia abajo, desde el timo, por encima de los pezones, y continúa hacia la parte inferior en línea recta hasta justo por debajo del pecho.
2. Golpea firmemente con varios dedos durante unos 15 segundos, y respira profundamente, inspirando por la nariz y espirando por la boca.

Hacer el test de energía del golpe en el bazo. Puesto que el golpe en el bazo influye en el meridiano del bazo, se puede usar tanto el test indicador general como el test del meridiano del bazo que se presentaron en los capítulos anteriores. Para experimentar con los efectos del golpe en el bazo, pide a un amigo que te haga el test de energía, cuando la glucemia en sangre esté desequilibrada o cuando te sientas agitado, confundido, irritable, mareado o si tienes el síndrome premenstrual. Si el resultado del test es bajo, practica el golpe en el bazo y repite el test.

2. El paso cruzado

Se trata básicamente un modo exagerado de andar. Facilita el transporte de energía entre los hemisferios derecho e izquierdo del cerebro.[59] Te ayudará a:

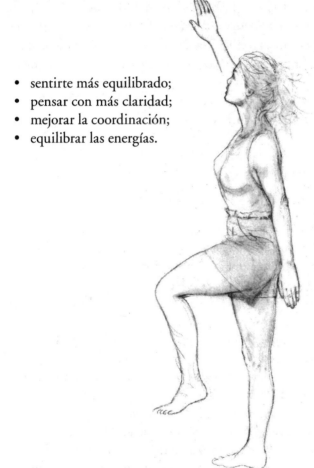

- sentirte más equilibrado;
- pensar con más claridad;
- mejorar la coordinación;
- equilibrar las energías.

Figura 5.
El paso cruzado

Para la mayoría de la gente, el paso cruzado potencia la energía. Resulta de gran ayuda si, por ejemplo, te sientes agotado física o mentalmente sin ningún motivo evidente, si, después del ejercicio, en vez de sentirte mejor estás peor, si estás desanimado y te falta motivación, o si tus energías están desequilibradas después de haber tomado en brazos a un niño, una maleta o una mochila. Antes de empezar el paso cruzado, golpetea los puntos K-27 para asegurarte de que las energías fluyan en la dirección natural. El paso cruzado es tan fácil como andar sin avanzar (duración: aprox. 30 segundos):

1. De pie, levanta al mismo tiempo el brazo derecho y la pierna izquierda (*véase* figura 5).
2. Cuando los bajes, levanta el brazo izquierdo y la pierna derecha. Si no puedes hacerlo por alguna discapacidad física, existe una alternativa. Siéntate, levanta la rodilla derecha y tócala con la mano izquierda. Luego, bájalas, levanta la pierna izquierda y tócala con la mano derecha.
3. Repite de nuevo el ejercicio, esta vez exagerando el movimiento al levantar la pierna, o bien al desplazar el brazo hacia el lado opuesto del cuerpo.
4. Continúa este paso exagerado durante, al menos, un minuto, y respira profundamente, inspirando por la nariz y espirando por la boca.

El paso cruzado se basa en el hecho de que el hemisferio izquierdo del cerebro necesita enviar información al lado derecho del cuerpo y el hemisferio derecho tiene que enviar información al lado izquierdo. Si las energías del lado derecho o izquierdo no pasan adecuadamente al lado opuesto del cuerpo, no se disfruta de la capacidad completa del cerebro o del cuerpo.

La energía, al no poder pasar de un lado a otro, se ve obligada a reducir la velocidad de un modo drástico. Empieza a entrar en lo que se llama un patrón homolateral (baja y sube en línea recta por todo el cuerpo) y la habilidad sanadora del organismo se reduce notablemente. El patrón homolateral es normal en los recién nacidos. Su energía aún no pasa de un lado al otro. El hemisferio derecho gobierna el lado izquierdo del cuerpo y el hemisferio izquierdo el lado derecho. El paso cruzado o el hecho de gatear establecen un patrón que permite que las energías pasen de cada hemisferio al lado opuesto del cuerpo. Es uno de los motivos por los que la capacidad de un niño para aprender aumenta notablemente cuando empieza a gatear; así, los niños que no gatean a menudo encuentran dificultades en el aprendizaje. Pensado a partir de la importancia que tiene el reflejo de gatear para los niños, el paso cruzado aumenta la eficacia de todo el sistema, al mismo tiempo que potencia el proceso de curación.

La evolución humana permitió que permaneciéramos buena parte del día practicando el paso cruzado. Andar, correr y nadar son todas ellas formas naturales de realizar este movimiento. Sin embargo, debido a nuestro estilo de vida, a menudo sedentario, no dedicamos el tiempo necesario a ese tipo de actividades. Además, cuando caminamos, a menudo no usamos el patrón del paso cruzado. Por ejemplo, un bolso colgado sobre el hombro impide que el brazo se pueda balancear, al mismo tiempo que secciona las líneas de los meridianos en el hombro. El paso cruzado nos permite restablecer con rapidez el patrón del paso cruzado en 30 o 60 segundos, si está bien equilibrado. Después de haber llevado algo sobre el hombro, es recomendable ejercitar el paso cruzado. Si resulta agotador en vez de proporcionar energía, probablemente, signifique que las energías se encuentran atrapadas en un patrón homolateral y no pueden pasar de un lado a otro del cerebro. En este caso, practica el cruce homolateral (*véase* pág. 283) antes de hacer el paso cruzado.

Incluso sentado puedes beneficiarte de este ejercicio. Las posturas que ayudan a que las energías pasen de un lado al otro te resultarán completamente naturales en los momentos en los que las necesites. Cuando te cruzas de brazos posiblemente se deba no a una intención de aislarte de otras personas, sino de equilibrar tus propias energías. Algunas personas se avergüenzan cuando advierten que tienen los brazos cruzados, temiendo que alguien interprete su lenguaje corporal como un intento de aislarse o defenderse. Los expertos del lenguaje corporal que nos han proporcionado interpretaciones simplistas acerca de determinadas posturas en realidad han ayudado muy poco a los instintos naturales. Al contrario, si estamos ante alguien cuya energía nos sobrecoge, al cruzar los brazos, conectamos con las propias energías y somos más auténticos frente al otro. Uno de los principales objetivos de mi trabajo y de este libro es cómo permanecer siempre receptivo a los mensajes del cuerpo. Durante los próximos días, presta atención en el efecto que pueden tener las posturas espontáneas sobre tus energías.

Seguidamente explicaré un ejemplo extremo que ilustra el poder del paso cruzado. Hace algunos años, una amiga me contó que su hijo de ocho años estaba jugando con otros niños que se habían subido a un tractor, cuando el pequeño se cayó del vehículo que, seguidamente, pasó por encima de su cabeza. Los otros muchachos, aterrados, cambiaron las marchas, pusieron accidentalmente la marcha atrás y pasaron una segunda vez por encima de su cabeza. Parte de la masa craneal literalmente salió disparada. No se tenía ninguna esperanza de que sobreviviera. Mi amiga estaba familiarizada con el uso del paso cruzado. Mientras iba en la ambulancia, en su desesperación, y al ver las horribles heridas en la cabeza de su hijo, empezó a levantar sus brazos y piernas en un movimiento de paso cruzado. Cuando llegaron al hospital, los doctores se quedaron sorprendidos de que el paciente no hubiera fallecido de inmediato. Como la familia era católica, le dieron la extremaunción.

En medio de la conmoción general, mi amiga siguió practicando el paso cruzado con su hijito. Al ver que el muchacho no fallecía, el personal médico le practicó suturas en la cabeza. Había entrado en un coma profundo y los doctores dudaban que volviera a recobrar la conciencia. Mi amiga permanecía gran parte del tiempo en el hospital, haciendo cada día el paso cruzado con su hijo. Estaba segura de que este método mantendría vivo a su hijo. Permaneció en coma durante seis meses. Un día, mientras ella se disponía a realizar los ejercicios con él, éste se despertó e hizo el paso cruzado por sí solo. Como se había lesionado el nervio óptico, se quedó ciego, pero sus funciones cerebrales se recuperaron. Con independencia de la combinación afortunada de factores que contribuyeron a esta recuperación extraordinaria, yo misma he sido testigo muchas veces de cómo el paso cruzado ha obrado milagros neurológicos menores.

Hacer el test del paso cruzado. Pide a un amigo que te haga el test general de energía. Si te encuentras débil, practica los tres golpes para recuperar las fuerzas. Realiza el test. En cuanto te sientas más fuerte, haz un salto del títere (salta extendiendo los brazos y las piernas). Repite el test. Quizás el salto del títere te haya debilitado. Muchos ejercicios que están pensados para tonificar los músculos no están en armonía con las energías del cuerpo. Por ejemplo, los saltos del títere impiden que las energías pasen de cada hemisferio al lado opuesto del cuerpo. Si adviertes que una actividad te debilita, haz un paso cruzado y repite el test. Probablemente recuperarás las fuerzas. La mayoría de los ejercicios se pueden modificar de tal manera que estén en armonía con las energías. Por ejemplo, una forma del salto del títere, que estará en equilibrio tanto con las energías como con los músculos, empieza con los pies separados y las manos en ambos lados del cuerpo. Al saltar, junta los pies y coloca las manos encima de la cabeza. Después de haber realizado varios de estos saltos del títere invertidos, vuelve a practicar el test. Puede resultar muy útil tener a un amigo para que te realice el test de cada ejercicio que practiques regularmente. Si adviertes que debilita tus energías, aplica los principios del paso cruzado para modificar el ejercicio. O, sencillamente, después de cada ejercicio, haz el paso cruzado.

Cómo animarse en los momentos menos gratificantes del día

Tómate un descanso en el trabajo y practica un ejercicio energético que active el sistema respiratorio. El ejercicio de conectar cielo y tierra (*véase* pág. 300), por ejemplo, permite captar más cantidad de oxígeno y liberar dióxido de carbono; asimismo, estira el cuerpo de manera que la energía pueda fluir libremente y, al abrirse, posibilita que se libere la energía que permanece obturada. Otro ejercicio que está especialmente indicado es el de los tres golpes (*véase* pág. 100) y, en particular, si te cuesta asimilar información, la postura Wayne Cook (*véase* a continuación).

3. La postura Wayne Cook

El hecho de que te sientas estresado o agotado es un indicio de que los meridianos empiezan a invertir el sentido, por lo que te verás obligado a descansar. El golpeteo o un masaje de los puntos K-27 (*véase* pág. 100) a menudo restablece el sentido natural del flujo de los meridianos, lo que confiere una resistencia mayor. En casos más extremos, no sólo se invierte el sentido de los meridianos, sino que también las energías pueden resultar bastante caóticas. La postura Wayne Cook reordena estas energías caóticas y perturbadas.

Yo utilizo la postura Wayne Cook cuando me siento agobiada o estoy muy nerviosa, cuando no logro aclararme acerca de algo o concentrarme o cuando tengo que enfrentarme a alguien o me siento disgustada después de una discusión. Este procedimiento se denomina de este modo en honor a Wayne Cook, un investigador pionero de los campos de fuerza bioenergética, que inventó el procedimiento que me sirvió de base para diseñar este ejercicio. Tal vez en mayor medida que cualquier otro método aislado de los que enseño, la postura Wayne Cook tiene el poder de calmar, poner en orden los pensamientos y ayudar a comprender y afrontar mejor los problemas que se nos presentan.

Esta técnica resulta eficaz incluso cuando el disgusto es tan fuerte que no conseguimos dejar de llorar o cuando acabamos gritando a otros, sumidos en la desesperación o sintiendo que estamos extenuados. Ayuda a equilibrar las hormonas del estrés. Casi de inmediato, empezarás a sentirte menos alterado y menos estresado. La postura Wayne Cook puede ayudar a:

- resolver un problema interno;
- tener una visión más amplia;
- concentrarse mejor;
- pensar con mayor claridad;
- aprender de manera más eficaz.

Para hacer la postura Wayne Cook, siéntate en una silla con la espalda recta (duración: aprox. 90 segundos):

1. Apoya el pie izquierdo sobre la rodilla derecha. Coloca la mano derecha alrededor de la parte anterior del tobillo izquierdo, y la mano izquierda alrededor del talón derecho, con los dedos enlazados en la parte lateral del pie (*véase* figura 6a).
2. Inspira lentamente por la nariz, dejando que la respiración levante el cuerpo a la vez que inspiras. Al mismo tiempo, empuja la pierna hacia el cuerpo, como para estirarla. Al espirar, libera el aire por la boca lentamente, dejando que el cuerpo se relaje. Repite esta respiración lenta y el estiramiento cuatro o cinco veces.
3. Cambia al otro pie. Apoya el pie derecho sobre la rodilla izquierda. Coloca la mano izquierda alrededor de la parte anterior del tobillo derecho y la mano derecha alrededor del talón del pie derecho, con los dedos enlazados en la parte lateral del pie. Sigue respirando de la misma forma.
4. Ahora, coloca las piernas una al lado de la otra, y junta las puntas de los dedos de modo que formen una pirámide (*véase* figura 6b). Lleva los pulgares al tercer ojo, justo encima del caballete nasal. Respira lenta y profundamente, inspirando por la nariz y espirando por la boca, unas tres o cuatro veces.
5. Con la última espiración, enrosca los dedos sobre el centro de la frente y, separándolos, arrástralos firme y placenteramente, a través de la frente hasta llegar a las sienes.
6. Poco a poco, ve bajando las manos por la parte frontal. Céntrate en la respiración.

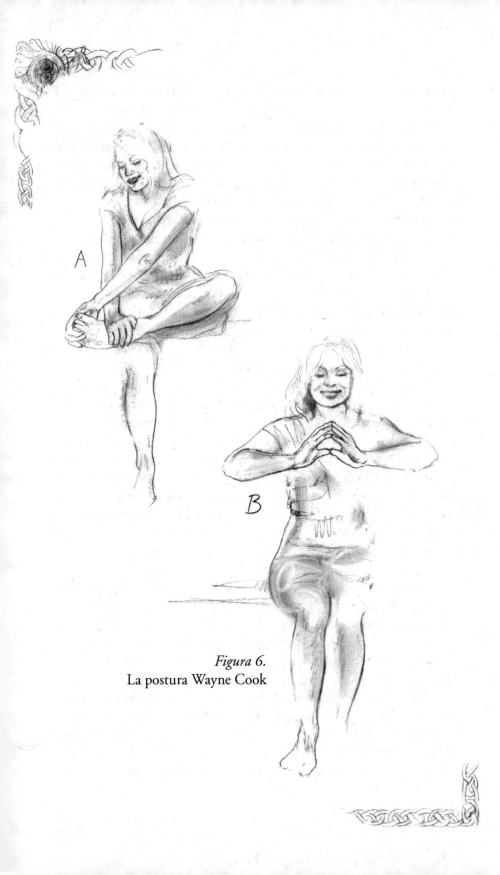

Figura 6.
La postura Wayne Cook

Wayne Cook demostró la eficacia de esta técnica en el tratamiento de la dislexia y el tartamudeo. El ejercicio conecta el circuito energético de tal manera que permite un flujo suave y libre por todo el cuerpo. El estrés hace que cierta parte del cerebro domine al cerebro anterior. La parte del cerebro con la que piensas se va apagando. Mucho antes de que se desarrollara el cerebro anterior, el sistema nervioso autónomo garantizaba la supervivencia de nuestros antecesores en situaciones de amenaza. Las reacciones eran automáticas y no premeditadas. De hecho, era el funcionamiento adecuado y suponía una adaptación excelente. Sin embargo, el trabajo conjunto entre el cerebro anterior, que se desarrolló más tarde, y el sistema nervioso autónomo no supuso precisamente un logro ejemplar por parte de la naturaleza. La postura Wayne Cook ayuda a que las energías de ambos estén equilibradas. Además, resulta útil para un gran número de problemas psicológicos, incluidos los estados de confusión, las manías, las compulsiones, las depresiones, la desorganización y la cólera. La postura Wayne Cook también fortalece la energía global del cuerpo, de manera que resulte menos vulnerable a influencias externas como la contaminación y las energías tóxicas del entorno.

Las alteraciones en la energía se manifiestan en el habla. El interlocutor a menudo no recibe la información que se está intentando transmitir, porque permanece atrapado en este caos energético. Las energías de un orador pueden provocar sueño entre los que lo escuchan o bien llamar su atención. El impacto energético es inmediato y, con frecuencia, deja de ser consciente. Si tuviéramos que hacer el test de energía al público cuando las energías del orador están perturbadas, veríamos que la mayoría también obtiene un resultado bajo. Cuando las energías de alguien presentan claridad y concentración, este hecho también se contagia.

Por ejemplo, ¿no te ha ocurrido alguna vez que, tras asistir a una función de teatro, te gustó tanto que volviste la noche siguiente? Pero, no obstante, esa noche, la función sencillamente no tuvo la misma fuerza que el día anterior. La primera vez, los actores hablaban en un tono suave y congruente. La segunda noche, por algún motivo, quizás debido a una combinación de estrés y agotamiento, sus energías estaban alteradas. Les hubiera resultado útil practicar la postura Wayne Cook.

Como resido en una ciudad de teatro, he demostrado muchas veces cómo una energía alterada puede hacer que los actores pierdan su público y he enseñado a muchos de ellos la postura Wayne Cook para poner en orden sus energías antes de una función. La diferencia se hace notar. Incluso, si no eres actor, wes evidente que existe un lugar en tu vida en el que aplicar esta técnica. Aplícala y serás, entre otras cosas, un mejor oyente o público. Como diría cualquier músico, actor o comediante: grandes públicos hacen grandes artistas. Si tu pareja parece no escucharte o si te cuesta expresar tu propia verdad, esta técnica constituye la preparación ideal para cualquier confrontación o discusión importante.

Si tienes una reunión con dirección u otra cita importante en la que no te sentirías cómodo practicando la postura Wayne Cook, pero necesitas ante todo mucha claridad mental, simplemente puedes cruzar los brazos, las rodillas, los tobillos y/o las muñecas, mientras respiras lentamente. Esto te proporcionará, como mínimo, algunos de los beneficios de la postura Wayne Cook.

Realizar el test de la postura Wayne Cook. Una alteración energética puede tener efectos muy variados y dificultar tareas como la lectura, la comprensión de nuevas ideas, una comunicación clara o la ejecución de actividades sencillas. Cuando estamos alterados, no sólo nos cuesta más leer, sino que la lectura incluso contribuye a este estado. Esto se puede comprobar de un modo sencillo con el test de energía. Antes de proceder al test, asegúrate de que el test indicador general dé un resultado alto, usando, si hace falta, ejercicios como los tres golpes. Después, lee unas pocas líneas y repite el test. Si éste proporciona un resultado bajo, las energías están alteradas. Realiza la postura Wayne Cook. Vuelve a leer. Repite el test. El músculo se mantendrá firme si la postura ha logrado que tus energías estén en orden.

4. El estiramiento de la coronilla

Gran parte de la energía se procesa en el cerebro, aunque puede quedarse estancada si no sale por el centro energético que se halla en la parte superior de la cabeza (el llamado chakra corona o pineal en la tradición del yoga). El estiramiento de la coronilla es un estiramiento físico que abre este chakra, literalmente, de tal manera que la energía puede pasar por él. El estiramiento de la coronilla elimina las dificultades de la mente al:

- calmar el sistema nervioso;
- liberar la congestión mental;
- refrescar la capacidad mental;
- abrirnos a una inspiración superior.

El chakra corona es la puerta de acceso para las energías superiores del cosmos, el fluido amniótico espiritual que nos rodea y alimenta a todos. A lo largo de los años, mucha gente me ha comentado que el estiramiento de la coronilla había conseguido abrir su intelecto hiperactivo a las fuentes trascendentes de información. Nos reconecta con el chakra pineal, que gobierna la espiritualidad. Cada vez existen más personas que anhelan recibir esta inspiración y guía y que desean sentirse más conectadas con las fuerza de la creación o Dios o como se prefiera llamar.

Para realizar el estiramiento de la coronilla (duración: aprox. 15 segundos), respira profundamente, inspirando por la nariz y espirando por la boca:

1. Coloca los pulgares en las sienes (si lo estás practicando con otra persona, colócate detrás de ella y adapta el resto de los pasos). Flexiona los dedos y apoya las yemas justo encima del centro de la frente (*véase* figura 7a).
2. Lentamente, y con cierta presión, separa los dedos estirando la piel que se halla encima de las cejas.
3. Apoya las yemas de los dedos en el centro de la frente y repite el estiramiento.
4. Apoya las yemas de los dedos en el nacimiento del cabello y repite el estiramiento.
5. Continúa de este modo, con los dedos flexionados, presionando en cada uno de los siguientes lugares:

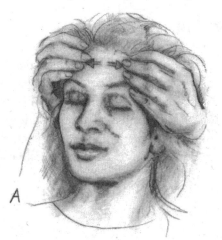
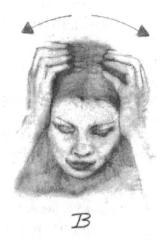

Figura 7.
El estiramiento de la coronilla

a. Los dedos en la parte superior de la cabeza, y los dedos meñiques en el nacimiento del cabello. Arrástralos hacia abajo ejerciendo cierta presión y mueve las manos en direcciones opuestas, como si quisieras dividir la cabeza (*véase* figura 7b).

b. Sigue con los dedos encima de la curva de la parte posterior de la cabeza, aplicando el mismo estiramiento.

c. Vuelve a aplicar el mismo estiramiento, con los dedos en la parte inferior de la cabeza.

d. Continúa, mientras estiras hacia los lados del cuello en tres pasos (parte superior, centro y parte inferior del cuello); finalmente, deja que los dedos descansen sobre los hombros.

e. Respira profundamente y, mientras ejerces presión, arrastra los dedos hacia delante por encima de los hombros y deja que las manos caigan.

5. EL MASAJE LINFÁTICO

La linfa es el fluido transparente que sale después de hacernos un corte. Tiene la función de eliminar las sustancias extrañas y combatir los gérmenes. Por otro lado, juega un papel clave en el sistema inmunológico, ya que ayuda a combatir alteraciones, desde un catarro hasta el cáncer. Produce los anticuerpos, los linfocitos y los glóbulos blancos especializados, estos últimos procedentes de los nodos linfáticos, que se encuentran en el cuello, las axilas, el abdomen y la ingle. El sistema linfático también transporta proteínas, hormonas y grasas a las células y elimina el tejido muerto y otros productos de desecho. Debido a su función excretora de toxinas, al igual que el hígado y los riñones, posee especial importancia en la la medicina energética. Puesto que las toxinas bloquean el flujo de energía, incluidas las «toxinas energéticas», que son residuos emocionales, energías estancadas, contaminación electromagnética, radiación y toxinas químicas, la necesidad de expulsarlas del cuerpo es uno de los principios esenciales de la medicina energética. El sistema linfático elimina del cuerpo tanto las toxinas químicas como las energéticas. De hecho, las toxinas químicas son una de las causas del bloqueo energético.

Existen dos tipos de líquido que circulan por el cuerpo: la sangre y la linfa (el sistema linfático se denomina a veces el «otro» sistema circulatorio del cuerpo). De hecho, la cantidad de vasos linfáticos duplica la de vasos sanguíneos, pero, mientras que el sistema circulatorio cuenta con el corazón para bombear la sangre, el sistema linfático carece de una bomba. El movimiento físico en las actividades diarias y el ejercicio físico, en particular, estimulan la circulación de la linfa. Pero, en ocasiones, una acumulación de toxinas puede causar bloqueos en la circulación de la linfa, de manera que, en cierto sentido, pierde su eficacia para eliminar toxinas en ciertas partes del cuerpo.

Los puntos reflejos que estimulan la circulación de la linfa se encuentran en varios lugares del cuerpo, especialmente en el pecho, la espalda y la parte superior de las piernas. El sistema linfático se estimula masajeándolo, para, de esta manera, eliminar las toxinas de una forma más rápida y eficaz. Este método fue desarrollado en la década de 1930 por el doctor Frank Chapman, y representa uno de los pilares de la kinesiología aplicada. Los llamados puntos reflejos neurolinfáticos, según mi experiencia, han sido sumamente beneficiosos al expulsar las toxinas del cuerpo y activar la circulación de energía en el organismo. El masaje linfático:

- Energiza.
- Envía las toxinas a los sistemas del cuerpo encargados de eliminar los desechos.
- Desatasca las energías estancadas, incluidos los residuos emocionales.

Existen unos noventa puntos reflejos neurolinfáticos por toda la superficie del cuerpo, en ocasiones denominados puntos linfáticos, aunque, como reflejos, no necesariamente se sitúan directamente sobre los nodos, los vasos u otros tejidos linfáticos. La figura 9 ofrece una visión de todos ellos. (Se indica también la relación que tienen estos puntos con los meridianos del cuerpo, así como con las cuatro estaciones, como se explicará en los capítulos 4 y 7, respectivamente.) Cuando los puntos reflejos neurolinfáticos se atascan, esto tiene consecuencias para todos los demás sistemas del organismo. Los puntos reflejos neurolinfáticos bloqueados se sienten doloridos cuando se masajean. Por tanto, no son difíciles de localizar. Y, debido al gran número y a la densidad de estos puntos, no tienen pérdida. El masaje consiste en una manera de desatascarlos y de hacer fluir lo que estaba bloqueado. Si, sencillamente, se empieza por presionar estos puntos con el dedo corazón, siempre ejerciendo la misma presión, es muy probable que localices, como mínimo, unos pocos que estén doloridos. Si estás seguro de que no existe ninguna herida en este lugar, ninguna torcedura fruto del deporte ni otra alteración que pueda haber causado este dolor, lo más probable es que hayas encontrado un punto reflejo neurolinfático que necesita atención.

Para realizar el masaje linfático (duración: aprox. 10 segundos en cada punto):

- Ve presionando con el dedo corazón sobre uno de los puntos reflejos neurolinfáticos en el pecho e identifica uno que esté dolorido.
- Con dos o tres dedos, ejerce presión sobre este lugar y masajéalo, estirando la piel en todas las direcciones.
- Aplica suficiente presión como para sentirla, pero sin causar un moretón. Masajea cada punto dolorido durante unos diez segundos.

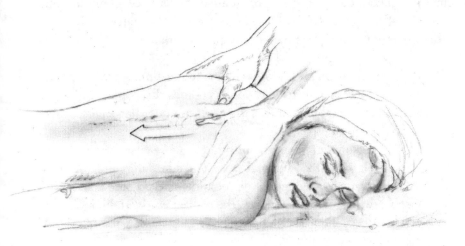

Figura 8.
La limpieza de la columna

El masaje de los puntos reflejos neurolinfáticos es un procedimiento simple que incrementará la circulación de las energías. No obstante, deben tomarse algunas precauciones con este método. No se deben masajear puntos doloridos si el dolor se debe a un moretón o a una herida. Es aconsejable no masajear muchos puntos a la vez, sino uno a uno. Puesto que el masaje en estos puntos permite que las toxinas se liberen al flujo linfático y sanguíneo, no hay que forzar la capacidad del organismo para eliminarlas. Esto se aplica, particularmente, si se está enfermo o si se ha estado recientemente y también si se padece alguna alteración autoinmune como, por ejemplo, esclerosis múltiple o enfermedad de Parkinson, ya que esas patologías dificultan, en ocasiones, la asimilación de cambios en la química del cuerpo. Ve despacio. En la mayoría de los casos, el masaje de estos puntos resulta sumamente beneficioso. El proceso suele resultar placentero (en el sentido de que se trata de un «dolor agradable»); con frecuencia experimentarás una sensación agradable de energía en movimiento en la zona que se ha tratado, inmediatamente después del masaje, y, efectivamente, es una manera sencilla de mantener las energías en movimiento.

El masaje linfático es un procedimiento que se presta especialmente a trabajar en parejas. Puesto que los principales puntos reflejos neurolinfáticos que afectan a todos los meridianos se hallan a ambos lados de la columna vertebral, estos puntos son ideales para una sesión con dos personas, conocida en mi círculo como la limpieza de la columna, la técnica más solicitada por mí. David, por ejemplo, me la hace, como mínimo, una vez al día. Para llevar a cabo la limpieza de la columna (duración: aprox. 1 minuto, aunque quizás desees prolongarla):

1. Túmbate boca abajo o colócate de pie frente a una pared a aprox. 1 metro de distancia y apóyate con las manos. Estas posturas te proporcionan la estabilidad necesaria, mientras que la otra persona ejerce presión en tu espalda.

2. La otra persona te masajeará los puntos que se encuentran a ambos lados de la columna vertebral, con la ayuda de los pulgares o los dedos corazón y ayudándose del peso del cuerpo para conseguir la presión suficiente. El masaje se debe realizar empezando por la parte inferior del cuello y descendiendo hasta alcanzar la parte inferior del sacro (*véase* figura 8).

3. Siguiendo los huecos intervertebrales, se tiene que masajear bien cada uno de los puntos, desplazando la piel en un movimiento circular, presionando con fuerza, pero siempre evitando lastimar al otro.

4. Una vez alcanzado el sacro, se puede repetir el masaje, o bien se puede completar «barriendo» las energías hacia abajo. Con la mano extendida, la persona que realiza el masaje trabajará la parte posterior de tu cuerpo, desde los hombros hasta las piernas, pasando por encima de los pies.

No te preocupes si no tratas todos los puntos. Al pasar por cada una de las hendiduras vertebrales, abarcarás todos los meridianos. En vez de conocer la relación entre los meridianos y los puntos, simplemente céntrate en los puntos doloridos. Si sufres un estrés importante, ya sea emocional o físico, o si has estado expuesto a toxinas ambientales, el masaje linfático o la limpieza de la columna te ayudarán a liberar de obturaciones rápidamente el sistema linfático. La limpieza de la columna no sólo limpia el sistema linfático, sino que también estimula el fluido cerebroespinal, despejando así la cabeza. Es una forma rápida de recuperar el equilibrio, y entre todas las técnicas energéticas que conozco, es la que brinda el mayor beneficio a cambio del menor esfuerzo en la mayoría de las situaciones. Cuando empieces a sentirte acatarrado, la limpieza de la columna puede evitar que se manifieste. Suelo recomendárselo a parejas, tanto como una manera de cuidar cariñosamente el uno del otro como para resolver algunos problemas. Si temes que una conversación esté a punto de derivar en una discusión, dile a tu pareja que le practicarás este masaje y trabaja los puntos reflejos neurolinfáticos. Esta sencilla técnica reduce de inmediato el estrés acumulado, al mismo tiempo que calma las reacciones exageradas.

Hacer el test del masaje linfático. Toca un punto reflejo neurolinfático (localización de energía) que esté dolorido al presionarlo y haz el test con el otro brazo. Si el resultado es bajo, masajea el punto durante varios segundos, respirando profundamente. Repite el test.

6. La cremallera

Cuando nos sentimos tristes o vulnerables, el meridiano central, una de las dos vías que gobiernan el sistema nervioso central, puede funcionar como si se tratara de un receptor de radio que canaliza los pensamientos y energías negativos de otros y nos los transmite. Si el meridiano central está desconectado, nos encontramos abiertos y desprotegidos. El meridiano central es como una cremallera que abarca desde el hueso púbico hasta el labio inferior. Con la energía de las manos, es posible «cerrarla».[60] Al arrastrar las manos hacia arriba, a lo largo del meridiano central, la energía asciende por la línea del meridiano. La cremallera te ayudará a:

• tener más confianza en ti mismo;
• pensar con mayor claridad;
• protegerte de energías negativas del entorno.

Antes de empezar con el ejercicio de la cremallera, practica la técnica del golpeteo en los K-27 para asegurarte de que el meridiano se mueve en el sentido natural, es decir, hacia delante. A continuación (duración: 20 segundos):

1. Coloca las manos en la parte inferior del meridiano central, que se encuentra en el hueso púbico (*véase* figura 10, pág. 143).
2. Inspira profundamente, y, de manera lenta y deliberada, ve arrastrando las manos, en línea recta, hacia arriba, y por la parte central, hasta llegar al labio inferior, donde termina el meridiano.
3. Ahora, al continuar en dirección ascendente, avanza más allá de los labios, levantando las manos hacia el cielo; así conectarás el meridiano central con el aura y con las fuerzas más allá de la persona.
4. Con un movimiento circular, conduce los brazos hacia abajo hasta llegar a la pelvis.
5. Repite el ejercicio tres veces.

Al seguir el meridiano central, lo fortalecemos, y éste, a su vez, nos fortalece a nosotros. Puede practicar la cremallera del meridiano siempre y cuantas veces lo desee. De nuevo, acuérdate de respirar profundamente, y empezarás a sentirte más centrado, con control y con tu propio poder.

El meridiano central es muy susceptible a los pensamientos y sentimientos tanto de la persona como de los demás. Justamente he demostrado esto muchas veces, colocando a alguien delante de un grupo, mientras que éste pensaba en positivo. El meridiano central de la persona casi siempre daba un resultado alto, como si resonara frente a la energía positiva del grupo. Si, a continuación, les pido a los miembros del grupo que piensen en algo triste, el meridiano central, por lo general, proporciona un resultado bajo. Pero si le digo a la persona que haga el ejercicio de la cremallera antes de que el grupo piense en algo triste o, incluso, que envíe energía negativa a la persona, ésta casi siempre da un resultado alto.

La cremallera nos puede ayudar a permanecer con otra persona en una situación conflictiva o difícil, al mismo tiempo que reduce la posibilidad de que la energía negativa de la otra persona nos afecte. Mucha gente me ha comentado que la cremallera (en la mayoría de los casos, complementada con la postura Wayne Cook) le había proporcionado la fuerza necesaria para hablar con el jefe, un padre o una madre difícil, un niño agresivo o una ex pareja y, al mismo tiempo, conservar la calma y centrarse en su propia verdad y valor.

INVIERNO

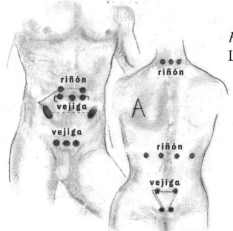

Figura 9.
Los puntos reflejos neurolinfáticos

PRIMAVERA

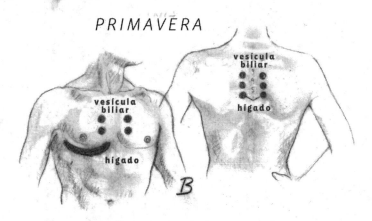

VERANO

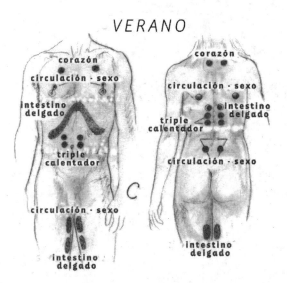

123

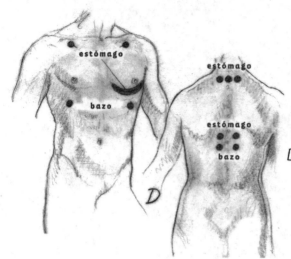

estómago

bazo

estómago

estómago

bazo

D

SOLSTICIO/
EL VERANILLO
DE SAN MARTÍN

OTOÑO

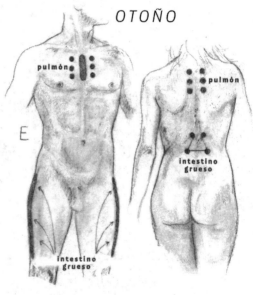

pulmón

pulmón

E

intestino
grueso

intestino
grueso

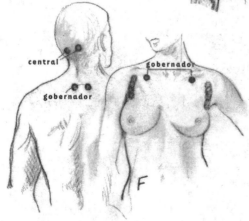

central

gobernador

gobernador

gobernador

F

124

Dado que el meridiano central guarda una estrecha relación con los pensamientos y los sentimientos, también resulta bastante sensible a la hipnosis y la autohipnosis. Un método eficaz de inculcar afirmaciones como «Tengo claridad, estoy centrado y bien organizado» consiste en imaginarnos que incorporamos las palabras en cada célula del cuerpo. De hecho, para prolongar el efecto, tras haber practicado la cremallera del meridiano central, podemos visualizar que la estamos cerrando y escondiendo la llave.

Hacer el test de la cremallera. Un pensamiento positivo refuerza el flujo de las energías. Pensar en algo negativo lo debilita.

1. Piensa en algo positivo y pide a alguien que te haga el test de energía.
2. Repite el test, esta vez pensando en algo negativo.
3. Pide a la persona con quien trabajas en pareja que piense en algo negativo y que te vuelva a hacer el test. Probablemente, los pensamientos del otro habrán debilitado el meridiano central.
4. Pídele que siga con el pensamiento negativo, pero, esta vez, haz, al mismo tiempo, la cremallera. Vuelve a realizar el test para comprobar si la cremallera ha protegido el campo energético del impacto del pensamiento negativo de la otra persona.
5. Antes de terminar, limpia el campo negativo, realizando las dos cremalleras dos o tres veces, siempre respirando profundamente.

7. La conexión

Cierra la rutina diaria de energía con el ejercicio de la conexión. La conexión resulta, asimismo, muy útil cuando no nos sentimos bien energéticamente.

1. La conexión establece un enlace entre el meridiano central (que envía energía hacia arriba por la parte anterior del cuerpo) y el meridiano gobernador (que envía energía por la columna, hacia la parte inferior), formando un puente entre la parte frontal y posterior del cuerpo, así como entre la cabeza y el torso.
2. La conexión fortalece el aura.
3. Incrementa la capacidad de coordinación.

Este ejercicio es una de las herramientas más poderosas que conozco para las situaciones en las que tengo que centrarme con rapidez. Tiene consecuencias neurológicas inmediatas. Algunos de mis alumnos me han explicado que, al usarlo con alguien que estaba a punto de atacarlos, vieron cómo el ataque se detuvo en 15 o 20 segundos.

Para realizar la conexión, inspira profundamente por la nariz y espira por la boca (duración: de 15 a 20 segundos):

1. Apoya el dedo corazón de una mano sobre el tercer ojo (entre las cejas, por encima del caballete).
2. Coloca el dedo corazón de la otra mano en el ombligo.
3. Suavemente, presiona con cada dedo, arrástralo hacia arriba y sostenlo durante 15 o 20 segundos. A menudo, un suspiro profundo indica que las energías se han conectado.

Realizar el test de la conexión. Pide a alguien que te haga el test indicador general cuando te sientas descentrado. Probablemente, darás un resultado bajo. En este caso, practica el ejercicio de la conexión. Repite el test.

Algunas de las técnicas de la rutina diaria de energía tendrán mayor impacto sobre ti que otras, pero, al combinarlas, reforzarán y equilibrarán tu campo energético. Probablemente advertirás una mejoría gradual en tu resistencia, vitalidad y salud general. A medida que vayas trabajando con este libro, irás incorporando otras técnicas. Uno de los ejercicios favoritos para practicar todos los días es el nudo celta (*véase* pág. 225), conectar cielo y tierra (*véase* pág. 300) y el cielo penetra en tu corazón (*véase* pág. 50). Con el tiempo, tal vez advertirás que, dependiendo de cómo te sientas o de qué resultado proporcione el test de energía, una o más técnicas no son tan necesarias en tu rutina diaria, pero te recomiendo que experimentes con todas ellas.

¿Cómo se sabe que la rutina diaria de energía es beneficiosa para ti? Más allá de mi propia experiencia con miles de clientes y alumnos, un número creciente de estudios demuestra que estas técnicas pueden mejorar el rendimiento y reducir la ansiedad. La kinesiología educacional es un enfoque especializado que ha introducido técnicas similares en el marco educacional, y sus especialistas han examinado muchas veces los resultados de sus intervenciones. Una serie de estudios que se han realizado en distritos escolares, a pequeña y gran escala, en Estados Unidos, Canadá, Israel y Australia ha demostrado mejorías, algunas importantes, en cuanto a la concentración, la organización, la productividad, la capacidad de leer y deletrear, la aptitud en matemáticas y en escritura, la autoconciencia, la expresión y la autoconfianza.[61] Por ejemplo, un grupo de estudiantes del primer año de enfermería aprendió una rutina diaria de seis minutos empleando técnicas similares o idénticas al paso cruzado, el masaje de los K-27 y la postura Wayne Cook. Tras varias semanas de práctica, mostraron un 69,5 % menos de ansiedad y un incremento del rendimiento en los exámenes del 18,7 %, a diferencia de los sujetos de control.[62]

Cómo hacer que los niños se levanten por la mañana

Uno de los mayores desafíos de la naturaleza es llevar a los niños al colegio por la mañana. El primer paso consiste en sacarlos de la cama. Las siguientes indicaciones pueden resultar útiles. Pruébalo contigo mismo primero, y después enséñaselo a tus hijos. Mientras todavía estás en la cama (duración: aprox. 1 minuto):

1. Pasa los dedos por el borde de las orejas y tira suavemente del lóbulo. Esto estimula los puntos de acupuntura, unos diminutos depósitos electromagnéticos, situados en la piel, que te abren para las energías del nuevo día.
2. Estira las piernas y los brazos con tres respiraciones profundas.
3. Haz los tres golpes (*véase* pág. 100).

REPROGRAMAR LA RESPUESTA FRENTE AL ESTRÉS

El estrés tiene un efecto inmediato sobre cada uno de los sistemas del cuerpo. Sus efectos son acumulativos, y una de las medidas más eficaces que se pueden tomar para tener una salud radiante es aprender a reaccionar mejor frente al estrés. Una técnica energética simple, pero impagable a la hora de interrumpir en el acto la reacción frente al estrés, también sirve para reprogramar la manera en que el organismo reacciona a éste. Puesto que nuestros patrones conductuales primarios están arraigados en nosotros desde hace millones de años, el cuerpo reacciona a las demandas de la vida civilizada como si se tratara de los peligros de la vida en la selva.

Realiza un experimento simple. Pide a un amigo que te haga el test de energía. Si da un resultado bajo, golpetea o masajea los K-27 y haz el paso cruzado para renovar las energías. Después, piensa en algo que te cause estrés. Repite el test de energía, mientras sigues pensando en este estrés.

Comprobarás que los efectos del estrés sobre las energías del cuerpo son automáticos e instantáneos. Después de ver a miles de personas realizar este experimento en mis clases, puedo predecir con seguridad que nada más pensar en un factor de estrés importante que no se resuelve simplemente luchando o huyendo, las energías se debilitan. Apoya las yemas de los dedos en la frente, inspira profundamente, y retén la respiración durante un minuto (para un estrés más extremo pueden hacer falta hasta cinco minutos), mientras sigues pensando en lo que te estresa. Probablemente, otro test de energía mostrará que ésta permanece en equilibrio incluso al recordar el estrés con claridad.

El bucle de la respuesta de emergencia. La mayoría de nosotros queda atrapado en el siguiente círculo: el estrés de la rutina diaria provoca una reacción de emergencia por parte de los centros primitivos del cerebro; hasta un 80 % de sangre sale del cerebro anterior para apoyar la reacción de lucha o huida; se liberan sustancias químicas del estrés, que entran en la sangre; las emociones relacionadas con la reacción de estrés nos sobrecogen y pasamos otro día en el mundo civilizado moderno con la bioquímica de un habitante de cavernas que se enfrenta a un peligro mortal. Intentamos adaptarnos a este entorno complejo que causó el estrés con las partes más primitivas del cerebro. Y nuestra habilidad cognitiva de origen más reciente queda aniquilada. Nuestra percepción se distorsiona. La capacidad para desarrollar una respuesta creativa queda suspendida.

El trastorno por estrés postraumático es un ejemplo extremo de este círculo vicioso. Una imagen, un sonido, un olor o una impresión inofensivos activan una respuesta de estrés intensa y el cuerpo revive una situación de amenaza sobrecogedora. Sin embargo, en menor medida, todos nos enfrentamos a factores de estrés y presiones que, de forma poco natural, desencadenan la respuesta de lucha o huida, encerrándonos en la realidad limitada de los centros primitivos del cerebro, liberando hormonas que responden al estrés en el organismo y haciendo que estemos más nerviosos, enfadados o agresivos de lo que justifica la situación.

Cuando vivimos un estrés intenso, biológicamente no estamos programados para permanecer sentados y pensar en el problema. El cerebro anterior ni siquiera está preparado para salvarnos de un peligro inminente. El cerebro reptiliano es mucho más apto para generar reacciones de defensa rápida y eficaz. Pero las estructuras cerebrales primitivas no pueden distinguir si la alarma se desencadenó a causa de una amenaza física, una discusión con la pareja, la presión en el trabajo, o una infinidad de irritaciones cotidianas. Cuando la respuesta de crisis se activa sin necesidad, no sólo resulta inútil para ayudarnos a responder adecuadamente a la situación, sino que también altera la salud y la paz interior.

Qué se puede hacer. Se puede reprogramar el sistema nervioso autónomo para dejar de desencadenar una respuesta de crisis frente al estrés cotidiano. Si trabajamos con el sistema nervioso para que la sangre permanezca en el cerebro anterior, seremos más capaces de pensar con claridad y actuar de manera eficaz, incluso en medio de las presiones que conlleva la vida.

Al presionar ciertos puntos en la cabeza, denominados puntos neurovasculares, mientras recordamos una situación estresante, podemos condicionar los centros primitivos del cerebro para tener una respuesta serena en vez de una respuesta de emergencia. Gracias a esta reprogramación del sistema nervioso, el ciclo de la respuesta frente al estrés no se activa con el recuerdo de la situación en cuestión. Si aplicamos este método a una serie de recuerdos, el efecto empezará a generalizarse, tanto con respecto a los recuerdos del pasado como a factores de estrés actuales. Esta sencilla técnica no sólo aportará paz a la mente, al impedir una activación innecesaria del ciclo de respuesta frente al estrés, sino que también puede ayudar a mantener e incluso a mejorar la salud.

Las reacciones frente al estrés son de carácter físico. Cuando uno se siente extenuado o fuera de control, estos estados están más relacionados con la fisiología que con la psicología. Y este hecho, en sí, es razón suficiente como para tener cierta compasión con uno mismo y con los demás. Una gran ventaja de los puntos neurovasculares es que no es necesario intentar ser positivo. De hecho, es incluso mejor entregarse por completo al disgusto del sentimiento negativo mientras se van tocando los puntos. A medida que la sangre va retornando al cerebro anterior, nos vamos liberando de la sensación de estrés. Al mismo tiempo, estamos recondicionando nuestras respuestas. La presión en los puntos neurovasculares también da lugar a un ajuste craneal, de manera que los síntomas como el dolor de cabeza crónico, el dolor de cuello o la tensión en la mandíbula pueden reducirse de manera espontánea.

Los puntos neurovasculares se sitúan en diferentes lugares de la cabeza, así como en otros tres lugares del cuerpo. Tienen un efecto sobre la circulación sanguínea. Al presionar suavemente estos puntos neurovasculares durante uno o dos minutos, se puede potenciar la circulación de la sangre en las partes del cuerpo que se corresponden a estos puntos.

Hay dos puntos neurovasculares, las llamadas *eminencias frontales* (los bultos en la frente justo encima de los ojos) que afectan a la circulación sanguínea de todo el organismo (*véase* el centro de la figura 36). Son especialmente valiosos; si los presionamos cuando estamos estresados, la energía procedente de las yemas de los dedos impide que la sangre salga del cerebro anterior. Más aún, esto permite que la sangre vuelva al cerebro anterior incluso después de haberse iniciado la respuesta de estrés. Si no puedes localizar los bultos en la frente, céntrate en los puntos que se encuentran a 2-3 centímetros por encima de las cejas.

En realidad, conocemos estos puntos de forma instintiva. Cuando estamos bajo choque, la mano se dirige espontáneamente a la frente, a menudo acompañada de la exclamación: «¡Dios mío!». Por eso, los llamo los puntos del «Dios mío». Al sobresalir ligeramente en la mayoría de la gente, reciben también el nombre de eminencias frontales. A partir de ahora, cuando sufras situaciones de estrés y te sientas abrumado o muy emocionado (duración: de 1 a 5 minutos):

1. Apoya ligeramente las yemas de los dedos en la frente, cubriéndote las eminencias frontales, los puntos del «Dios mío».
2. Apoya los pulgares sobre las sienes, junto a los ojos, mientras respiras profundamente.
3. A medida que la sangre vaya regresando al cerebro anterior durante los próximos minutos, comenzarás a sentirte más calmado y lúcido. ¡Es tan sencillo como eso!

Hace años que trabajé como voluntaria en una escuela de primaria, y mi tarea consistía en ayudar a un profesor con la tarea aparentemente imposible de ocuparse de unos treinta niños hiperactivos, la mayoría de ellos varones. Era un panorama verdaderamente salvaje. Se veían volar gomas de borrar, los niños se subían a los armarios y el ruido era ensordecedor. Parecía un caso sin ningún tipo de esperanza. Intenté facilitar al profesor algunas herramientas y técnicas que podían ser de ayuda, pero resultó, para resumirlo, una misión desafiante. A veces, tras reunir todas mis fuerzas enteras, lograba que la clase se dedicara a hacer las tareas, pero, por lo general, dominaba el caos.

Un día, mientras me acercaba a la clase, el profesor me vio por la ventana y advirtió a los niños: «Niños, está llegando». Cuando entré en el aula, la escena era sorprendente. Cada uno de los alumnos estaba tocando un punto neurovascular de su compañero. Formaban una larga cadena por toda el aula, ¡y se callaban! Se podría haber oído cómo una aguja se caía al suelo. El profesor logró que actuaran de este modo, porque les gustaba ayudarse unos a otros, así como la sensación de calma.

Reprogramar la respuesta de emergencia. Intenta recordar una situación que, en su momento, te costó sobrellevar. Tal vez te sintieses aterrado, con pánico o furioso. Quizás sentiste celos o una inmensa pena. Tal vez estabas desamparado.

Coloca las yemas de los dedos en los puntos del «Dios mío» y los pulgares sobre las sienes al lado de los ojos, mientras respiras profundamente. Mantén vivo el recuerdo durante los siguientes minutos. A medida que te vayas relajando, te irás liberando del lastre emocional de la memoria.

Experimenta con un solo recuerdo, usando esta técnica cada día hasta que consigas recordar la situación sin que ello implique una respuesta de estrés en el organismo. Entonces, procede a otro recuerdo. Esta técnica no sólo sirve para trabajar sistemáticamente con el estrés acumulado del pasado, sino que también la puedes aplicar cuando te sientas estresado o excesivamente emocional. Es una de las técnicas más sencillas pero, a la vez, más valiosas de este libro. Además, te permite vislumbrar el apasionante campo de la psicología. *The Healing Power of EFT and Energy Psychology*,[63] un libro premiado, ofrece una introducción práctica y comprensible a los sencillos métodos del trabajo energético para tratar problemas y objetivos psicológicos.

Cómo liberar el estrés acumulado

Imagínate una válvula que libere vapor. Cuando te sientas como una olla a presión, tienes que liberar la energía que se ha congestionado en el cuerpo. A continuación, se describe una serie de ejercicios para abrir la válvula, liberar el estrés, poner en orden las energías y deshacerte de la presión bioquímica. Realiza cualquiera de ellos o todos (duración: aprox. 5 minutos):

1. Realiza el ejercicio de expulsar veneno (*véase* pág. 267).
2. Haz el ejercicio de los tres golpes (*véase* pág. 100) y el estiramiento de la coronilla (*véase* pág. 115).
3. Realiza la postura Wayne Cook (*véase* pág. 111).
4. Haz un ejercicio de estiramiento, como conectar cielo y tierra (*véase*

pág. 300), la suspensión de la columna (*véase* pág. 166), una de tus posturas favoritas de yoga o una caminata intensa.

5. Realiza el suavizante del triple calentador (*véase* pág. 285) y, después, tira de los lóbulos de la oreja hacia arriba.
6. Con la ayuda de una cuchara de acero inoxidable, frótate las plantas de los pies. El metal atrae la energía sobrante hacia abajo y permite que salga por los pies. Esta técnica tiene un ligero efecto concentrador sobre el sistema nervioso y nos conecta con la tierra.
7. Termina con un intenso paso cruzado (*véase* pág. 107).

LOS NUEVE SISTEMAS ENERGÉTICOS DEL CUERPO

Suelo iniciar una sesión de curación con alguna versión de la rutina diaria de energía o los puntos neurovasculares para no tener que luchar contra un campo energético alterado. No requiere mucho tiempo, y las técnicas son importantes para conservar la vibración de las energías, así como para corregir las energías de estrés, confusión o las que se dirigen en sentido contrario. De hecho, antes de aplicar otras técnicas de autocuración o consultar a un sanador, vale la pena practicar la rutina diaria de energía. Si te sientes estresado, también deberías trabajar los puntos neurovasculares. Tu cuerpo será más susceptible al tratamiento, y resultará más fácil que se note una mejoría de una sesión a otra si no tienes que usar el tiempo de cada una de las sesiones para liberarte del estrés que has ido acumulando a lo largo de la semana. Cuando alguien me pide una segunda sesión, a menudo le facilito estas técnicas a modo de trabajo para realizar en casa para que pueda desarrollar y reforzar los patrones saludables de comportamiento en el campo energético.

Una vez que las energías de un cliente se han calmado y equilibrado, en la medida de lo posible, y mediante unas intervenciones simples, centro la atención en algunos sistemas energéticos específicos. Existen nueve sistemas energéticos, relacionados entre sí, que, de manera continua, influyen en el estado del cuerpo, la mente y el espíritu. En la segunda parte, el lector tendrá oportunidad de analizar y profundizar en cada uno de estos sistemas energéticos.

SEGUNDA PARTE

La anatomía del cuerpo energético

LOS NUEVE SISTEMAS ENERGÉTICOS

El estudio de la anatomía energética... nos permitirá leer nuestro propio cuerpo como si se tratara de escritura y, en cierta medida, dejar de sentir que estamos buscando a ciegas para encontrar una información.

— CAROLINE MYSS
Anatomía del Espíritu

CAPÍTULO 4

LOS MERIDIANOS

EL SISTEMA DE LA CIRCULACIÓN ENERGÉTICA

Los meridianos no sólo alimentan los respectivos órganos con energía vital, sino que también reflejan cualquier interferencia patológica en estos órganos, facilitando, de esta manera, una herramienta cómoda y sumamente precisa tanto para el diagnóstico como para la terapia.

— DANIEL REID
Los tres tesoros de la salud

Cada uno de nosotros constituye una constelación de sistemas energéticos, al igual que el organismo, con sus sistemas inmunológico, endocrino y cardiovascular, entre otros. Somos una constelación de sistemas físicos. Los nueve sistemas de energía que se introducen en esta segunda parte del libro colaboran de forma natural y, por lo general, por debajo del umbral de la conciencia. Incluyen: los meridianos, los chakras, el aura, el sistema eléctrico, el nudo celta, la cuadrícula básica, los cinco ritmos, el triple calentador y los circuitos radiantes.

Cuando un cliente nuevo entra en mi despacho, me enfrento a toda una serie de impresiones. La mayoría de las veces experimento las energías de la persona como caóticas u obturadas. Y, en ciertos casos, algunas van en sentido contrario. La combinación de las energías puede parecer armoniosa o discordante. Uno de los sistemas energéticos puede encontrarse por encima de los demás como si buscara una atención especial. El flujo de los meridianos quizás esté invertido. O los chakras tal vez se hallen demasiado unidos a los órganos. Posiblemente el campo del aura esté colapsado o tenga ciertos orificios que causan vulnerabilidad. Las energías de los hemisferios cerebrales derecho e izquierdo tal vez no pasen correctamente al lado opuesto del cuerpo. A lo largo de los años, he aprendido a identificar, en medio de todo este caos, los nueve sistemas que se presentan en este apartado.

He descubierto que cada uno de ellos tiene un tipo de energía distinto, que se corresponde con las descripciones que ya habían realizado las antiguas tradiciones espirituales y de sanación. Varias culturas, en sus métodos de curación, tienden a enfatizar algunos de estos sistemas energéticos más que otros. Por ejemplo, los *meridianos* y los *cinco ritmos* han sido los puntos de orientación para los acupuntores chinos durante milenios. El sistema de los *chakras* de la India es anterior a la acupuntura. Las representaciones del *aura*, que, a menudo, adoptan la forma de un halo en la simbología de las tradiciones religiosas, son, al menos, tan antiguas como aquéllas. Los *circuitos radiantes* se conocen en Oriente con el nombre de *flujos extraños* o *circuitos extraordinarios*, y se pueden encontrar descripciones de este sistema energético en las tradiciones chamánicas tanto en los países escandinavos como entre las tribus de los nativos de América del Norte. El *nudo celta* de Irlanda se parece al anillo energético tibetano. La *cuadrícula básica*, que está relacionada con la energía orgónica del psicoanalista renegado Wilhelm Reich, fue descubierta en la década de 1960 por unos científicos que estaban investigando los métodos para criar un ganado más sano. Lo denominaron sistema cloacal. Con todo ello, lo que pretendo decir no es que el cuerpo sólo tiene nueve sistemas energéticos, sino que un profesional de la medicina energética, al estar familiarizado con estos nueve sistemas, tendrá un enfoque más completo y podrá ser sumamente eficiente en el tratamiento de sus pacientes.

EL SISTEMA DE LA CIRCULACIÓN ENERGÉTICA

El diseño de la red de los meridianos es asombroso. En vez de considerarlos un concepto oscuro y extraño, los meridianos se pueden entender como catorce vías tangibles por las que circulan las energías del cuerpo, es decir, entran y salen. Los meridianos son sedes de gran sabiduría. Cumplen funciones importantes, incluso sin ser ni siquiera conscientes de que existen, pero si nos comunicamos con ellos y les solicitamos un refuerzo energético, ellos satisfarán nuestra petición.

Los meridianos son vías de energía que «conectan los puntos», cientos de diminutos depósitos de calor, energía electromagnética, además de otras más sutiles, por toda la superficie de la piel. Conocidos en China como puntos de acupuntura, estos puntos de energía o «puntos calientes» pueden estimularse con agujas o presión física para liberar o distribuir la energía. Como un río que sube y baja, el flujo de los meridianos va cambiando constantemente y sus fluctuaciones pueden ser detectadas tanto por individuos sensibles como por instrumentos mecánicos. Los puntos de acupuntura se encuentran en la superficie de la piel, pero los meridianos de estos puntos, en cambio, penetran en el cuerpo y pasan por los órganos y los grupos musculares. Los meridianos son el torrente sanguíneo a nivel energético.

Cada uno de los meridianos es, en realidad, un segmento de una sola vía energética que pasa por todo el cuerpo, que asciende a la superficie y aparece en forma de doce segmentos. Cada uno de ellos recibe el nombre del órgano o del sistema que lo abastece a nivel primario. Existen, además, dos vías más, llamadas central y gobernadora, que también se consideran meridianos. Dado que comparten también terreno con los circuitos radiantes (explicados en el capítulo 8), las vías central y gobernadora se consideran tanto meridianos como circuitos radiantes. Los otros doce meridianos forman una cadena en la que uno de ellos está conectado con el otro. Los meridianos central y gobernador se abren de forma más directa al entorno. Las energías externas pueden entrar y salir a través de éstos.

Los antiguos mapas chinos del sistema de meridianos se corresponden con lo que veo cuando miro un cuerpo, aunque en Occidente se descartaron, ya que no parecían tener ninguna correlación anatómica. No se corresponden con las estructuras conocidas de los sistemas circulatorio, linfático y nervioso. Sin embargo, los estudios recientes acerca de la relación entre los meridianos y el tejido conjuntivo[64] han ubicado un eslabón perdido que permite vislumbrar cierta luz sobre los descubrimientos de las investigaciones anteriores. Por ejemplo, un estudio publicado en el *Proceedings of the National Academy of Science* en 1998, usando la imagen por resonancia magnética funcional (IRMf), demostró que la estimulación de un punto de acupuntura en el dedo gordo del pie (cada punto de acupuntura se encuentra en la línea de un meridiano particular y regula su energía) activa una zona específica del cerebro, a pesar de que no se conoce ninguna vía anatómica que conecte el dedo gordo con esa zona del cerebro.[65] Este descubrimiento llamó mucho la atención en la comunidad científica, puesto que el punto del dedo gordo, que los acupuntores utilizan para el tratamiento de los problemas visuales, activó una región ocular del cerebro. ¿Cómo se podía conocer esta relación hace miles de años? Mientras tanto, van apareciendo cada vez más evidencias en torno a los meridianos. Una cámara especial que registra biofotones en un espectro de 200 a 800 nanómetros muestra que, cuando se estimulan, los meridianos generan luz a lo largo de unos canales que son idénticos a las descripciones de los meridianos que se pueden encontrar en los textos de la medicina china tradicional.[66] Los meridianos y los puntos de acupuntura correspondientes presentan también otras características físicas como, por ejemplo, una menor resistencia electromagnética,[67] una mayor atenuación ultrasónica,[68] así como la conducción de luz,[69] la radiación infrarroja[70] y las microondas.[71]

Otra dificultad para los científicos a la hora de estudiar el sistema de meridianos reside en el hecho de que los meridianos y los puntos de acupuntura no sean estables ni en cuanto a forma ni en cuanto a tamaño ni en su localización en la piel.[72] Este rasgo, a su vez, parece indicar que el sistema de meridianos opera como un campo que es de alguna manera independiente del cuerpo físico sobre el que actúa. De hecho, las propiedades eléctricas de los puntos de acupuntura se pueden identificar incluso en un muerto o en un miembro amputado (en el que la circulación de la sangre, el flujo linfático y los impulsos nerviosos han desaparecido) hecho que indica, según afirman los investigadores Bruce Curtis y J.J.Hurtak, «un sistema circulatorio de energía completamente diferente, que interactúa con las estructuras biomoleculares, pero que sobrevive a la muerte de estas últimas durante cierto tiempo».[73] Proponen que el sistema de meridianos posiblemente se trate de un sistema energético aparte, que «funciona paralelamente a los sistemas circulatorio, linfático y nervioso», capaz de leer, codificar y transmitir información desde una parte del cuerpo a la otra y que aporta «una plantilla subyacente para el cuerpo físico».[74] Creen que opera en un espectro energético distinto cuyo movimiento se parece más a una onda energética que a un tubo o a un vaso. Haciéndose eco de la idea de que este sistema energético influye en los procesos biológicos, un gran número de pruebas tanto anecdóticas como científicas, indica que (1) una alteración de un meridiano precede (y, por tanto, predice) a una enfermedad en los órganos específicos relacionados con ese meridiano,[75] y (2) que los meridianos cuyas energías están alteradas se pueden tratar para obtener beneficios en la terapia.[76]

Los meridianos afectan a cada órgano y sistema fisiológico, incluidos los sistemas inmunológico, nervioso, endocrino, circulatorio, respiratorio, digestivo, esquelético, muscular y linfático. Cada uno de estos sistemas cuenta con, como mínimo, un meridiano que lo sustenta. Al igual que una arteria transporta sangre, un meridiano hace lo mismo con la energía. Al tratarse del «torrente energético» del cuerpo, los meridianos aportan vitalidad y equilibrio, eliminan bloqueos, ajustan los metabolismos e, incluso, determinan la velocidad y el modo del cambio celular. Su flujo es tan crucial como el torrente sanguíneo; nuestra vida y salud dependen de ambos. Si la energía de un meridiano está obstruida o desordenada, el sistema que depende de él se encontrará en peligro.

Si nos imaginamos los meridianos como un sistema de transporte energético, una red compleja de tráfico, hay que pensar que disponemos de un modelo concreto de cómo interactúan las energías de los meridianos. Cuando una carretera se bloquea, será veces es necesario desviar una parte del tráfico a otra vía. Aquí, quizás se precise abrir o ampliar una vía de salida. Si un meridiano recibe un exceso de energía, como ocurre en la vida cotidiana, se forma un embudo. Y los recursos que tenían que mantener el cuerpo también se bloquean. El suministro de alimento y la eliminación de desechos se complican. De la misma manera, si una carretera queda destruida o dañada a causa de un terremoto, los servicios de emergencia, que constituyen el «sistema inmunológico» de la comunidad, como la policía, los bomberos y la ambulancia, no podrán funcionar adecuadamente. Puesto que el organismo funciona las 24 horas del día, todos los días, y que está bajo un estrés continuo y sufre periódicamente «terremotos», sus vías necesitan un mantenimiento regular y ciertos arreglos y, de vez en cuando, una renovación a fondo.

EQUILIBRAR LOS MERIDIANOS

Las alteraciones en las energías de los meridianos están íntimamente relacionadas con una mala salud. En un experimento con animales de laboratorio, se observó que la cantidad de luz que emitían los meridianos disminuía cuando los animales estaban enfermos, y aumentaba cuando tratamientos como la acupuntura empezaban a mejorar su condición física.[77] Puesto que las alteraciones en la energía de los meridianos a menudo preceden a la enfermedad, las revisiones de los meridianos a veces se usan para predecir ciertas vulnerabilidades del organismo y prevenir cualquier patología. En Japón, a algunos empleados del gobierno, por ejemplo, en la revisión médica anual, les examina una máquina que dispone de 28 electrodos que se sujetan en los puntos donde finalizan los meridianos. Sólo las personas cuyos meridianos producen resultados anormales deben pasar por otras revisiones.[78]

«Equilibrar» los meridianos significa que puedan funcionar con facilidad y eficacia.

Esto puede conseguirse mediante varias técnicas, que se explicarán en este capítulo. Se pueden (1) seguir los propios meridianos, (2) torcer y estirar unos puntos específicos asociados a cada meridiano, llamados puntos de alarma, (3) «desatascar» los meridianos congestionados, (4) masajear los puntos reflejos neurolinfáticos, o bien (5) ejercer presión o golpetear en los puntos específicos de acupuntura que se encuentran hacia la parte final de cada meridiano.

SEGUIR LOS MERIDIANOS

Aunque muchas de las estructuras esenciales del cuerpo humano, incluidos los meridianos, se desarrollaron hace millones de años, estas estructuras se formaron con el fin de ayudar al cuerpo en su esfuerzo por adaptarse a un mundo muy diferente del actual. No es de extrañar que el sistema de circulación energética del cuerpo de vez en cuando se altere y acabe por suministrar un exceso de energía a un órgano y muy poca a otro. El estrés que tenemos que afrontar cada día suele provocar una actividad febril en los meridianos más vulnerables, e incluso algunas veces puede llegar literalmente a colapsarse. Cuando este frenesí o colapso se hace evidente, otros meridianos, en su intento por compensar el desequilibrio, entran en un estado crítico. En la reacción que se desencadena a continuación, todo el sistema de circulación energética puede resultar ineficaz, y acabar por agotar la vitalidad dejándonos exhaustos y susceptibles a padecer todo tipo de dolencias.

La estrategia de esperar hasta que el cuerpo haya evolucionado hasta el punto de adecuarse a nuestro estilo de vida, un proceso que suele tardar eones, tal vez resulte poco práctica. La adaptación humana, sin embargo, no depende únicamente de la mutación genética. También aprendemos.

La técnica que consiste en seguir los meridianos es una de las maneras más simples y eficaces para subsanar la discrepancia entre la programación genética y las demandas del entorno. Con independencia de la presión, el estrés y las nuevas circunstancias que tienden a abrumar el sistema de meridianos, si conseguimos mantener abiertas las carreteras energéticas, minimizar los atascos en cuanto al tráfico, mantener los sistemas de importación y exportación, eliminar la energía estancada y facilitar una ración de energía nueva, estaremos más sanos.

Puesto que los meridianos, al igual que las manos, transportan energías electromagnéticas, además de otras más sutiles, es posible influir en su movimiento siguiéndolos, poniendo las manos en contacto directo con el cuerpo o bien a unos centímetros de distancia. La energía seguirá la mano, y, por tanto, el flujo de energía por el circuito de meridianos resultará fortalecido. Al seguir los meridianos todos los días, aprenderás a dirigir el tráfico en el sistema de circulación energética. Podrás comunicarle, en un lenguaje comprensible para él, que es más eficaz hacer que las energías sigan fluyendo por sus rutas naturales que activar una respuesta de alerta al azar. Es posible seguir todo el sistema de meridianos en dos minutos, lo que lo convierte en un procedimiento ideal como ejercicio diario o para realizar en cualquier momento en que nos sintamos inspirados. Además, si sabemos que uno de los meridianos necesita una atención especial, podemos seguirlo varias veces al día. También es posible añadir esta técnica a la rutina diaria de energía que se ha explicado en el capítulo 3. El lector ya tiene cierta experiencia a la hora de seguir meridianos: la cremallera (*véase* pág. 121) es una manera de seguir el meridiano central.

Para seguir cualquier meridiano, procede con una mano abierta, con la palma mirando hacia abajo, tocándolo directamente, o bien a una distancia de unos centímetros. Al pasar la mano por encima de un meridiano, alineamos las energías de la mano con las del meridiano, como la luna que influye en la marea. Los siguientes pasos te enseñan cómo seguir los catorce meridianos (*véase* también figura 10-23). Junto a cada meridiano hay una indicación de la hora del día, que comprende dos horas, excepto en el caso del central y el gobernador. Se trata del momento del día en el que las energías del meridiano alcanzan su cúspide. La importancia práctica de todo esto se explicará más adelante en este capítulo.

El meridiano central: Coloca ambas manos en el hueso púbico y ve desplazándolas hasta alcanzar el labio inferior (*véase* figura 10).

El meridiano gobernador: Coloca una mano en el coxis y sigue la línea de la columna hacia arriba hasta donde te sea posible llegar. Intenta juntar las manos en la espalda. Si no lo consigues, conéctalas mentalmente. Con la mano que procede de la parte superior, sigue la energía por todo el trayecto restante, la columna, la cabeza y la nariz, hasta el labio superior (*véase* figura 11).

El meridiano del bazo (de las 9:00 h a las 11:00 h): Empieza en el lado exterior del dedo gordo de ambos lados y sigue en línea recta por el lado interior de las piernas. A la altura de las caderas, gira hacia los lados, asciende por las costillas y regresa a la parte superior del tórax (*véase* figura 12).

El meridiano del corazón (de 11:00 h a 13:00 h): Coloca la mano abierta por debajo de la axila opuesta, para que esté alineada con el dedo meñique, y sigue en línea recta hacia abajo por el lado interior del brazo hasta llegar al dedo meñique (*véase* figura 13). Repite la operación en el otro lado.

El meridiano del intestino delgado (de 13:00 h a 15:00 h): Con la mano en el lado contrario, empezando en el dedo meñique, asciende en línea recta por el lado exterior del brazo hasta llegar al hombro. Pasa a la escápula y de ahí a la mejilla y regresa a la oreja (*véase* figura 14). Repite la operación en el otro lado.

El meridiano de la vejiga (de 15:00 h a 17:00 h): Coloca ambas manos entre las cejas, asciende hasta la coronilla y desciende por la parte posterior de la cabeza y la nuca. Aparta las manos del cuello. Estira las manos hacia atrás y sube lo más alto que puedas. Con las manos en cada lado de la columna, desciende hasta que llegues por debajo de la cintura, dirígete hacia dentro, vuelve en dirección a la cintura, y desciende rodeando los glúteos desde dentro hacia fuera. Deja el meridiano en ese punto, y, desde los hombros, ve en línea recta hacia abajo, hasta llegar a la parte posterior de las rodillas, y, una vez en las rodillas, desciende hasta llegar al suelo y acaba en el dedo pequeño de cada pie (*véase* figura 15).

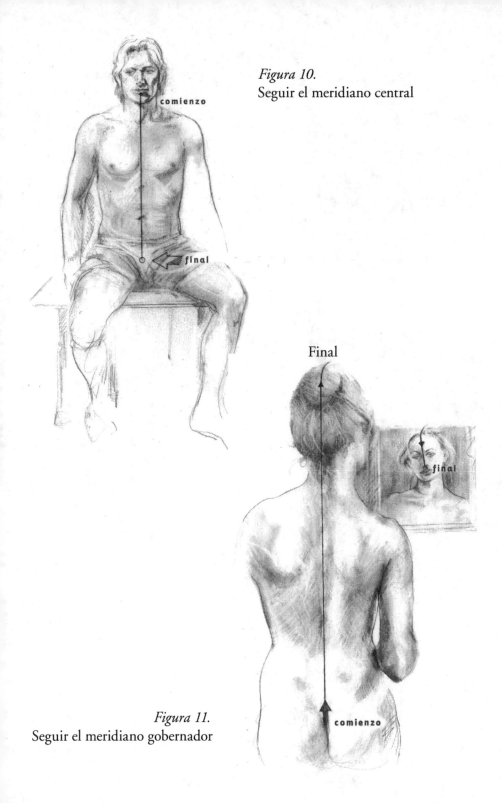

Figura 10.
Seguir el meridiano central

Final

Figura 11.
Seguir el meridiano gobernador

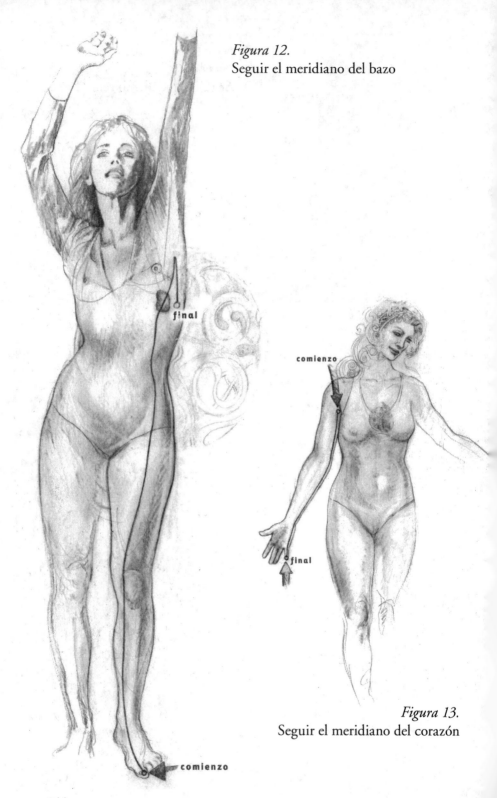

Figura 12.
Seguir el meridiano del bazo

final

comienzo

final

comienzo

Figura 13.
Seguir el meridiano del corazón

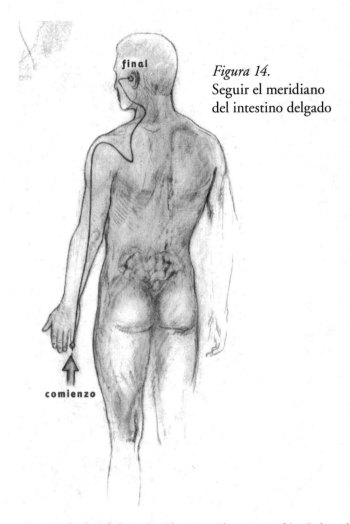

Figura 14.
Seguir el meridiano
del intestino delgado

El meridiano del riñón (de 17:00 h a 19:00 h): Coloca los dedos en la parte anterior de la planta del pie, con el dedo corazón alineado con el espacio entre el primer y el segundo dedo. Arrastra los dedos hacia arriba hacia la parte interior de cada pie, da la vuelta por detrás del tobillo y asciende por el lado interior de las piernas y la parte frontal del torso hasta llegar a los K-27, los puntos que se hallan debajo de la clavícula en la parte superior del esternón (*véase* figura 16). Masajea con fuerza estos puntos.

El meridiano de circulación-sexo (de 19:00 h a 21:00 h): Coloca los dedos de una mano en la parte exterior del pezón opuesto, asciende hasta el hombro y desciende por el lado interior del brazo, para concluir en el dedo corazón (*véase* figura 17). Trabaja en ambos lados.

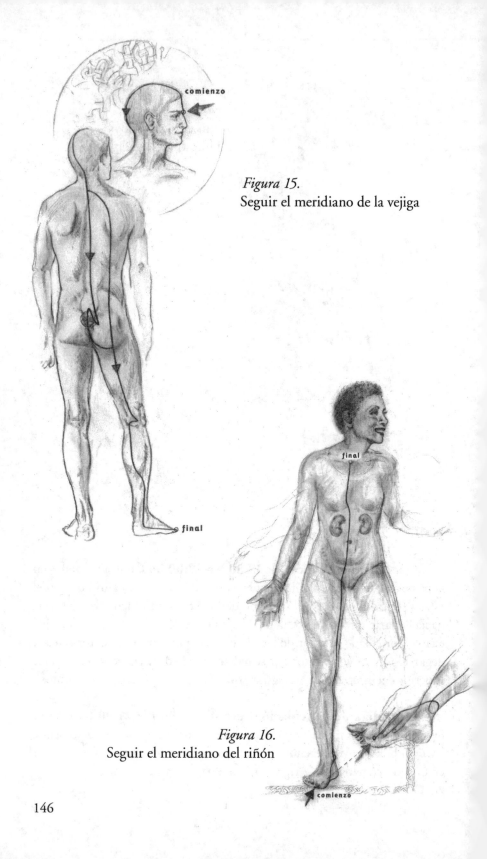

Figura 15.
Seguir el meridiano de la vejiga

Figura 16.
Seguir el meridiano del riñón

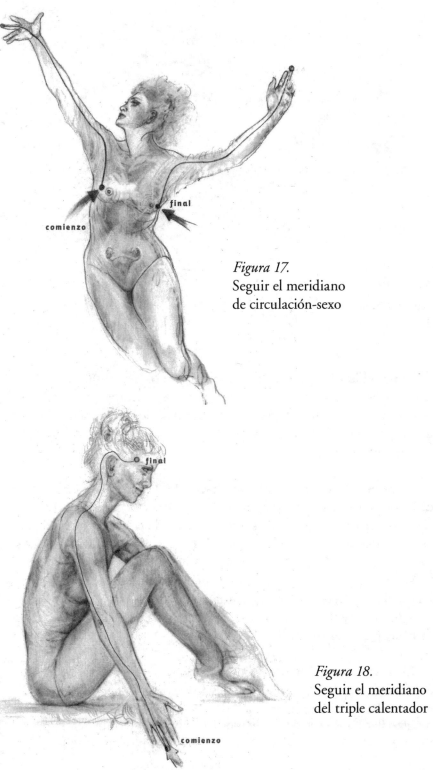

comienzo

final

Figura 17.
Seguir el meridiano
de circulación-sexo

final

Figura 18.
Seguir el meridiano
del triple calentador

comienzo

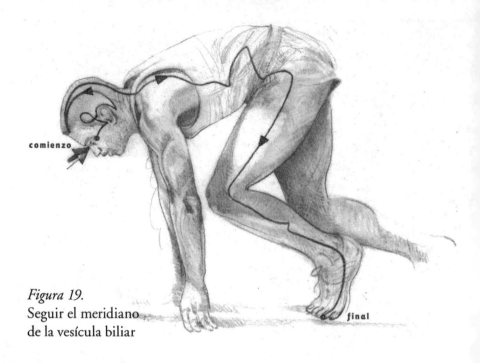

comienzo

final

Figura 19.
Seguir el meridiano
de la vesícula biliar

El meridiano del triple calentador (de 21:00 h a 23:00 h): Coloca la mano en el lado contrario y, empezando por el dedo anular, asciende en línea recta hacia arriba hasta llegar por debajo de la oreja, sigue el borde y la parte posterior de la oreja y termina en las sienes (*véase* figura 18). Trabaja en ambos lados.

El meridiano de la vesícula biliar (de 23:00 h a 1:00 h): Coloca los dedos de ambas manos en la parte exterior de las cejas, pasa al orificio de las orejas, aparta los dedos unos 5 centímetros, describe un círculo hacia delante y dirígete a la parte posterior de las orejas. Avanza hasta llegar a la frente y vuelve atrás, pasando por la coronilla y por encima de los hombros. Lleva las manos a la parte lateral de las costillas, avanza siguiendo las costillas y pasa a la cintura; continúa por las caderas y desciende en línea recta por el lado exterior de las piernas, para terminar en el cuarto dedo del pie (*véase* figura 19).

El meridiano del hígado (de 1:00 h a 3:00 h): Coloca los dedos en ambos lados en la parte interior del dedo gordo y sigue en línea recta hacia arriba por el lado interior de las piernas hasta llegar a las caderas; dirígete hacia los costados, sube por las costillas y termina en la parte superior de las mismas, justo por debajo de los pezones (*véase* figura 20).

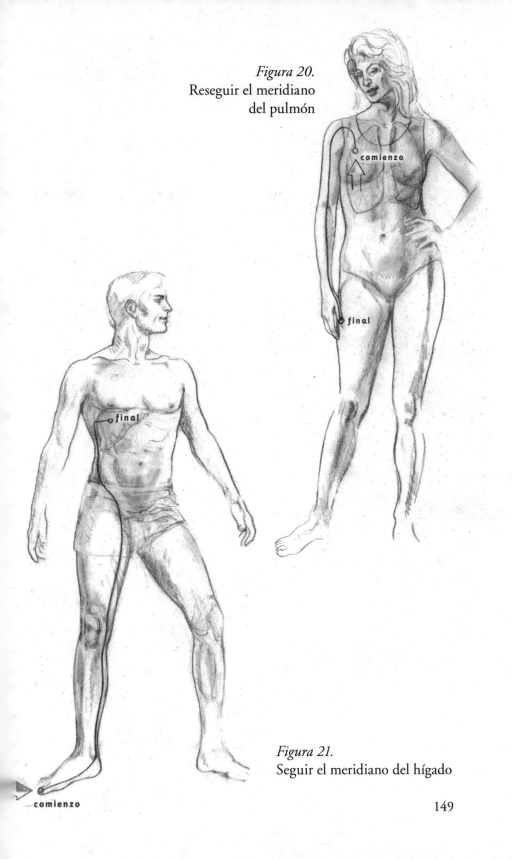

Figura 20.
Reseguir el meridiano
del pulmón

comienzo

final

final

comienzo

Figura 21.
Seguir el meridiano del hígado

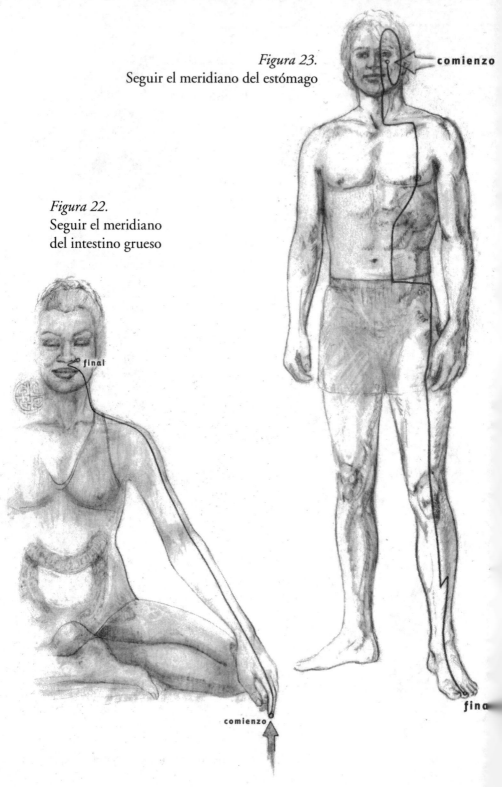

Figura 23.
Seguir el meridiano del estómago

comienzo

Figura 22.
Seguir el meridiano
del intestino grueso

final

comienzo

fina

El meridiano del pulmón (de 3:00 h a 5:00 h): Apoya una mano sobre el pulmón del lado contrario y empújala hacia arriba, pasando por el hombro, y vuelve hacia abajo por la parte interior del brazo para terminar en el pulgar (*véase* figura 21). Trabaja en ambos lados.

El meridiano del intestino grueso (de 5:00 h a 7:00 h): Coloca los dedos estirados de una mano en la yema del dedo índice de la mano contraria, sigue por el brazo en línea recta hacia arriba pasando por el hombro y pasa por el cuello hasta llegar a la parte inferior de la nariz para terminar en la punta de la nariz (*véase* figura 23).

El meridiano del estómago (de 7:00 h a 9:00 h): Coloca ambas manos por debajo de los ojos, condúcelas hasta la mandíbula y describe un círculo alrededor de la cara hasta llegar a la frente; pasando por los ojos, desciende a la clavícula, gira hacia los laterales y baja por los pechos, entrando en la cintura y saliendo por las caderas; sigue por las piernas en línea recta hacia abajo para terminar en el segundo dedo del pie (*véase* figura 23).

Además de los pasos y dibujos en este libro, también existe un programa en DVD llamado *Energy Medicine: The Essential Techniques*, que está a la venta en www.innersource.net. El programa de DVD me permite mostrar personalmente la mayoría de los procedimientos que se describen en este libro.

La secuencia de seguir los meridianos empieza y termina en los meridianos central, gobernador y del bazo, lo que refuerza el circuito. De hecho, se puede empezar por cualquier meridiano y proseguir en el orden descrito. Resulta especialmente beneficioso empezar por el lugar más vulnerable. Después del central y el gobernador, pasa al meridano del bazo o a cualquier otro que te muestre la intuición. Los chinos por lo general empiezan con el meridiano del pulmón, ya que implica la respiración. Según mi experiencia, comenzar por el meridiano del bazo aporta muchos beneficios. Ante todo, el meridiano del bazo proporciona la energía esencial para el sistema inmunológico, y cada uno de los meridianos resulta afectado por ello. Subsana desequilibrios químicos, así como problemas con el suministro de sangre. Si uno está enfermo o le falta energía, es probable que el meridiano del bazo esté débil. Al seguir primero el meridiano del bazo, se crea una base sólida para el resto del procedimiento.

El ejercicio diario de seguir los meridianos conllevará grandes beneficios para tu salud y bienestar. Con todo, un meridiano puede estar tan inmerso en su tarea de equilibrar los órganos que controla, o bien estar tan abrumado o bloqueado, que el mero ejercicio de seguirlo no le permita recuperar su movimiento natural. El resto de este capítulo te enseñará cómo identificar y corregir tales desequilibrios.

LOS MERIDIANOS FUNCIONAN DEL MISMO MODO QUE LOS ÓRGANOS A LOS QUE CONTROLAN

Cada meridiano, como mínimo, fluye y controla un órgano o sistema fisiológico. Al igual que los riñones, por ejemplo, la función del meridiano del riñón es purificar. El meridiano del riñón filtra energías tóxicas con el fin de que las energías bloqueadas vuelvan a fluir. Cuando quiero depurar un sistema en particular, trabajo con el meridiano del riñón; por ejemplo, en el caso de que el sistema linfático esté debilitado, la espalda estará tensa y se producirá una obturación de energía por debajo de la cintura o el cuerpo estará incubando una enfermedad. El meridiano del riñón filtra las energías del cuerpo, para depurarlas, vitalizarlas y refrescarlas, con lo que también se renuevan las energías del propio riñón. Los primeros puntos en el meridiano del riñón, situados en la planta de los pies, reciben el nombre de puntos de la fuente de la vida (*véase* figura 24). El meridiano del riñón se considera el centro de las fuerzas vitales para los comienzos y las renovaciones.

Un médico que trabajaba en emergencias participó en una de mis clases, porque quería estar más abierto a la medicina alternativa. Pero las clases le decepcionaron, porque no era capaz de sentir las energías que los demás parecían tener presentes. A pesar de asegurarle que no era necesario y que todo sucede a su debido tiempo, se sentía tan frustrado por todas las afirmaciones sobre energía que, por otro lado, no podía ni sentir ni ver, que la clase acabó ejerciendo más bien la función de impedirle recorrer nuevos caminos en lugar de posibilitarle esta labor. Pero, una noche que estaba de guardia, ingresó en el hospital un hombre que se encontraba en estado de choque. El paciente no respondía a los procedimientos médicos habituales y se estaba muriendo. De repente, el médico recordó una demostración que había hecho en clase sobre el origen de los puntos vitales. Presionó esos puntos lo más fuerte que pudo. Dijo, «se sentía como si hubiera colocado un tapón en el recipiente de donde escapaba su fuerza vital». Inmediatamente, todos los instrumentos mostraron que volvía a la vida. El paciente sobrevivió, y en la siguiente clase, el médico describió de manera triunfal su primera experiencia de sentir la energía.

Figura 24.
Puntos de la fuente de la vida

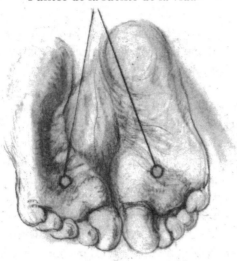

EL TEST DE ENERGÍA DE LOS MERIDIANOS

Una de las herramientas más poderosas con la que podemos trabajar para cuidar de nuestra salud consiste en aprender a examinar el flujo de energía a través de los meridianos. El test de los meridianos nos permite tomar las mejores medidas para satisfacer las verdaderas necesidades del cuerpo. Los meridianos no sólo están relacionados con un órgano principal y un sistema energético, sino también con los músculos, que constituyen la base del test de energía.

Un dato que puede resultar interesante es que el meridiano no necesariamente pasa por el órgano al que influye. En el embrión, en cambio, cada meridiano pasa por el músculo correspondiente. Aunque, a veces, el meridiano y el músculo se separan el uno del otro (por ejemplo, cuando los miembros crecen), siempre permanece la impronta de su relación inicial. El puente energético traspasa la separación física, y el test de energía se aprovecha de esta relación que perdura.

Aunque se han elaborado tests de energía para cada meridiano, necesarios para un trabajo más avanzado,[79] una manera más sencilla de examinar los meridianos es usando un solo test, el test indicador general, y algunos puntos específicos de «alarma» (*véase* figura 25). Los puntos de alarma son aquellos puntos de acupuntura que actúan como interruptores de un circuito sobre el sistema de meridianos. Cuando requiere atención, una alarma se enciende. Cada meridiano cuenta con un punto de alarma o con un par de ellos. Cuando existe un exceso de energía en el meridiano, se activa el punto de alarma y se interrumpe la energía. Si encontramos un punto de alarma activado, esto significa que hay una interferencia en algún lugar del meridiano o bien en un órgano relacionado con él. Cuando estas interferencias se tornan crónicas, son precursoras de una enfermedad.

Un test de los puntos de alarma nos puede indicar si las energías de un meridiano presentan un exceso, una deficiencia, una alteración o bien un bloqueo. Si al tocar un punto de alarma se debilita el músculo indicador, éste estará avisando para que se le preste la atención necesaria y el interruptor del circuito necesitará una reprogramación una vez que la crisis esté superada. Estoy convencida de que, en un pasado remoto, cuando la gente estaba aún más en contacto con la naturaleza, intuía los desequilibrios causados por la respuesta de alarma del cuerpo, y sabía instintivamente cómo había que subsanarlos por medio de la manipulación o del masaje. Hoy, estamos expuestos a muchos más contaminantes y factores de estrés, que, continuamente, activan nuestro sistema de alarma, y hemos perdido la conexión con nuestro instinto natural para recuperar el equilibrio.

Es posible identificar qué puntos de alarma están activados, simplemente verificando si el punto está blando o no:

1. Localiza cada punto de alarma en figura 25 (*véanse* también las descripciones siguientes).
2. Coloca el pulgar, así como los dedos índice y corazón, en el punto adecuado y, ejerciendo un poco de presión, tuércelo un cuarto de vuelta.
3. Anota o recuerda qué puntos de alarma estaban blandos.

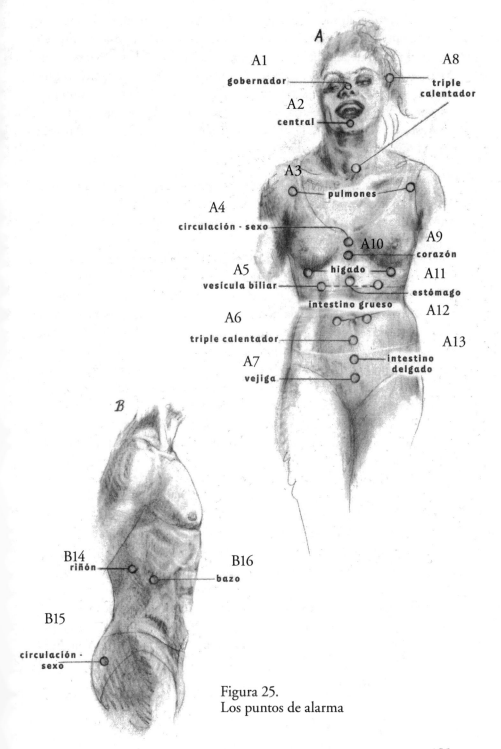

A

A1
gobernador

A8
triple
calentador

A2
central

A3
pulmones

A4
circulación - sexo

A10

A9
corazón

A5
vesícula biliar

hígado

A11
estómago

intestino grueso

A12

A6
triple calentador

A13

A7
vejiga

intestino
delgado

B

B14
riñón

B16
bazo

B15

circulación -
sexo

Figura 25.
Los puntos de alarma

Si es posible, lo mejor es hacer el test de energía para cada punto de alarma entre dos personas. El procedimiento consiste, básicamente, en tocar el punto de alarma con el pulgar y los dedos índice y corazón, los tres juntos, mientras la otra persona te realiza en el otro brazo el test indicador general que se describe en el capítulo 3. Si, al tocar los puntos de alarma, se hace evidente una deficiencia en el flujo de energía, esto indica que ésta se halla en el meridiano asociado a ese punto de alarma. Empieza por el meridiano gobernador:

1. Localiza el punto de alarma que corresponde al meridiano gobernador en la figura 25.
2. Apoya el pulgar, el índice y el corazón, los tres juntos, sobre el punto de alarma.
3. Haz el test indicador general: estira el otro brazo apuntando hacia delante, en línea paralela al suelo y, a continuación, gíralo hacia el costado unos 45 grados (el brazo izquierdo hacia la izquierda y el brazo derecho hacia la derecha). El codo debería estar recto, la mano abierta y la palma mirando hacia abajo (*véase* figura 4). Pide a tu pareja que ponga los dedos de una mano abierta detrás de tu muñeca. Mientras resistes, la otra persona irá empujando hacia abajo, con firmeza, durante un máximo de dos segundos, para determinar si el músculo se mantiene firme.
4. Si trabajas con unos puntos de meridiano que van de dos en dos, como se indica en la figura 25, examina cada punto de alarma por separado.
5. Existen tres resultados posibles:
   a. Si el músculo se mantuvo firme en su lugar mientras se examinaba el punto de alarma, esto indica que la energía en el meridiano fluye con facilidad.
   b. Si el músculo cedió, existe una interferencia en algún lugar en el meridiano: exceso o falta de energía o una combinación de ambos, como si se tratara de una carretera que va vacía por un lado, mientras que por el otro está excesivamente llena.
   c. Si el meridiano tiene unos puntos de alarma que forman un par y el test dio un resultado bajo para uno y alto para otro, la interferencia en el meridiano reside en el lado del cuerpo que dio el resultado bajo.

Con los puntos de alarma, se puede hacer rápidamente el test de energía para los catorce meridianos. Examina primero el meridiano gobernador, después el central y, luego, continúa con los doce meridianos que quedan, localizando los puntos de alarma como se indica en la figura 25. Los primeros ocho puntos de alarma se encuentran en una línea recta que desciende por el lado frontal del cuerpo:

Gobernador: La punta de la nariz.

Central: El centro del mentón.

Triple calentador: En el hueco por debajo de la nuez (el punto tradicional está unos 2 o 3 centímetros por debajo del ombligo, pero no resulta fiable para este test de energía[80]).

Circulación-sexo: En el medio, entre los pezones.[81]

Corazón: El extremo inferior del esternón.

Estómago: A medio camino entre la parte inferior del esternón y el ombligo.

Intestino grueso: A medio camino entre el ombligo y el hueso púbico.

Vejiga: A 2,5 centímetros por encima del hueso púbico.

Los puntos de alarma que quedan forman un par y hay que examinar cada uno de los lados. Vuelve a la parte superior del cuerpo:

Pulmones: Deja caer los pulgares en la parte superior y exterior del tórax en el lugar en que caen de manera natural, cerca de la base del brazo.

Hígado: Describe una línea desde el pezón en línea recta hacia abajo hasta la primera costilla por debajo del pecho.

Vesícula biliar: Salta otros 2 o 3 centímetros hasta el borde de las costillas.

Bazo: Coloca los pulgares por debajo de las axilas y desciende hasta la costilla inferior en los costados.

Intestino grueso: Coloca los dedos en la parte inferior del abdomen y sepáralos unos 5 centímetros hacia cada lado.

Cómo superar el nerviosismo antes de una presentación, una entrevista o un cara a cara

Los tres golpes (*véase* pág. 100), la postura Wayne Cook (*véase* pág. 111), y un paso cruzado vigoroso (*véase* pág. 107) forman una rutina eficaz para que el campo energético sea el correcto, cruzar las energías de los hemisferios izquierdo y derecho y eliminar del organismo las hormonas del estrés. Practica estos ejercicios como preparación y, justo antes de que tenga lugar el evento, realiza la cremallera, junto con una afirmación (*véase* pág. 121).

CORREGIR LOS DESEQUILIBRIOS EN LOS MERIDIANOS

Si el brazo cede en el test de energía de los puntos de alarma, indica que existe una interferencia en las energías que pasan por ese meridiano. La causa puede ser una reacción frente a alguna cosa que se encuentre en el entorno, una indisposición física momentánea, como una indigestión o una infección, o un trauma. Si el desequilibrio es crónico, puede indicar que existe una enfermedad subyacente. Pero puesto que muchas de las necesidades del cuerpo están atendidas por sistemas que se solapan, es bastante extraño que un solo meridiano sea la causa de la enfermedad; ésta suele implicar un colapso más amplio. El test de energía también está relacionado con el tiempo que hace que el problema está presente, con otros meridianos que están desequilibrados y con el estado general de salud. No obstante, es bueno saber que se pueden corregir desequilibrios existentes incluso antes de conocer sus causas. Los procedimientos que se presentan a continuación te ayudarán a crear un campo energético más fuerte, así como a que tu salud general sea mejor. Con un campo energético fuerte, serás mucho más resistente a cualquier enfermedad.

Hasta ahora, has aprendido a seguir los meridianos para que se liberen de las obturaciones y fortalecerlos y has practicado el test de energía en los catorce meridianos con el fin de determinar si alguno de ellos sigue estando desequilibrado. Si un meridiano no responde al método que se ha comentado, suele indicar que existe una disfunción crónica. Hay muchas más maneras para corregir tales problemas crónicos, incluidas las siguientes técnicas:

- Estirar y torcer los puntos de alarma;
- Limpiar un meridiano;
- Masajear los puntos neurolinfáticos reflejos;
- Ejercer presión en los puntos de digitopuntura del meridiano.

Estirar y torcer. Un método simple, pero eficaz, para corregir el desequilibrio en un meridiano consiste en estirar y torcer la piel que se encuentra encima del punto de alarma, en el mismo lugar donde se realizó el test de energía (duración: 10 segundos por cada punto):

1. Coloca los dedos de una mano en el punto de alarma mientras inspiras.
2. Al espirar, presiona con el pulgar, el índice y el corazón en el punto de alarma, a la vez que haces girar la piel, un cuarto de giro aproximadamente, primero en una dirección y después en la otra.

Limpiar un meridiano. Escoge uno de los meridianos que dieron un resultado bajo en el test o uno que esté relacionado con un órgano o un sistema que te cause problemas. Si no eres consciente de tener ningún problema, toma el meridiano del pulmón. Los procedimientos que se explican a continuación, como darse un baño, son inofensivos para el cuerpo, y, teniendo en cuenta la abundancia de contaminantes que los pulmones tienen que eliminar cada día, limpiar el meridiano del pulmón, incluso cuando está equilibrado, es siempre conveniente para aumentar su eficacia. Para realizar la limpieza, sigue los siguientes pasos (duración: 30 segundos):

1. En primer lugar, localiza el diagrama en el libro para poder seguir el meridiano seleccionado (*véanse* las figuras 10-23).
2. Utiliza una o ambas manos para seguir el meridiano en el sentido contrario al natural (el sentido natural es el que muestra el diagrama).
3. Inspira mientras vas recorriendo el meridiano con las manos. Puedes imaginarte que la mano es un imán que va sacando todas las energías que están estancadas en el meridiano.
4. Espira y sacude las manos para deshacerte de esas energías.
5. Después de limpiar el meridiano, recórrelo tres veces en su dirección natural, de manera lenta y consciente.

La limpieza de un meridiano consiste en realizar una limpieza energética, de manera que la vía del meridiano quedará despejada siempre que sigamos su flujo con la mano. Esta limpieza puede tener tanto un efecto calmante como energizante, dependiendo de si el meridiano posee un exceso o bien una carencia de energía. Sacar la energía del meridano mediante esta técnica se asemeja a limpiar un filtro. A menudo, es conveniente limpiar un meridiano antes de reforzarlo, ya que de este modo se eliminan los residuos energéticos, con lo que queda más espacio para la nueva energía.

Masajear los puntos neurolinfáticos reflejos. Cuando se sigue o se limpia un meridiano, las energías de las manos mueven las energías que éste alberga. Al masajear los puntos neurolinfáticos reflejos, se eliminan las sustancias tóxicas de los meridianos. El masaje linfático (*véase* pág.) limpia el sistema linfático y cada uno de sus meridianos. Por ese motivo, y dentro de la rutina diaria de cinco minutos, debes familiarizarte con los puntos reflejos neurolinfáticos que están al alcance de las manos (*véase* figura 9), así como practicar el masaje de aquellos puntos que están blandos, siempre teniendo cuidado de posibles zonas en las que el dolor, en lugar de centrarse en un punto reflejo, se debe a una herida o a un tirón. Cada meridiano está vinculado a unos puntos específicos, aunque, en vez de hacer el test de energía o de saber qué punto está conectado con qué meridiano, simplemente se pueden masajear los puntos reflejos neurolinfáticos que resultan dolorosos. El cuerpo proporcionará una respuesta inmediata, al reactivarse el flujo de las energías bloqueadas. Si el mismo punto está constantemente blando, conviene identificar el meridiano en el que se encuentra para detectar posibles patrones anormales. La función del sistema neurolinfático consiste en mantener el flujo de la linfa, la sangre y las energías de los meridianos. Al masajear esos puntos, expulsamos las toxinas de los músculos a la vez que penetra nueva energía en todo el organismo.

Ejercer presión en los puntos de digitopuntura del meridiano. Cada meridiano alberga entre 9 y 67 puntos de acupuntura. Es posible influir en el flujo de cada uno de estos meridianos sin utilizar agujas de acupuntura, simplemente colocando los dedos en puntos específicos y presionándolos durante dos o tres minutos. Estos puntos pueden ser:

- Los puntos situados sobre el meridiano que estamos intentando activar;
- Los puntos sobre un meridiano que se encuentra más allá del meridiano que estamos intentando liberar.

Los puntos que se presionan para estimular la entrada de energía en un meridiano se llaman *puntos de refuerzo*. Los puntos que se trabajan para liberar las energías que presentan un exceso o un bloqueo son los *puntos calmantes*. Tanto los puntos de refuerzo como los calmantes tienen, en realidad, un efecto fortalecedor. Los puntos de refuerzo fortalecen los meridianos al *aportarles energía*. Los puntos calmantes, en cambio, fortalecen al *eliminar el exceso de energía*.

Figura 26.
Los puntos de acupuntura de refuerzo y calmantes

Los puntos de refuerzo
Reforzar el meridiano
aportando energía

Los puntos calmantes
Reforzar el meridiano
liberando el exceso de energía

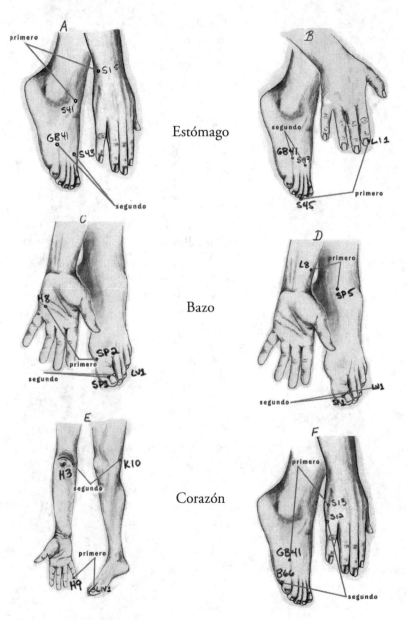

Estómago

Bazo

Corazón

(Continúa en la página siguiente)

Los puntos de refuerzo   Los puntos calmantes

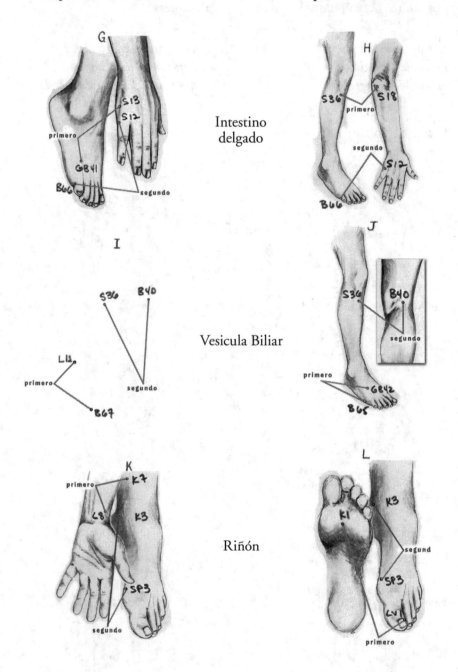

Intestino
delgado

Vesicula Biliar

Riñón

(Continúa en la página siguiente)

Los puntos de refuerzo   Los puntos calmantes

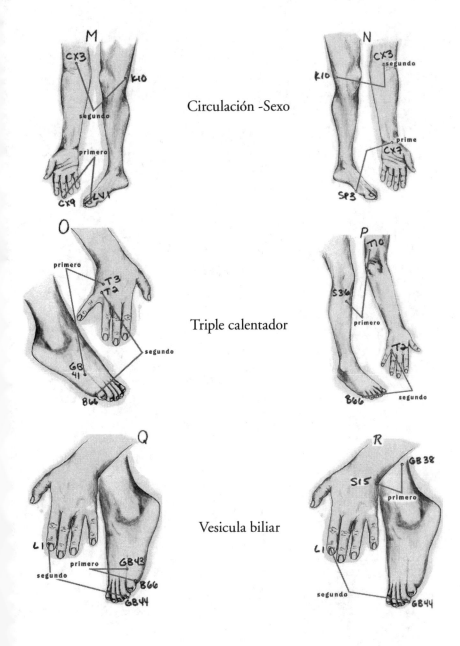

Circulación -Sexo

Triple calentador

Vesicula biliar

(Continúa en la página siguiente) 163

Los puntos de refuerzo   Los puntos calmantes

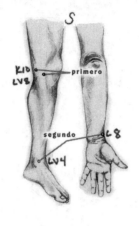

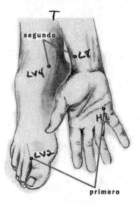

Hígado

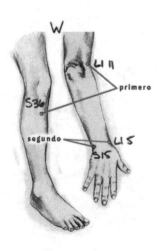

Pulmón

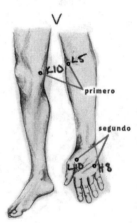

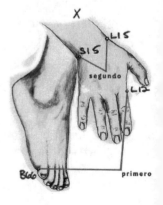

Intestino grueso

Los puntos calmantes se usan en el control del dolor, así como en otras alteraciones en que las energías han quedado atascadas. Al presionar los puntos calmantes y de refuerzo de un meridiano en particular, las manos actúan a modo de arranque para transportar la energía de un meridiano al otro. La presión en los puntos puede hacer que surja la energía en esa zona en concreto, algo que constituye la base de la digitopuntura. En la figura 26 se pueden observar los puntos calmantes y de refuerzo para doce de los catorce meridianos (el ejercicio de la conexión, descrito en página 125 equilibra los meridianos central y gobernador):

Busca la(s) figura(s) que representan aquellos meridianos que, después de seguirlos, limpiarlos o masajearlos, han quedado desequilibrados. Las abreviaturas seguidas por un número constituyen el nombre del punto de acupuntura. SI 5, por ejemplo, se refiere al quinto punto de acupuntura sobre el meridiano del intestino delgado.

1. Con firmeza, pero sin hacer fuerza, ejerce presión en los puntos en los que aparece el término «primero», durante dos o tres minutos.
2. Presiona los puntos en los que aparezca «segundo» durante unos dos minutos. Continúa con los meridianos adicionales, cuyo resultado fue bajo en el test de los puntos de alarma.

Cómo liberar la rigidez

La suspensión de la columna afecta a todos los meridianos y los chakras, al alargar y estirar la columna, distender los omóplatos y transportar energía de un lado del cuerpo al otro. Puede ejercer un efecto rejuvenecedor y prevenir la fatiga (duración: de 1 a 2 minutos):

1. Ponte de pie con los pies separados a una distancia un poco mayor que la que hay entre los hombros.
2. Apoya las manos en los muslos por encima de las rodillas flexionadas y pon los brazos rectos. Inspira profundamente varias veces. La posición se asemeja a estar sentado en una silla invisible (*véase* figura 27).
3. Con la cabeza hacia delante y las nalgas hacia atrás, mueve un poco los pies, de manera que las rodillas queden justo encima de los tobillos y la espalda esté recta. Estás creando una especie de puente colgante.
4. Lentamente, estira un hombro hacia la rodilla contraria. Repite la misma operación con el otro hombro. Es un ejercicio de cruce. Sentirás el estiramiento en toda la espalda. Se puede repetir varias veces.
5. Levántate, poco a poco, con los brazos colgando, hasta estar de pie.

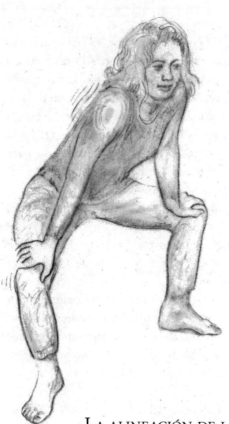

Figura 27.
La suspensión de la columna

LA ALINEACIÓN DE LOS MERIDIANOS CON LOS MERIDIANOS DE LA TIERRA

El movimiento de la Tierra, los husos horarios y los cambios de estación influyen en el flujo de energía de los meridianos. Del mismo modo que la marea pasa por un ciclo diario, cada uno de los meridianos tiene su ciclo de veinticuatro horas. Con doce meridianos principales, cada uno tiene una «pleamar» de dos horas, período en el que las energías alcanzan su punto culminante, aumenta la frecuencia de las pulsaciones y la absorción de energía. Doce horas más tarde, llega al punto de «bajamar», el período de descanso. Cada meridiano tiene su punto de pleamar o cúspide, como un reloj, y estos períodos se plasman en la rueda de los meridianos (*véase* figura 28). Observa también la relación que existe entre cada meridiano y el meridiano que se halla en el lado opuesto de la rueda. Cuando un meridiano yang llega al cenit de su ciclo, el meridiano yin correspondiente se encuentra en su punto más bajo. Yang es el principio activo, extrovertido y expansivo dentro de la cosmología china; yin es el principio receptivo, introvertido y contrayente.

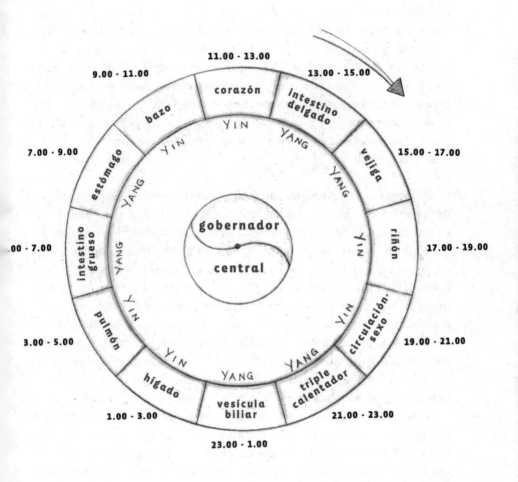

Figura 28.
La rueda de los meridianos

Una manera de familiarizarnos con la relación entre los ciclos del cuerpo y la rueda de los meridianos es ir apuntando durante una semana las horas del día en que advertimos cambios en nuestro estado físico. ¿Perdemos energía y tenemos sueño a una hora en particular durante el día? ¿Hay un momento en el día en que somos más susceptibles a tener dolor de cabeza? ¿Parece que las palpitaciones se aceleran cada día a una hora determinada? ¿En qué momento tenemos más entusiasmo? ¿Cuándo estamos de peor humor? ¿A qué hora tenemos caprichos? ¿En qué momento estamos más indecisos? Apunta también los cambios sutiles. Al cabo de una semana aproximadamente, busca los patrones. Toma nota de cualquier cosa que parezca suceder o potenciarse a una hora en particular y piensa si el meridiano, que pasa por su cúspide en ese momento, puede estar relacionado.

Reforzar una conexión energética débil. Por ejemplo, la mayoría de la gente tiene sueño entre las 15:00 y las 17:00 horas. Es el momento en que la energía de la vejiga debería alcanzar su cenit. El meridiano de la vejiga rige el sistema nervioso, ya que este meridiano alberga todos los nervios que se hallan a lo largo de la columna. Si descansamos a esta hora del día, reservamos la energía para que se pueda recuperar el sistema nervioso. Tal vez la naturaleza lo programó de este modo para que pudiéramos renovarnos hacia el atardecer. Hemos estado activos todo el día y acabamos de emplear muchísima energía para comer y digerir (el meridiano del intestino delgado ha llegado a su cúspide entre las 13:00 y las 15:00 horas), y no es casualidad que en muchas culturas, que están más próximas a los ritmos de la Tierra, la gente haga una siesta a esta hora. Un vistazo al meridiano que se encuentra en su punto más bajo puede completar el cuadro. El meridiano del pulmón, la polaridad de la vejiga (*véase* la rueda), se halla en su punto más bajo a esta hora. El cuerpo recibe la cantidad más baja de oxígeno, lo que también contribuye a que tengamos ganas de hacer una siesta. A esta hora es natural dejar que se recuperen los sistemas digestivo y nervioso. De hecho, si por la tarde tenemos sueño, no significa necesariamente que tengamos un problema.

Quizás debamos que adecuar nuestro ritmo a las demandas de la vida para rendir bien en un trabajo de 8:00 a 17:00 horas u otro horario que incluya un período de energía baja. Una de las quejas más frecuentes acerca del período que va de las 15:00 a las 17:00 horas procede de las madres, que dicen: «Es la hora del día en que quiero estar lo más alerta posible porque es cuando los niños regresan a casa del colegio. Necesitan que esté presente, pero yo me estoy durmiendo. Parece que ni siquiera estoy interesada en lo que dicen».

Cómo estar en las mejores condiciones posibles cuando los niños regresan del colegio o a la pareja vuelve del trabajo

Diez minutos antes de la hora a la que normalmente llegan a casa, detén cualquier actividad que estés realizando y (10 minutos de duración):

1. Si estás agotado probablemente se deba a que las energías están circulando en sentido contrario. Empieza con los tres golpes (*véase* pág. 100) y el estiramiento de la coronilla (*véase* pág. 115).
2. Si esto no consigue reanimarte quizás tenga su origen en las energías alteradas. Realiza la postura Wayne Cook (*véase* pág. 111).
3. Si te sientes nervioso, libera toda la agresión o frustración acumulada haciendo el ejercicio expulsar el veneno (*véase* pág. 267).
4. Si esto no consigue calmarte del todo, realiza el ejercicio bajar la llama (*véase* pág. 268).
5. Tanto si estás agotado como nervioso, concluye el ritual con el ejercicio conectar cielo y tierra (*véase* pág. 300) y la cremallera con una afirmación (*véase* pág. 121), al mismo tiempo que anuncias que te encuentras totalmente disponible para tus hijos (o pareja), mientras te vas preparando para lo que se avecina.

Puedes practicar estos ejercicios también junto a tus hijos para realinear sus energías después del colegio, o con tu pareja para que regrese a casa de una manera más armoniosa.

Al seguir los meridianos cada día de manera que se ajusten para poder afrontar la hora de energía baja, no sólo te será más fácil adaptarte a los horarios que te imponen, sino que también prevendrás posibles dolencias futuras. Si sigues los meridianos de manera regular durante las horas de energía baja, según se indica en las instrucciones siguientes, experimentarás un nuevo impulso de energía, al mismo tiempo que fortalecerás cualquier sistema vulnerable en el organismo.

Las horas que aparecen en la rueda de los meridianos indican los momentos de máxima energía de cada uno de ellos. Cada dos horas, otro meridiano alcanza su punto álgido. Al seguir los meridianos, siempre se empieza por el central y el gobernador. Puedes seguirlos, consultando las instrucciones que se ofrecen al principio de este capítulo: los meridianos central y gobernador, seguidos por el bazo; por otro lado, si iniciamos la rueda por el meridiano que está en su cúspide en ese momento, conseguiremos un aporte extra de energía.

1. Busca la hora del día y el correspondiente meridiano que esté en su punto máximo, según indica la rueda. Por ejemplo, si pierdes vitalidad alrededor de las 15:30 h, este momento coincide con el punto álgido del meridiano de la vejiga. Por tanto, después de trabajar con el central y el gobernador, te centrarás en el meridiano de la vejiga.
2. Sigue los meridianos en el sentido de las agujas del reloj y según el orden de la rueda.
3. Para terminar, vuelve a seguir los meridianos de la vejiga, el central y gobernador, en este mismo orden.

El *jet lag* altera la alineación con los meridianos de la Tierra. Este hecho tiene lugar cuando se aleja al cuerpo de forma antinatural del entorno electromagnético al que sus meridianos se han acostumbrado y se le ha trasladado a una zona horaria que no está en sintonía con ellos. El cuerpo sigue actuando según el zona horaria del que procede. Si viajamos en avión de Los Ángeles a Londres y partimos al mediodía, empezamos con el cuerpo en la hora del corazón (*véase* figura 29). Durante las diez horas que dura el vuelo, pasamos por cinco intervalos de dos horas, de manera que el cuerpo ha llegado a la hora del triple calentador del lugar de partida (las 22:00 horas), mientras que es la hora del intestino grueso en Londres (las 6:00 horas). Tenemos *jet lag*, porque los meridianos ya no están en sintonía con los meridianos de la Tierra.

Cualquier técnica energética para el *jet lag* funcionará mejor, si, durante el vuelo, nos levantamos de vez en cuando para estirarnos. En mi trabajo viajo mucho, y, a lo largo de los años, me he dado cuenta de que lo mejor es:

1. Hacer los tres golpes cada dos horas mientras respiras profundamente. El primer golpecito, el K-27, impide que los meridianos vayan en sentido contrario; el segundo golpecito, el timo, fortalece el sistema inmunológico, protegiéndote de los gérmenes en el aire; y el tercer golpecito, el meridiano del bazo, contribuye también a la resistencia inmunológica, al mismo tiempo que equilibra la composición de la sangre.

2. Realizar el ejercicio de conectar cielo y tierra (*véase* pág. 300) cada dos horas. Estira también las pantorrillas y cualquier otra parte que lo precise.

Imanes para el *jet lag*. Un método simple para estabilizar el cuerpo, mientras pasamos de una zona horaria a la otra, implica el uso de imanes. Consigue dos imanes redondos y averigua dónde se halla el norte en cada uno (*véase* pág. 361). Con una cinta adhesiva, sujétate los imanes al cinturón, uno en el lado izquierdo y el otro en el derecho. El imán del lado izquierdo debería tener el norte apuntando hacia el cuerpo. El imán de la derecha tendría que tener el sur apuntando hacia el cuerpo. No se deben llevar puestos imanes más de 24 horas. Los beneficios de esta técnica se basan en el hecho de que, cuando volamos, no estamos tan conectados al campo electromagnético de la Tierra y los imanes en el cuerpo compensan esta carencia.

Existen dos métodos adicionales para contrarrestar el *jet lag* que realmente reprograman los períodos de clímax y anticlimax de los meridianos de acuerdo con la zona horaria del lugar de destino. La primera técnica consiste en golpetear los puntos de acupuntura. Haz una fotocopia de la figura 29 y llévala contigo en el avión y:

1. En cuanto te sientes en el avión, busca la hora actual y la hora actual del lugar de destino.
2. Observa la figura 29. Junto a la franja horaria de dos horas, que incluye la hora local, se indica el nombre del meridiano que está en su cúspide y un punto de acupuntura. Busca este punto en el dibujo.
3. Al lado de la franja horaria de dos horas, que incluye la hora actual en la ciudad de destino, se halla el nombre de otro meridiano que se encuentra en su cúspide, junto al punto correspondiente de acupuntura. Busca este punto en el dibujo.
4. Golpetea con cierta fuerza ambos puntos de acupuntura, de forma simultánea o uno inmediatamente después que el otro, durante aproximadamente un minuto. Primero, golpetea los puntos de la hora actual y la de destino en un lado del cuerpo y, después, en el otro.
5. Repite esta operación cada dos horas para el siguiente par de meridianos. Es decir, ve avanzando en la lista hasta llegar al meridiano siguiente al de la hora del lugar de origen y hasta el meridiano que está por debajo de la hora del lugar de destino. Si duermes durante

este tiempo, al despertarte, simplemente golpetea los puntos que tendrán la función de situarte en la hora correcta.

6. Si el vuelo dura ocho horas o más, busca el punto de acupuntura asociado a la hora de llegada prevista. Durante las últimas cuatro horas de vuelo, golpetea este punto, de forma simultánea en los lados derecho e izquierdo del cuerpo, durante un minuto cada hora.

7. Se puede aumentar el efecto de esta técnica con la ayuda de un imán redondo con un agujero en el centro para poder colgarlo en un cordón. Después de golpetear cada punto de acupuntura, da la vuelta al imán encima del punto, tres o cuatro giros en cada dirección.

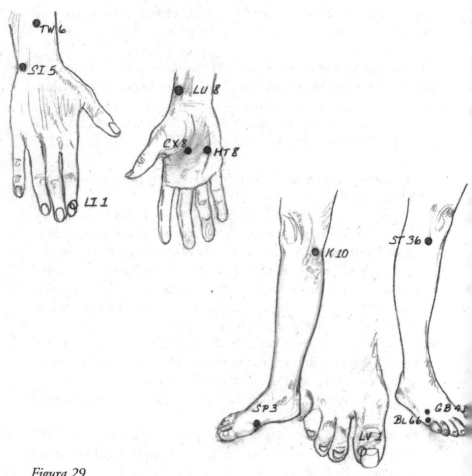

Figura 29.
Los puntos de presión para el *jet lag*

Hora del día	Meridiano	Punto de acupuntura
5:00-7:00 h	Intestino grueso	LI 1
7:00-9:00 h	Estómago	ST 36
9:00-11:00 h	Bazo	SP 3
11:00-13:00 h	Corazón	HT 8
13:00-15:00 h	Intestino delgado	SI 5
15:00-17:00 h	Vejiga	BL 66
17:00-19:00 h	Riñón	K10
19:00-21:00 h	Circulación-sexo	CX 8
21:00-23:00 h	Triple calentador	TW 6
23:00-1:00 h	Vesícula biliar	GB 41
1:00-3:00 h	Hígado	LV 1
3:00-5:00 h	Pulmones	LU 8

Una segunda manera de contrarrestar el *jet lag* consiste en seguir los meridianos en vez de golpetear los puntos de acupuntura. Aunque resulte más complejo, si ya sabes cómo seguir los meridianos, tal vez prefieras esta técnica.

1. Golpetea los K-27 (*véase* pág. 100), haz el paso cruzado (*véase* pág. 107) y sigue los meridianos (*véanse* figuras 10-23) antes de subir el avión. Después de seguir los meridianos central y gobernador, sigue el meridiano que se halle en su cúspide en ese momento. Si sigues los meridianos a las 18:00 horas, por ejemplo, comprobarás que el meridiano del riñón alcanza su punto máximo entre las 17:00 y las 19:00 horas.

2. Sigue la rueda en el sentido de las agujas del reloj, pasando por los otros once meridianos. Termina en el meridiano en el que empezaste (por ejemplo, del riñón, si empezaste a las 18:00 h) y luego el central y el gobernador.

3. A mitad del vuelo, adecúa tu reloj a la hora del lugar por encima del que está volando y, en un lugar donde puedas estar de pie, sigue los meridianos de acuerdo con la hora actual, siguiendo la rueda en el punto del meridiano que se halla en su cúspide. Siempre empieza con los K-27, el paso cruzado, el central y el gobernador.

4. Cuando llegues al lugar de destino, sigue los meridianos una vez más, de acuerdo con la nueva hora local.

El propósito de este capítulo ha sido ofrecer una introducción al sistema de meridianos. Volveremos a ellos en el capítulo 9, cuando se hable del tratamiento de enfermedades. A continuación, nos centraremos en los chakras, los depósitos de energía del cuerpo.

CAPÍTULO 5

LOS CHAKRAS

LOS CENTROS ENERGÉTICOS DEL CUERPO

En las culturas indígenas del mundo entero, se reconocen los principales centros tanto de actividad electromagnética como de energía vital. En la tradición huna, en Hawaii, se llaman centros auw; en la Cábala, son los centros del «árbol de la vida». En la tradición taoísta de China, el término es dantien y la teoría del yoga los llama chakras.

— WILLIAM COLLINGE
Energías sutiles

La palabra chakra significa «disco, vórtice o rueda». Mientras que los meridianos constituyen un sistema de circulación energética, los chakras son centros de energía. Cada chakra mayor del cuerpo humano es un centro de energía que se mueve en espirales y que se ubica en uno de los siete puntos, desde la base de la columna hasta la coronilla de la cabeza. La memoria está codificada energéticamente en los chakras de la misma manera que se almacena en las neuronas. Aunque la idea de una «memoria energética» paralela a la memoria neural es ajena al pensamiento occidental, en muchas tradiciones curativas se da por sentado. Se considera que cada evento importante externo o emocional queda grabado en la energía de los chakras, y mi experiencia personal también lo confirma. El conocimiento de los chakras de una persona me revela su historia, los obstáculos en su desarrollo, su vulnerabilidad ante las enfermedades y los anhelos de su alma.

Cuando un profesional con gran sensibilidad sostiene su mano sobre un chakra, ésta resuena con el dolor del respectivo órgano, la congestión en un nudo linfático, las alteraciones sutiles de la temperatura, los latidos o las áreas de una alteración emocional. He aprendido que estas sensaciones tienen un significado específico. La mano puede incluso vibrar con las energías de un chakra en una relación tan íntima que el sanador experimenta la visión de algunas vivencias personales o bien la alteración de uno de los órganos del paciente. Cuando todo apunta a que tendré una sola visita con alguien y quiero ofrecerle la máxima ayuda en sus problemas de salud y desarrollo personal, a menudo decido dedicar la sesión a los chakras. Tengo la certeza de que si me adentro más y experimento los sucesivos niveles de cada uno de los chakras, surgirá la información a la que antes no podía acceder.

Este capítulo pretende ser una introducción a las energías de los chakras y explicar cómo liberar, equilibrar y reforzar tanto tus chakras como los de otras personas.

LAS FUNCIONES DE LOS CHAKRAS A NIVEL FISIOLÓGICO, PSICOLÓGICO Y ESPIRITUAL

A nivel fisiológico, los chakras rodean con sus energías los órganos, con lo que ejercen cierta influencia en la salud de los mismos.[82] Cada chakra recibe el nombre de la parte del cuerpo sobre la cual ejerce su energía (*véase* figura 30). Sus nombres son, empezando desde la parte inferior: el chakra de la raíz, el chakra del sacro (el segundo chakra tiene una forma parecida a la matriz tanto en hombres como en mujeres, motivo por el que también se la denomina chakra de la matriz), el chakra del plexo solar, el chakra del corazón, el chakra de la garganta, el chakra frontal (tercer ojo) y el chakra de la corona. De hecho, los casos de los que se tiene noticia parecen indicar no sólo que el equilibrio de las energías de un chakra está relacionado con la salud del respectivo órgano, sino también que los desequilibrios en las energías de los chakras preceden a (y, por tanto, anticipan) una enfermedad.[83] La limpieza y el equilibrio de las energías alteradas de un chakra pueden acabar con enfermedades que todavía no se han manifestado plenamente y ayudar a sanar síntomas físicos. Los aspectos psicológicos de los chakras también están relacionados con sus funciones fisiológicas. Puesto que los chakras conservan experiencias, a menudo revelan la relación que existe entre el pasado de una persona y sus síntomas actuales. Una limpieza de los chakras que han quedado atrapados en las energías y los conflictos del pasado puede abrir el camino a una curación profunda de problemas de salud crónicos o subyacentes.

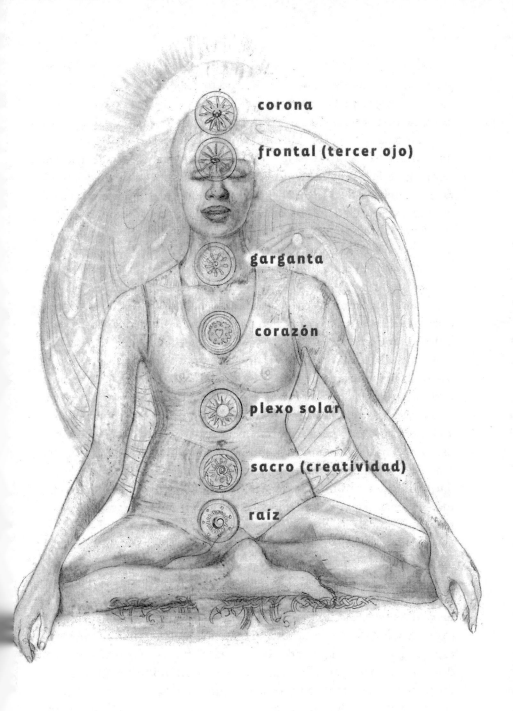

corona

frontal (tercer ojo)

garganta

corazón

plexo solar

sacro (creatividad)

raíz

Figura 30.
Los siete chakras mayores

A nivel psicológico, cada chakra desempeña unas funciones psicológicas particulares, como la regulación de aspectos específicos de la personalidad y la integración de experiencias difíciles en el sistema energético. Los aspectos de la personalidad que están regidos por un chakra en particular guardan relación con los principios de ese chakra. Cada chakra alberga una parte de la historia personal y cada uno cumple una función distinta. Los papeles de los chakras son: la supervivencia y la sexualidad (el chakra raíz), la creatividad (el chakra del sacro), la identidad y el poder (el chakra del plexo solar), el amor y la compasión (el chakra del corazón), la expresión (el chakra de la garganta), la percepción profunda y la comprensión (el chakra del tercer ojo), y la trascendencia del Yo (el chakra corona). Cuando dos chakras están energéticamente separados, los aspectos de la personalidad regidos por cada uno de ellos pueden convertirse en subpersonalidades antagonistas, como ilustra el conflicto clásico entre la mente y el corazón. De la misma manera en que los chakras pueden revelar nuestra historia, también pueden ocultarla. Una vez que se libera un chakra que ha estado bloqueado, nuestra vida puede volver a su cauce siguiendo la orientación progresiva que está codificada en ese chakra, en vez de quedarse atrapada en las energías y los principios relacionados con ese chakra.

Las *funciones espirituales* atribuidas a los chakras están vinculadas a ámbitos metafísicos tales como la «memoria ancestral», las «vidas pasadas» y los «arquetipos». A veces la información almacenada en un chakra específico relata una historia que versa sobre una persona de otro tiempo, que un sanador intuitivo sabe escuchar. Si esta historia se interpreta como una referencia a ese mismo individuo en una vida anterior, posiblemente pueda explicar a la perfección un síntoma físico o emocional difícil de captar y con el que la persona tiene que vivir en la actualidad (más adelante se cita un ejemplo en la página 179). Más importante aún es la manera en que los chakras resuenan con ciertos temas arquetípicos, patrones estructurales que trascienden el individuo y que nos afectan a todos. Estos temas universales son análogos a los psicológicos mencionados antes (como los de la supervivencia, la procreación, la identidad, el amor y la expresión), y representan nada menos que las fuerzas que determinan el desarrollo de la vida en el planeta. La energía de cada chakra constituye el microcosmos de uno de estos principios universales en su manifestación dentro del cuerpo. En un movimiento circular, se van introduciendo los prototipos energéticos en el cuerpo, alimentando la estructura física y conectando a éste con la sabiduría de la Naturaleza tal como se refleja en las energías sutiles que nos rodean.

Si se quiere desarrollar uno de los principios regidos por un chakra en particular, como, por ejemplo, la claridad y la fuerza de expresión, perteneciente al dominio del chakra de la garganta, puede (1) concentrarse en el chakra de la garganta, (2) utilizar técnicas físicas que lo equilibren y abran (que se muestran en este capítulo), y (3) dirigir la conciencia al chakra y, además, intentar establecer contacto con el principio de expresión tal y como existe en el universo. Si se actúa de este modo, se canaliza la fuerza hacia el centro de expresión y esta cualidad se cultiva de una manera sana e íntegra.

EL DESPERTAR DE UN CHAKRA

Un hombre había hecho daño en muchas ocasiones a su esposa debido a sus continuas infidelidades con otras mujeres. Sin embargo, se mostró desconcertado frente al sufrimiento de su esposa, ya que siempre era ella la que regresaba, dándole de este modo una prueba de su amor. También le sorprendió el hecho de que las otras mujeres con las que tenía las aventuras parecieran ofenderse. Para él, estos amoríos tenían, en primer lugar, una función biológica, y no podía comprender el escándalo que armaban sus amantes. Como estos encuentros fugaces eran muy apasionados y él se imaginaba que sus amantes también debían vivir una pasión semejante, no creía que existiera ningún motivo para sentirse disgustado u ofendido; además, le dijo a su esposa que cada una de estas infidelidades había terminado, de manera que no debía sentirse amenazada. Mostraba gran perplejidad al ver que las mujeres se ofendían. Al intentar explicar lo que a él le parecía evidente, exclamaba repetidamente: «¡No se puede combatir con la biología!». Su esposa finalmente decidió abandonarlo y le pidió el divorcio.

Los dos me vinieron a ver no para salvar el matrimonio, sino para que analizara los daños sufridos para poder terminar de la forma más civilizada posible y causar el menor dolor tanto a ellos mismos como a sus hijos. Él, sinceramente, no tenía ninguna intención de lastimarla ni a ella ni a sus hijos, pero era incapaz de comprender los sentimientos de su esposa. Ella opinaba que él era una persona marcada por la lucha y que, como consecuencia, hería a otros. No quería que siguiera haciendo daño a sus hijos o que les transmitiera sus valores o la infravaloración de la mujer a sus hijas.

Al principio de la sesión, decidí a trabajar a solas con el hombre. Le pedí a ella que regresara una hora después. Quería ver sus energías de manera independiente a las de su mujer, y deseaba determinar lo herido que realmente estaba. Me centré en sus chakras. El chakra del corazón presentaba de forma muy clara un colapso de energía, mientras que el de la raíz dejaba ver la historia más emocionante. A medida que fui adentrándome en niveles más profundos, empezaron a surgir emociones e imágenes de su infancia. De hecho, parecía como si nunca hubiese tenido una infancia, como si nunca hubiese existido un período de inocencia en su vida. Sentí que había estado viviendo una especie de existencia de supervivencia desde una edad muy temprana. Vi imágenes de castigos severos e impredecibles, algo que él confirmó más tarde, y parecía que para poder sobrevivir tuvo que desligarse de su corazón. Lo único que le causaba una alegría pura y espontánea era tener relaciones sexuales con alguien con quien no le ataba ninguna responsabilidad.

Era evidente que yo no iba a convencer a este hombre, pero incluso si se cerraba a cualquier otro punto de vista, me parecía que podía progresar si pudiera sentir todas las energías que estaban implicadas en sus relaciones. Y así sucedió. Al entrar de manera intuitiva en cada uno de sus chakras, pensé que lo mejor sería conectar el cuarto chakra, el del corazón con el de la raíz, el chakra de la sexualidad. De hecho, tenía un chakra del corazón sorprendentemente dulce y cariñoso, pero estaba casi por completo desconectado tanto de la conciencia como del chakra raíz.

Con la energía reprimida que procedía del fondo del chakra del corazón, le sobrecogió una enorme tristeza por perder a su mujer. Y también empezó a tener otros muchos sentimientos. Fue capaz de empatizar con el dolor y la pena de su esposa y de las otras mujeres. Pero su chakra del corazón estaba tan separado de su chakra raíz que todavía no podía entender por qué sus actos habían causado tanto dolor. Seguía pensando que el verdadero motivo de su molestia era su propia actitud con respecto al sexo, ya que ellas habían sido educadas con una moralidad que él consideraba obsoleta. Objetaba que eran sus valores rancios acerca del sexo los que causaban su pena, y no él.

Poco a poco, el circuito de los chakras del corazón y de la raíz empezaron a conectarse entre sí. Hay que destacar que lo logré con una técnica puramente física, es decir, mis manos describían círculos cada vez más amplios para extender la energía del chakra del corazón hasta que se saliera del mismo para alcanzar el del chakra de la raíz. Del resto se ocupó la naturaleza, ya que su chakra raíz deseaba fervientemente esa conexión.

Sintió una fuerza vibrante cuando las zonas del corazón y de la pelvis empezaron a establecer contacto. Empezó a comprender lo que había dicho su mujer, es decir, que para ella el acto sexual siempre implicaba el corazón. Aunque eso aún no equivalía a una transformación, sin embargo, le permitió considerar el punto de vista de ella, así como tener en cuenta las consecuencias de haberse desconectado del corazón a una edad tan temprana. Al encontrármelos cuatro años más tarde, me dijeron que habían permanecido juntos, y ambos me confesaron que su relación ya era monogámica.

UNA SINOPSIS DEL SISTEMA DE CHAKRAS

Los chakras son espirales de energía, esenciales en la práctica del yoga; además, también juegan un papel en otros sistemas de curación. Estos campos energéticos, según parece, se mueven en espirales ascendentes, al mismo tiempo que penetran en determinadas zonas del cuerpo e interactúan con las energías que rodean al organismo. Una investigación pionera de la la década de 1970, realizada por Valerie Hunt en el UCLA's Energy Fields Laboratory (Laboratorio de los campos energéticos de la Universidad de California Los Ángeles) demostró que ciertas zonas de la piel generaban oscilaciones eléctricas muy rápidas (hasta 1.600 ciclos por segundo, a diferencia de 0 a 100 ciclos por segundo en el cerebro, 225 en los músculos y 250 en el corazón[84]), y que estos dominios locales de energía correspondían a las antiguas descripciones de los chakras del cuerpo. El análisis de espectograma[85] y un tipo especial de fotografía[86] también revelan diferentes clases de energía o colores asociados con los distintos chakras.

Aunque el término *chakra* tiene su origen en la India, muchas culturas han identificado y han trabajado con estos centros de energía en forma de espiral; además, cualquier sanador que sea sensible a la energía, tarde o temprano, se encontrará con ellos. Junto con las distintas propiedades electromagnéticas de cada chakra, un meditador avanzado puede proyectar energía a través de un chakra, de manera que se multiplica el campo eléctrico de ese chakra.[87]

Generalmente, se distinguen siete chakras mayores, aunque también existen sistemas que identifican sólo cinco chakras mayores, así como otros que llegan a diez. Esta discrepancia, en parte, se debe a la existencia de numerosos minichakras por todo el cuerpo. Las manos y los ojos actúan como chakras, y también pueden aparecer nuevos vórtices en forma de espiral dondequiera que se requiera nueva energía, como, por ejemplo, tras una lesión o cuando una zona precisa eliminar energías tóxicas. Cada chakra influye en los órganos, los músculos, los ligamentos y las venas, así como en el resto de las partes del cuerpo que se hallan en su campo energético. Los chakras también ejercen cierta influencia en el sistema endocrino y, por tanto, están muy relacionados con los estados de ánimo, la personalidad y la salud. La evolución física y psicológica, así como el camino espiritual de cada uno, quedan reflejados en ellos.

El camino del primer chakra, que se halla en la base de la columna, hasta el séptimo, que se encuentra en la parte superior de la cabeza, sigue una línea natural (desde la necesidad vital al desarrollo de la vida, su fortalecimiento, su capacidad de amor, la expresión y la comprensión hasta el anhelo por la conexión con el cosmos). Sin embargo, no estoy de acuerdo con la idea muy divulgada que sostiene que cuanto más bajo sea el chakra, menos espiritual será. Esta idea jerárquica me parece lo mismo que decir que un hombre de cuarenta años es espiritualmente superior a su hijo de cuatro años. A cada uno le corresponde una cosa. Cada grado espiritual de desarrollo es tan sagrado como el que le sigue. Cada chakra está conectado con una fuerza universal, tiene una tarea profunda y posee una belleza trascendental. De hecho, para mucha gente, su evolución personal está más relacionada con el descenso a los chakras «inferiores» que con cultivar los «superiores».

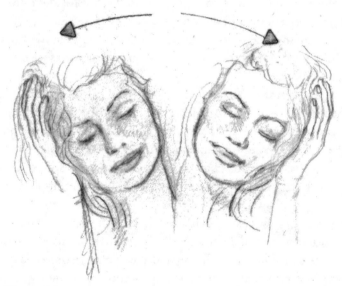

Figura 31.
La presión isométrica para el dolor de cabeza

Cómo liberarse del dolor de cabeza crónico. La presión isométrica para el dolor de cabeza, que se explica a continuación, es útil para combatir y prevenir la cefalea (duración: aproximadamente 2 minutos):

1. Una vez te hayas sentado, relaja los hombros. Ladea la cabeza hacia la derecha, de manera que acerques la oreja al hombro.
2. Coloca la palma de la mano derecha sobre el lado derecho de la cabeza (*véase* figura 31). Inspira profundamente, mientras ejerces presión con la mano en la cabeza. Aprieta fuerte y retén la respiración.
3. Lentamente, libera el aire por completo, así como la mano, e inclina un poco más la cabeza hacia el hombro derecho. Repite el ejercicio otras dos veces más.
4. Cambia al lado izquierdo y repítelo en tres ocasiones.
5. Con la cabeza recta, apoya las yemas de los dedos sobre el hueso de la parte inferior de la cabeza. Inspira profundamente y, de manera isométrica, aprieta los dedos y la cabeza el uno contra el otro.
6. Coloca las manos en el regazo y abre la mandíbula mientras vas liberando el aire por la boca. Con una inspiración profunda por la boca, deja que sobresalga la mandíbula mientras vas aproximando la mandíbula inferior a la superior. Espira, abre la boca y deja que la mandíbula se relaje.
7. Tensa la mandíbula una vez más. Con la espiración, deja caer la cabeza hacia el pecho.
8. Inspira profundamente. Con las yemas de los dedos, empuja la cabeza hacia arriba, a la vez que ésta sigue haciendo fuerza hacia abajo. Suelta los dedos con la espiración y deja caer la cabeza más abajo. Repítelo dos veces. Para terminar, espira y, con los dedos entrelazados en la parte posterior de la cabeza, empújala hacia delante.

Siete chakras, siete capas

Cada chakra inserta siete capas en el cuerpo en un movimiento en espiral. La capa superior, que, a veces, en vez de ser una energía coherente, resulta más bien fragmentaria, parece estar relacionada con eventos recientes que aún no se han sedimentado. A medida que se va descendiendo, las energías van adquiriendo mayor claridad y consistencia, y resulta más evidente la influencia de cada chakra. La cuarta capa empieza a almacenar eventos de una época más alejada en la vida de la persona. Si soy capaz de adentrarme lo suficientemente como para alcanzar la cuarta, la quinta y la sexta capa, veo imágenes e historias. Y cuando explico esas historias, la persona suele confirmarlas con asombro. En una ocasión, mientras trabajaba con el chakra del corazón de una mujer taciturna de treinta y seis años, le dije: «Estoy viendo el mundo desde los siete años de edad y acabo de perder a alguien a quien quería mucho. ¿No será uno de los padres, o un hermano? La tristeza es demasiado dolorosa para soportarla. Mi corazón se está cerrando». Desconcertada y llorosa, contestó: «Eso pertenece acuando un niño de la vecindad accidentalmente disparó a Robert, mi hermano mayor. Murió dos días más tarde». En mi opinión, no se trata de algo sobrenatural, sino de una capacidad natural, aunque atrofiada en la mayoría de la gente, de leer la historia personal que se encuentra grabada en las energías de los chakras.

La séptima capa refleja lo que parece ser la información relacionada con las vidas pasadas de las cosas regidas por ese chakra en particular. Se trata de un conocimiento o una fuerza que se ha adquirido. La energía en este nivel a menudo tendrá un color y una densidad totalmente diferentes de las otras capas del chakra. A medida que vamos madurando, las capas se van definiendo cada vez más, y la luz se torna más accesible; a menudo incluso emana sabiduría, paz y poder. Cuando se bloquea la luz de la fuente del chakra por lo general nos sentimos alienados, desconectados de lo que realmente somos y de nuestra misión principal. La limpieza y el ajuste de las siete capas pueden corregir poco a poco esa alienación de uno mismo.

El trabajo con la séptima capa de un chakra puede dar lugar a confusión, porque la información que contiene a menudo no parece tener nada que ver con la persona que tengo delante. Pero he llegado a entender que lo que se encuentra ahí es la energía del potencial no realizado de la persona, y el hecho de que ese potencial permanezca latente hasta el momento de liberarse parece formar parte del plan de la naturaleza. A veces, siento que accedo a una grandeza que la misma persona ignora que posee. En otras ocasiones, incluso, y a pesar de tener una buena conexión con la persona, no puedo acceder a la séptima capa. Es como si una sabiduría superior aún no considerase oportuno revelar a la persona los potenciales almacenados en la capa más profunda, tal vez capacidades cultivadas en vidas pasadas. Pero cuando puedo penetrar en la séptima capa, es como si la sabiduría misma del alma me estuviese diciendo: «De acuerdo, ha llegado la hora de que esto salga a la luz».

Una mujer cumplió ochenta y seis años y alguien le regaló para su cumpleaños una sesión conmigo. Finalmente, sentí que estaba captando algo relacionado con una vida pasada. Le dije: «Disculpe, ¿usted cree en la reencarnación?». Con enfado en la voz, respondió: «¡Desde luego que no!». Por tanto, intenté ignorar lo que estaba intuyendo, pero seguía interfiriendo. Finalmente, le expliqué: «Están apareciendo, con mucha fuerza, imágenes que no son de este lugar ni de esta época. Sé que usted dijo que no creía en las vidas pasadas, por tanto, podemos tomarlo simplemente como una metáfora, ya que, de lo contrario, si no se lo explico, sentiría que no estoy realizando bien mi trabajo».

Ella asintió y, entonces, le expliqué que estaba teniendo la visión de un hombre de unos cuarenta años de edad que vivía en Inglaterra. Un verdadero caballero. Algo rechoncho y bajo y que era un excelente pianista. Aparte de su familia, el piano era su gran afición. Tenía dos hijas y una mujer, todos ellos acostumbrados a los refinamientos de la vida. Pero él quería que tuvieran algo más que una vida normal, carente de aventuras, y reunió el coraje para llevarlos al Nuevo Mundo.

El único mueble que llevaron era el piano. Cuando llegaron a lo que en la actualidad es el estado de Virginia, se encontraron con un mundo en absoluto refinado, dominado por los miedos y los peligros de lo desconocido, además de los indios y las penurias. La ciudad estaba rodeada por una fortaleza. Dijo que era un músico y que allí no había ningún piano, ya que el suyo aún no había llegado. La gente se reía de él, porque intentaba evitar su trabajo como vigilante, diciendo que era pianista y nadie se lo creía por haber tenido la valentía de ir al Nuevo Mundo. No estaba en absoluto cualificado para ser vigilante y era muy infeliz. Sus hijas odiaban el Nuevo Mundo, le culparon de sus desgracias, y lo trataban con bastante crueldad. También se avergonzaban de su falta de habilidad y se fueron alejando de él.

No tenía a nadie con quien hablar en su puesto de vigilancia, excepto a unos niños de las comunidades indígenas que pasaban por allí. Estos niños y niñas juguetones iluminaban su vida. Sus superiores le decían que tenía que obligarlos a alejarse para no crear problemas con los indígenas. Pero cada vez que los niños se acercaban, disfrutaba tanto con su compañía que les permitía quedarse.

Finalmente llegó su piano, después de haber permanecido durante algunos años en un puerto lejano. Cuando apareció, el hombre ya era bastante mayor. Sus hijas se habían casado y se habían marchado y, después de tantos años no se atrevía ni tan siquiera a tocarlo.

Veía que se estaba muriendo sin haber cumplido su papel con la comunidad. Estaba muy ocupado manteniendo la paz con los indios, quienes ya habían advertido que sus hijos lo apreciaban. Había mostrado coraje al viajar al Nuevo Mundo, y lo volvió a mostrar al desobedecer el mandato de sus superiores y dejar que los niños indios se acercaran.

Después de explicar esta historia, miré a mi cliente y ella estaba perpleja por la emoción. Me contó que era pianista, que tenía dos hijas y que éstas creían que no tenía coraje, ya que como pianista era mucho mejor que otros. «Sé tocar muy, muy bien, pero no puedo hacerlo delante de otras personas.» Me miró a los ojos y dijo: «Era yo». Me dio un beso antes de irse. Esa noche celebraba su cumpleaños. Al día siguiente me llamó para contarme que había tocado el piano en la fiesta. Todo el mundo se había quedado atónito por su talento y sus hijas expresaban, con gran elocuencia, lo orgullosas que se sentían de ella.

La mecánica de los chakras

Los chakras absorben las energías del entorno (lo que incluye, para bien o para mal, las energías de otros seres humanos) y las distribuyen por el cuerpo. Y, al mismo tiempo, desprenden energía. La energía de los chakras que gira en el sentido de las agujas del reloj tiende a moverse hacia fuera y a envolver otras energías. Por el contrario, la que gira en sentido contrario a las agujas del reloj tiende a desplazarse hacia dentro y a absorber otras energías. Tal vez parezca extraño que la energía de los chakras pueda moverse en ambas direcciones. Es difícil imaginarse, por ejemplo, un remolino que gire, simultáneamente, en direcciones opuestas. Pero, sin embargo, resulta comprensible al tener en cuenta que los chakras se componen de varias capas. Cada una de ellas puede girar en ambas direcciones y puede cambiar de sentido, dependiendo de su estado energético en cada momento y de la necesidad de absorber o liberar energía.

Para complicarlo aún más, la energía que se desplaza en sentido contrario a las agujas del reloj puede, a veces, moverse hacia fuera. Y como esta energía que va en sentido contrario atrae a otras energías, es una fuerza de atracción que puede extenderse al entorno y absorber energía. Es lo que sucede en el caso de gente que «absorbe energía». Inconscientemente, liberan un vórtice de energía que gira en sentido contrario y que puede absorber nuestra energía como si se tratara de una pajita en un vaso de leche.

Cada chakra está impregnado de luz y de color, que ascienden y descienden en un movimiento giratorio, desde el vórtice de la capa más profunda. Incluso la gente capaz de ver energías filtra los colores de los chakras de otra persona a través de los colores de sus propios chakras. Por tanto, no existe ninguna norma que determine de forma absoluta el significado de cada color de un chakra en particular. Los numerosos libros que lo intentan se contradicen. Lo único que puedo ofrecer son pautas generales. Los filtros del lector serán diferentes de los míos; sin embargo, existen suficientes puntos en común entre una persona y otra para que las pautas puedan ser útiles. Por ejemplo, un verde claro en cualquiera de los chakras parece significar que se ha activado un proceso de curación. El verde se sitúa en el medio en el espectro de colores y su aparición, a menudo, significa que las energías se están equilibrando.

El color rojo, que es el primero y el más denso del espectro, tradicionalmente se ha relacionado con el chakra de la raíz. El violeta, el último color, pertenece al séptimo chakra, y el resto de colores se corresponde con los demás chakras, según el orden de los colores en el espectro. Aunque esto sea correcto en teoría, nunca he visto a nadie cuyos chakras coincidieran por completo con este modelo. Más bien, cada chakra es tan único como la huella digital, ya que contiene muchos colores en el interior de sus siete capas y refleja las energías con las que la persona nació y ha vivido. Por tanto, aunque las correspondencias establecidas entre los chakras y los colores asociados tengan cierto sentido, las relaciones vibracionales de los chakras y sus colores son mucho más complejas.

El modelo que relaciona el espectro de colores con los chakras tiene, sin embargo, cierta tendencia orgánica. Y como los colores son vibraciones de energía, pueden usarse para regular un sistema energético. Es posible renovar las energías de un chakra, por ejemplo, al bañarse en un color que aporta fuerza, claridad y equilibrio. Es posible descubrir de manera intuitiva o bien mediante el test de energía qué color es más adecuado para el refuerzo de un chakra en particular. Simplemente, coloca un objeto de un color sobre el chakra y realiza el test indicador general (*véase* pág. 102).

LOS SIETE CHAKRAS

Y misma reconozco un chakra cuando siento su energía y veo los colores y las formas que tiene. Al centrar mi conciencia en esas sensaciones y colores a menudo surge una historia.

El chakra de la raíz. La vinculación del chakra de la raíz con el color rojo está tan difundida que los alumnos, a menudo, creen verlo cuando en realidad están contemplando otros colores. Yo casi siempre veo otros colores y, a veces, ni un matiz de rojo. Cuando veo un color dorado en el chakra de la raíz, la mayoría de las veces indica una bondad esencial en la persona, como si quisiera hacer gala de la expresión «Bueno como el oro». Unas cintas violetas o plateadas alrededor del chakra de la raíz me indican que la persona tiene un guía espiritual, algo que los individuos suelen confirmar.

He visto verdaderos espectáculos de luz en el chakra de la raíz, con una riqueza de colores tan impresionante y hermosa que se asemeja a una visión procedente del reino del espíritu. He presenciado partos en que la cantidad e intensidad de la energía del chakra de la raíz era sobrecogedora, como si estuviera proclamando el milagro de la vida. Y, en las últimas capas del chakra de la raíz, he visto un color tan inmensamente profundo como el cielo nocturno. Al acceder a esa energía, a menudo el espacio se llena de misterio y empiezo a comprender la reencarnación actual dentro de un contexto más amplio. La sabiduría de las vidas pasadas parece concentrarse de forma más intensa en la séptima capa del chakra de la raíz. Desde allí, asciende a las séptimas capas de otros chakras, atraída según el tema de cada uno de ellos. Las lecciones de vidas pasadas que tratan de poder, por ejemplo, se almacenan en la séptima capa del plexo solar o tercer chakra, y las de amor se depositan en el fondo del chakra del corazón.

El chakra de la raíz se sitúa en la base de la columna, y sus energías se dirigen hacia la parte frontal del cuerpo, girando sobre la pelvis y la vagina en la mujer, o el pene y los testículos en el hombre. Ejerce su influencia también más arriba en el cuerpo, al transportar la fuerza vital, y hacia abajo por las piernas, al ofrecer soporte. Este chakra es un canal para las energías de la tierra. La vida entera, tal como la conocemos, surgió de la faz de la tierra y sus fluidos. La tierra, impregnada por la energía solar, es la madre de todos. El chakra de la raíz es un receptor para las poderosas energías de la tierra. A través de esta conexión, la expresión *conectado a tierra* adquiere un significado literal.

Las primeras experiencias en la vida de una persona están grabadas en el primer chakra, y se guardan allí hasta que el cerebro haya desarrollado las capas de mielina necesarias para codificar esas memorias a nivel físico. Estas memorias tempranas pueden influir en la persona hasta cincuenta años más tarde. No sólo contienen datos de la infancia y de vidas pasadas, sino también recuerdos ancestrales (tal vez un trauma que se remonta a muchas generaciones anteriores). Aunque las experiencias traumáticas de nuestros padres o abuelos no están directamente codificadas en el ADN, su impronta emocional puede permanecer en nuestras energías. He visto el reflejo del miedo o el valor de un antepasado en las energías de un cliente, y puede resultar liberador para la persona saber que una energía, que se siente extraña, procede de generaciones anteriores.

Recuerdo un caso en que toqué la energía del chakra de la raíz de una mujer, ya que estaba dispuesta a encontrar alguna enfermedad en su organismo. Para mi sorpresa, al analizar las energías de cada uno de sus chakras, mientras buscaba el portador de la enfermedad, todo parecía muy sano. Sin embargo, al volver a su chakra de la raíz, y penetrar cada vez más en sus capas, me quedé absorta por una sensación aterradora de que se aproximaba la muerte. Aunque no pude encontrar ninguna energía enferma, cada una de las capas del chakra raíz estaba impregnada por ese temor a la muerte.

Empecé a sintonizar con historias dolorosas que parecían provenir de generaciones anteriores, y que hacían referencia, sobre todo, a las mujeres de la familia: muertes a causa de un parto, muertes por inanición en la pradera, muertes propias de la época. De su chakra de la raíz surgió un sentimiento que parecía anunciar: «¡Nadie me puede salvar; no hay nada que hacer; no voy a sobrevivir!». Repetí esos mensajes y le expliqué que esta agonía parecía pertenecer a sus ancestros y no a ella.

«Durante toda mi vida –me dijo ella–, he sentido que la muerte acechaba detrás de cada esquina. Nunca conseguí entenderlo. Me he sometido a terapias para averiguar si algún trauma de la infancia me estaba causando este miedo a la muerte. Muchas veces he ido al médico sólo para asegurarme de que estaba bien. No puedo comprometerme en una relación, ya que sería injusto si muriera en cualquier momento. Sé que parece absurdo, pero es una fuerza que me sobrecoge y lo que usted dice parece ser la clave que estaba buscando.»

Cuanto más «civilizada» es una cultura, tanto más alterada parece estar la energía del chakra de la raíz. Una forma directa de cultivar esa energía y de sentirse más sexual y más sexy es empezar a practicar un tipo de danza en que el impulso primario procede de la pelvis. El chakra de la raíz resuena con la fuerza primordial de la tierra. A mí me encanta la danza africana improvisada, acompañada de un ritmo elemental. Bailar a partir del chakra de la raíz es bailar con la tierra.

La base del chakra de la raíz es como un piloto: su fuego también tiene el nombre de fuego psíquico. Dirige la energía tanto hacia el interior como hacia el exterior, hacia arriba y hacia fuera. Cuando su fuerza asciende, alimenta a los otros chakras, y sigue su camino hasta el chakra de la corona. Las visiones del chakra de la corona pueden proceder tanto del chakra de la raíz como de los cielos. Si el chakra de la raíz de una persona está cerrado, da la impresión de que ésta permanece ausente o no está conectada a tierra. Hay algo esencial que falta. No sólo la fuerza del chakra raíz no está disponible, sino que también falta la energía para alimentar al resto de los chakras.

Cuando el chakra de la raíz envía su fuerza hacia fuera, se conecta con el entorno y con otras personas. Aunque esa conexión se produce también a través de otros chakras, el de la raíz es característico. Puede transmitir un sentimiento de seguridad y conexión a tierra, inspirando una seguridad física en los demás. Puede ser un puente de pasión entre una persona y otra. Es capaz de transmitir amenaza, hostilidad y agresión. La conexión que establece con otros es primaria y elemental.

El chakra de la raíz es el fundamento de nuestros impulsos más viscerales, a diferencia de los motivos más calculados. Los impulsos de comer, de apropiarse de algo, de acumular cosas, de copular, de buscar la seguridad y de proteger a un miembro de familia, todos están gobernados por el chakra de la raíz. Incluso los impulsos de honor, fervor religioso y conflictos étnicos pertenecen más a ese nivel que al pensamiento racional.

El chakra de la raíz pertenece a nuestra naturaleza tribal. Es la expresión de una fuerza en el universo que dice «Somos uno». A través del chakra de la raíz, conocemos nuestra identidad con la tierra, nos identificamos con nuestros hijos y, por último, con cualquier ser vivo. Tanto la supervivencia personal como la del linaje tienen sus bases en el chakra de la raíz. Los padres protegen a su hijo con su cuerpo para protegerlo de la bala. El linaje debe continuar. Cuando una vez, por casualidad, vi cómo mi hija se cortó con un cristal roto, la sensación era como si un cuchillo me apuñalara en mi chakra de la raíz desde abajo hacia arriba. Históricamente, este impulso garantizaba nuestro compromiso con la supervivencia de la tribu y de todos los miembros de nuestra comunidad. En su forma más evolucionada, es la urgencia primaria. Hoy en día, un creciente número de personas considera que todos los que vivimos en este planeta tenemos que unirnos para sobrevivir.

Mucha gente está dividida a nivel del chakra de la raíz, al albergar creencias y respuestas primarias que están en conflicto entre sí. Quizás los padres de esta persona eran tan diferentes el uno del otro en su aspecto y sus valores que transmitieron mensajes incompatibles a su hijo.

Tal vez los padres estaban unidos, pero también opuestos a la cultura o la naturaleza elemental del hijo. Quizás la paradoja de haber sido víctima de un abuso por parte de un padre que, por lo demás, era cariñoso, creó una ruptura. Un hombre puede estar en contra de su lado femenino, con la consecuencia de no poder acceder a sus propias cualidades receptivas. Una mujer puede tener tanto terror de la energía masculina del mundo que no permita que su parte masculina la proteja. Todas esas desconexiones se ponen de manifiesto en el chakra de la raíz.

Mi interpretación de los chakras difiere de los modelos establecidos en tres aspectos. Estoy convencida de que, como ya he dicho, los chakras «inferiores» tienen tanta importancia espiritual como los chakras «superiores». Creo que los colores de los chakras son más complejos de lo que muestran las representaciones habituales. Y aunque, durante milenios, la sexualidad se ha relacionado con el segundo chakra, en mi opinión, es, ante todo, algo que pertenece al chakra de la raíz. Quizás, el hombre que estableció el sistema prefería ver el deseo sexual como un impulso divino y no animal, y lo disociaron de los impulsos primarios del chakra de la raíz para elevarlo al de creación. Rara vez se ha cuestionado esto, pero me parece evidente que la sexualidad se origina en el chakra de la raíz. Cuando surge la sexualidad, cuando comienzan a aparecer los flujos, la sentimos en el primer chakra y es ahí donde también veo los orígenes de la energía sexual. En la mujer, es el chakra receptor, donde penetra la energía del hombre, donde se consuma la unión sexual. En un hombre, la energía del chakra de la raíz es más asertiva. Y cuando una persona ha sido víctima de un abuso o está desconectada de su sexualidad es en el primer chakra donde las cicatrices se hacen patentes.

La energía del chakra de la raíz va en busca de la energía de otro chakra de la raíz, como dos imanes que se atraen, o, incluso, como un misil termodirigido. En eso consiste precisamente la atracción sexual diseñada por la naturaleza para asegurar la continuación de la especie. La distinción de género surge porque la energía yin (femenina) está atraída por la energía yang (masculina), y viceversa. Pero como todos tenemos energía yin y yang en cada uno de los chakras, ningún hombre es todo yang y ninguna mujer todo yin. Todos somos combinaciones únicas y el gran número de variaciones hace que la relación conserve su gracia.

Aunque el instinto sexual empieza con el impulso del chakra de la raíz de establecer contacto con otro chakra de la raíz, la sexualidad puede abarcar todos los chakras, y, por ese motivo, con tanta frecuencia da lugar a la confusión y es tan maravillosa. La unión sexual en que se unen los siete chakras es la fusión de los impulsos vital, creador e individual, así como del amor, la expresión, la expansión de conciencia y la unidad espiritual. Con siete chakras, cada uno de ellos con siete capas, y dos personas, se obtiene, si no me equivoco, un total de 2.401 tipos posibles de sexo entre cualquier pareja de amantes, únicamente con las energías de los chakras.

El chakra del sacro. Con independencia de las circunstancias de la vida de una persona y del dolor que ésta esté padeciendo, a menudo sonrío cuando llego al segundo chakra. Es un vehículo sagrado, el lugar donde se hallan la imaginación y el impulso creativo. Es la energía que hace que un bebé sea tan adorable, y, de hecho, ésa fue la energía que alimentó al embrión. Engloba un mundo de alegría, libertad y risa, libre de los traumas y los padecimientos de la vida. Es un terreno protegido donde puede prosperar el impulso creativo. El segundo chakra comprende el ámbito en el que crecen los bebés, surgen los proyectos en la imaginación, y la infinita fuerza creativa del universo se derrama sobre cada uno de nosotros. El segundo chakra se extiende desde la parte superior de la pelvis al ombligo. Abarca los intestinos grueso y delgado, los órganos que aprovechan las sustancias nutritivas de los alimentos para crear nuevas células y que eliminan lo que no se puede aprovechar. Este chakra incluye también los órganos relacionados con la gestación de un bebé (el vientre, los ovarios y la trompa de Falopio). El vientre es el emblema del segundo chakra; a veces ovalado, y en otras ocasiones redondo, en realidad, el símbolo se asemeja a un vientre, incluso en el hombre, y, de hecho, lo es, un mundo en sí mismo en el que las energías esenciales están libres de restricciones.

La energía del segundo chakra se parece al aura que rodea el cuerpo. Hay siete capas en el aura. Asimismo, las siete capas del segundo chakra tienen el aspecto de siete esferas concéntricas, a diferencia de las capas escalonadas que se observan en los otros seis chakras. En el centro se encuentra el lugar protegido, el «yo» esencial tal y como existía antes de ser herido (que permanece puro, glorioso y hermoso). Me siento honrada al tener acceso a esa entrada al santuario interior de una persona. Cuando entro, a menudo me caen lágrimas de respeto por lo que veo y siento, así como por lo que conozco sobre la persona. Entonces, la mayoría de las veces, la gente se siente comprendida y valorada y escucho respuestas como: «Siempre quería que alguien conociera ese lado de mí». Incluso, al describirles lo que veo, la gente a menudo recuerda una parte de sí misma que había olvidado, una cualidad particular de levedad, inocencia, bondad o generosidad.

Mientras que el primer chakra es fundamental para la supervivencia del cuerpo, en el segundo, se encuentran el alma y el cuerpo. En mi opinión, éste es el menos comprendido de todos. En ocasiones, se ha limitado a las funciones «de baño» de la vejiga y del intestino y se considera el «dormitorio» de los órganos sexuales. Según mi experiencia, la interpretación tradicional constituye sólo una parte muy básica de todas las funciones que cumple; en el símil de una casa, sería el sótano de una mansión muy grande. El ombligo se halla en la parte superior del segundo chakra, y, al igual que el cordón umbilical que nos mantenía unidos a nuestra madre, es el cordón energético que nos sigue conectando a las energías creativas puras que nutren al ser.

El segundo chakra revela la dulzura del alma de una persona, el ser inocente tal y como era antes de que se endureciera en respuesta a las tribulaciones de la vida. En la meditación, al contactar con la verdadera esencia que uno lleva dentro, a menudo se establece una conexión con la energía contenida en la capa central del segundo chakra. Las personas que tienen un segundo chakra fuerte tienden a crear una atmósfera que hace que otra gente se sienta acogida y cómoda. Como un vientre, esta energía ofrece un hogar en el que otros pueden permanecer.

La relación entre el segundo y el tercer chakra resulta muchas veces problemática en nuestra cultura. Laura era un desastre cuando decidió recorrer unos mil kilómetros para verme. Estaba intentando ocultar los problemas de su entorno. Era una alcohólica crónica y su vida estaba empezando a deteriorarse. Había sido alcohólica grave durante veinte años. Los médicos decían que su hígado estaba casi por completo destruido y que incluía daños en el corazón y el cerebro. Sin embargo, a pesar de su adicción, había tenido éxito en los negocios, pero un año antes, su negocio estuvo al borde de la quiebra como consecuencia de la bebida. La mayoría de sus amigos la habían dado por perdida. Su hija no quería volver a verla.

Su madre había estado borracha durante la mayor parte del embarazo. Laura era un bebé alcohólico y la adicción estaba profundamente arraigada en su organismo. Sus padres tenían una relación volátil, saturada de alcohol, y la infancia de Laura no estaba dominada por la alegría. Como adulta, su autoestima era muy baja, y no dejaba de castigarse por sus frecuentes errores y su alcoholismo.

Acudió a mí con la esperanza de que yo pudiera ayudarla a que sus órganos recuperaran la salud, especialmente el hígado y, entonces, tal vez tendría una posibilidad de reanudar su vida. Había estado en muchos centros de rehabilitación y se había desintoxicado muchas veces, pero no disponía de la fuerza interior necesaria para permanecer serena. A menudo, se saboteaba ella misma, porque se sentía muy avergonzada.

Aunque yo sabía que había mucho trabajo que hacer en su tercer chakra, el lugar donde se encontraba ese hígado enfermo, sentía que la salvación residía en el segundo chakra. Éste me dejó atónita. Me conmovió tanto que comencé a llorar. Era de un color índigo, uno de los más puros que jamás había visto, y sabía que eso significaba que era una sanadora natural. Del mismo modo que hay gente que tiene buenas manos con las plantas, Laura tenía una energía capaz de curar a otros sólo al tocarlos. Pero este hecho estaba completamente disociado de su conciencia, en parte porque su tercer chakra gritaba con mucha fuerza y urgencia para decirle lo mala que era y lo mal que estaba manejando su vida. Todos los órganos estaban inertes y ninguna de las energías fluía de forma natural. El estado del hígado era grave, los riñones estaban sobrecargados y el páncreas estaba inflamado, lo que le causaba una hipoglucemia grave.

Con todo, Laura encarnaba la energía del «sanador herido». Quería que supiera lo que veía en su segundo chakra. Intuía que podía ayudarla a superar una barrera, revelándole su extraordinaria habilidad para curar. Su campo energético era muy amplio y estaba repleto de una fuerza que podía curar a otros, simplemente con estar cerca de ella. Si supiera el don que poseía, su voluntad de superar la adicción podía cobrar mucha fuerza.

Incluso en nuestra primera sesión fue capaz de sentir la belleza de su segundo chakra, una vez libre y equilibrado, y la próxima vez que nos vimos, la experiencia fue aún más intensa. Fue una verdadera fuente de consuelo y ayudó a que se sintiera motivada para afirmar la vida y empezar a desintoxicarse.

En su segundo chakra pude ver que la infancia de la que había sido privada permanecía aún allí como un gran potencial, esperando ser despertada. Era algo muy triste. Aparte de la adicción que la había rodeado mientras aún estaba en el vientre, también se sentía atraída hacia el alcohol porque éste la ayudaba a superar sus inhibiciones, devolviéndole de algún modo la sensación de su infancia perdida. La puerta de acceso a ese espacio perdido, que le facilitaban el alcohol y otras drogas, hacía que la adicción tuviera tanto poder sobre ella. Aunque todavía le falta mucho para recuperar su salud física y emocional, emprendió este camino con una determinación que me hizo parecer optimista. Su segundo chakra es maravilloso, creativo, libre y vivo, y la risa brota de su interior a medida que van cayendo las barreras entre el segundo chakra y su conciencia serena.

Con frecuencia, algunos músicos y artistas con talento tienen un segundo chakra extraordinario, expansivo y rico en cuanto a colores, texturas y complejidad, aunque es posible que, al mismo tiempo, sea extremadamente delicado. Una creatividad exquisita es muy sensible al juicio y a la manipulación, en especial durante la infancia. Muchas personas con gran talento son empujadas por sus padres, que quieren que lleguen lejos, con la consecuencia de que su propio ego, la energía del tercer chakra, somete su talento a los fines del ego. En vez de saborear la gloria de su propia creatividad, la experiencia de estas personas resulta contaminada por la voz interior de uno de los padres, que insiste: «¡No eres suficientemente bueno!».

Una de las cosas más importantes que hay que entender con respecto al segundo chakra es que no sirve para encontrar un sentido a las cosas. Para eso está el tercer chakra. El segundo está regido por la fe y la confianza en una visión más grande. Su lógica es artística y no lineal, es ingenuo y no sofisticado, orgánico en lugar de doctrinario, fluido en vez de atado al tiempo, inocente en lugar de astuto, confía antes de desconfiar y es libre antes que responsable.

Las conductas extremistas muestran una distancia crítica entre los primeros tres chakras. Piensa en el funesto acto del asesinato. Nadie comete un crimen con la energía del segundo chakra, con independencia de cuánto dolor, enfado o frustración contengan sus capas periféricas. Una persona puede estar histérica y tener ataques de cólera, pero un asesinato impulsivo viene motivado por la energía del primer chakra, y un asesinato premeditado, como en el caso de las guerras o los actos de venganza, se cataliza en el tercer chakra.

Normalmente, al segundo se asigna el color naranja, pero yo también he visto muchos otros colores, incluidos todos los demás tonos del otoño. Cuando penetramos en ese lugar contenido, situado en el centro del chakra, normalmente vemos un campo de colores. He observado violetas, azules e índigo. También he visto en el segundo chakra el *color vital*[88] de la persona, aquella parte del campo áureo que durante toda la vida es inalterable. El color tiene cierta continuidad a lo largo de toda la vida. A veces, el color vital que veo en el segundo chakra no es el de la persona, sino el del hijo que esta persona más tarde concebirá. Y esto ocurre tanto en hombres como en mujeres.

Las energías del segundo chakra reflejan la habilidad natural para sanar. En las personas que tienen una capacidad especial para curar, se puede ver una energía expandida, una vibración protectora en forma de vientre que se extiende hasta el exterior, de manera que casi pueden sentarse en ella como si fuera un enorme regazo. En el segundo chakra de estos individuos habrá un azul intenso o índigo. Tradicionalmente, este último es el color del sexto chakra, que está relacionado con una capacidad psíquica. Tener índigo en el segundo chakra es como ser psíquico a nivel corporal. Es más que un saber instintivo. Es como si la energía del cordón umbilical estuviese aún activa y, de alguna manera, recibiese información procedente del cosmos. La mente o el ego no están especialmente implicados, y el hecho de tener esta transparencia a nivel corporal genera una fuerza sanadora.

El chakra del plexo solar. El tercer chakra, o plexo solar, contiene las energías que sostienen la identidad individual. El ego personal, es decir, la conciencia de quién soy y quién no soy, se forja dentro de estas energías: «Así soy yo. Así quiero ser. Así quiero que me vean».

El tercer chakra posee una energía de discriminación y de imposición, y a veces se le conoce también con el nombre de chakra del poder. Pero, como siempre, la realidad es más compleja de lo que puede transmitir un simple nombre. Precisamente, el tercer chakra, al englobar la zona entre el ombligo y las costillas, gobierna más órganos que cualquier otro chakra. En el lado derecho está el hígado y la vesícula biliar. A la izquierda se hallan el bazo, el estómago y el páncreas. En la parte superior y en el centro se encuentra el diafragma. Los riñones y las glándulas suprarrenales se sitúan en la parte posterior. Cada uno de estos órganos tiene su propio ritmo y actúa como un campo energético dentro del área global del chakra. Cada uno contribuye a la tarea de esculpir un individuo distinto a partir de las infinitas posibilidades de la herencia.

La función de cada órgano del cuerpo tiene una correspondencia con su papel en la vida emocional. Consideremos los órganos en el campo del tercer chakra. Al tratarse del sistema de filtro que capta las toxinas en el torrente sanguíneo, los riñones representan el prototipo de temor y precaución, al detectar y eliminar lo que resulta peligroso. Al ser un mecanismo que se deshace de todo lo que es perjudicial para el organismo, el hígado es el prototipo de la agresión que tiene como finalidad la autoprotección. Como es el sistema de alarma que libera energía en caso de emergencia, las glándulas suprarrenales son el prototipo de la respuesta de pánico que nos moviliza en una crisis. Como produce jugos metabólicos, el páncreas es el órgano que asimila todo aquello que el cuerpo puede tolerar. Como se trata del órgano que expulsa el aire tóxico del cuerpo, el diafragma es el prototipo del duelo, así como de poner fin a lo que está desapareciendo en nuestra vida.

Más allá de las diferentes influencias de los órganos que se sitúan alrededor del tercer chakra, también la familia y la cultura forman nuestra identidad. Nuestra esencia, la herencia genética y espiritual, constituye sólo una parte de nuestra identidad. El entorno influye en gran medida en el tercer chakra. Es allí donde se graban los mensajes familiares. Es allí donde se codifican las expectativas por parte de la sociedad. Y es allí donde se disputa el conflicto entre «quién soy», «quién quieren los demás que sea» y «quién debería ser». Estos conflictos empiezan con las primeras fases de aprendizaje y apuntan al centro del cuerpo. La energía pura e inocente del segundo chakra asciende justo al crisol del tercer chakra, donde se encuentra con múltiples fuerzas contradictorias y resulta empujada y arrastrada, estirada y coartada, deconstruida y reconstruida.

El tercer chakra es el único que suele tener el color que tradicionalmente se le asigna. Es amarillo, aunque su tonalidad varía de una persona a otra. Y precisamente la tonalidad dice mucho. Un amarillo tenue, similar al color del trigo, por ejemplo, generalmente indica que la persona no tiene este chakra alterado. Sin embargo, si alguien tiene un amarillo brillante, intenso, se siente como una energía virulenta al pasar la mano, como un relámpago o una central nuclear. Las cualidades que caracterizan al tercer chakra son casi opuestas al segundo chakra. La energía del tercer chakra no es artística, sino predominantemente lógica, no es ingenua sino más bien sofisticada, y no es orgánica, sino doctrinaria; es astuta antes que inocente, desconfiada antes que confiada y responsable antes que despreocupada. Si el segundo chakra representa el niño interior, el tercero desempeña el papel del padre autoritario. Mientras que el segundo chakra se parece más al hemisferio derecho de la identidad, el tercero tiene una forma de pensar que se ajusta más al hemisferio izquierdo. El pensamiento del tercer chakra difiere también del del sexto, que, aunque puede ser profundo, es más desapegado y cerebral. El pensamiento del tercer chakra, en cambio, implica la identidad, los miedos y las necesidades del ego.

La energía del segundo chakra puede desconectarse del tercer chakra, al igual que los demás. Existe un sistema energético entre el segundo y el tercer chakra llamado el *flujo del cinturón*. Es uno de los circuitos radiantes que se describen en el capítulo 8. El flujo del cinturón, que pasa alrededor de la cintura, se puede convertir en un muro enorme, situado encima del segundo chakra, lo que acaba con la espontaneidad natural, la confianza y la fe. Cuando esto sucede, algo muy frecuente en la cultura occidental, la persona suele estar dominada por un odio implacable contra sí misma, una violación que a menudo tiene su origen en los intentos del tercer chakra de formar una identidad que difiere significativamente del niño interior del segundo chakra. Una vez que se abre la conexión entre el segundo y el tercer chakra, asciende la energía; así, puede penetrar el conocimiento de un yo más verdadero, tierno y gentil, y la autocastración y el odio de uno mismo empiezan a desparecer con este saber.

No pretendo negar el valor de las funciones del tercer chakra, sólo quiero cuestionar la excesiva importancia que le atribuimos. En cuanto a la evolución de la humanidad, las culturas de Occidente encabezan el avance hacia un nuevo desarrollo, lo que da lugar a un grado de individualidad sin precedentes. En la historia de la humanidad, la conciencia y la expresión individuales nunca fueron tan independientes del colectivo, las tradiciones del pasado o la naturaleza. Es un experimento importante y sagrado sobre el que descansa el futuro de la humanidad, junto al destino del planeta. Si tenemos éxito, la tierra podría ser un paraíso como pocos se lo pueden ni tan siquiera imaginar.

Pero puesto que, en esta cultura, el ensalzamiento del tercer chakra, el ego, se ha convertido en una obsesión, hemos perdido el acceso a los recursos que abastecen a los otros chakras. Así, se han dejado en suspenso la sintonía con la naturaleza y los instintos primarios, la valoración de la inocencia creativa, el lazo de amor con la naturaleza y con los otros, la expresión de este amor, la habilidad para explorar estados superiores de conciencia y el conocimiento de nuestra unión con el cosmos. Como sociedad, posiblemente hemos apostado por el chakra equivocado. Pero también hemos llevado el individualismo a dimensiones nunca imaginadas y tal vez precisamente eso forme parte del plan universal. A nivel colectivo, esta situación no cambiará de la noche a la mañana. Pero cada uno tiene la posibilidad de establecer un equilibrio sano entre los chakras, y los ejercicios que se ofrecen en este capítulo pueden ayudar en este proceso.

El chakra del corazón. El cuarto chakra, o el chakra del corazón, hace honor a su reputación. Las personas que tienen el chakra del corazón desarrollado «ven», «escuchan» o «sienten» a los demás a través del filtro del chakra del corazón, y emiten juicios de acuerdo con su naturaleza amorosa. Sus energías van al encuentro de otros buscando una conexión de corazón a corazón. Evalúan las acciones en función de si contribuyen o no al amor en el mundo. Una persona cuyo chakra del corazón domina, se rige más por el «corazón» que por la «cabeza», más por el sentimiento que por el pensamiento, más por el amor que por la lógica. Aparte del corazón, el chakra del corazón comprende también el pericardio, el timo y los pulmones. Alberga tanto la alegría como la tristeza y necesita la protección que el pericardio le ofrece. El pericardio es una bolsa que envuelve el corazón y que lo protege. El corazón es, en efecto, el único órgano del cuerpo que no puede protegerse por sí mismo. Cualquier otro órgano tiene su propio sistema de defensa, pero el corazón, como un amante incondicional, que bombea con buena fe su fluido vital donde sea necesario, realmente está hecho para el amor y no para la guerra. El pericardio es su guardaespaldas, como un jinete que protege a su reina. También es un buen secretario personal, que establece una barrera a las demandas fluctuantes procedentes de los otros órganos. El meridiano del triple calentador, por ejemplo, puede extraer energía de cualquier otro órgano cuando se activa la respuesta inmunológica, pero el pericardio no permite que sus necesidades lleguen al corazón. Éste precisa esta protección total, porque si se interrumpe, aunque sólo sea durante unos minutos, las consecuencias serían impensables. Moriríamos.

Uno de los problemas de las sociedades modernas es el escaso desarrollo del chakra del corazón en muchos individuos y la falta de representación de sus principios en la mayoría de las instituciones. No obstante, es igualmente perjudicial tener un chakra del corazón demasiado grande y en desequilibrio con los demás chakras. Mucha gente en realidad «ama demasiado». Tal vez se identifican excesivamente con las penas ajenas y sufren tanto por el otro que acaban inválidos a nivel emocional, dependientes y, por último, pierden la capacidad de tener una relación exitosa, al igual que una persona cuyo chakra del corazón está poco desarrollado. De tanto amar, la razón pierde toda posibilidad de influencia; de tanto intentar evitar cualquier sufrimiento al otro, su forma de actuar no deja que la otra persona se desarrolle y ambos acaban inválidos. La solución no consistirá en silenciar el chakra del corazón, sino en crear más equilibrio con los demás chakras, dejando que cada uno tenga su fuerza y su voz.

El chakra del corazón es el chakra del centro y, tradicionalmente, se le asigna el verde, el color central del espectro. El verde describe una energía floreciente y equilibrada. Un verde esmeralda en el chakra del corazón indica que la energía amorosa de este órgano no sólo se dirige a otros, sino que también es capaz de alimentarse a sí misma. Pero puede encontrarse gran variedad de colores. Un dorado y un rosa pastel señalan una cualidad efervescente en el amor de la persona. El dorado refleja el amor universal que atrae a la gente como el sol, aunque a estos «amantes universales» no siempre les resulta tan fácil el amor personal. Un rosa pastel es característico de las personas tiernas, amables y cariñosas, que poseen una habilidad especial para ver lo bueno en los demás. Algunas veces he visto un color granate intenso, con una textura de terciopelo, justo encima del corazón. Transmite alegría, al mostrar a una persona que ha aprendido del amor durante muchas vidas y que, a través de las luchas del corazón, ha desarrollado la habilidad tanto para el amor universal como para el íntimo.

El corazón, en sí mismo, es un órgano infravalorado en las sociedades modernas. Sólo valoramos su resistencia como bomba que impulsa la sangre, aunque la mayoría de las culturas indígenas cree que el pensamiento tiene su origen en el corazón y no en el cerebro. Recientemente, se ha descubierto que el corazón también piensa. Unos investigadores de la Universidad de Melbourne han demostrado que el corazón posee un sistema nervioso y que toma decisiones con independencia del cerebro, como, por ejemplo, sobre la frecuencia de sus latidos. Por otra parte, la onda eléctrica generada por los latidos del corazón tiene, con respecto al cerebro, una amplitud cincuenta veces mayor y una intensidad mil veces superior a una onda cerebral. Como consecuencia de esa magnitud significativamente mayor, el corazón tiende a imponer su ritmo al cerebro y a los demás órganos, de la misma manera que en una sala llena de relojes de péndulo todos los relojes se sincronizarán con el que tiene el péndulo más grande.[89] Posiblemente, el corazón tenga mucho más poder sobre nosotros de lo que advertimos. «El corazón –como dice Pascal– tiene razones que la razón ignora.»

El chakra de la garganta. Si el amor es el producto del chakra del corazón, la expresión es fruto del chakra de la garganta. A este chakra se le ha dado el nombre de Santo Grial de los chakras por almacenar información sobre el resto de los chakras. Las energías de la raíz, la matriz, el plexo solar y el corazón pasan por el chakra de la garganta en su camino hacia la cabeza; las energías de los chakras frontal (el tercer ojo) y corona descienden a través del chakra de la garganta en su trayecto al chakra de la raíz. En el lugar sagrado donde se encuentra el chakra de la garganta, se metaboliza, se descompone y se recompone toda esa energía e información, para darle la forma singular de expresión de cada uno en el mundo.

La glándula tiroides, cuya secreción gobierna el metabolismo, se sitúa en el chakra de la garganta. En el metabolismo intervienen dos procesos: el catabolismo y el anabolismo. El catabolismo es la descomposición de ciertas sustancias para liberar energía. El anabolismo crea nuevos tejidos a partir de unas sustancias más básicas. Al igual que la glándula tiroides descompone los alimentos y los sintetiza para crear y mantener el organismo, el chakra de la garganta descompone las energías que pasan a través de él y las sintetiza para crear y mantener el cuerpo energético. A través del chakra de la garganta desarrollamos el lenguaje, la forma más característica de la expresión humana.

Los colores más frecuentes en el chakra de la garganta son el celeste y el turquesa. Al igual que los otros chakras, el de la garganta se compone de energías que se desplazan en forma de espiral, pero, al observarlas a fondo, puedo ver, a diferencia de otros chakras, cámaras de energía. Éstas se extienden por toda la garganta de arriba abajo como puentes que conectan el cerebro con el torso. La energía de los otros chakras pasa por el de la garganta a través de siete columnas, y puede estar ascendiendo en unas, mientras que desciende por otras. Las tres cámaras en el lado izquierdo de la garganta son catabólicas. Su función consiste en descomponer energía. Las tres cámaras en la zona derecha son anabólicas. Crean y sintetizan energía. La séptima cámara se encuentra en el centro de un patrón infinito, que se sitúa delante del chakra de la garganta. Mantiene el equilibrio entre esos procesos catabólicos y anabólicos, para, de este modo, ayudar en la organización del metabolismo. El equilibrio entre las cámaras facilita una expresión plena y equilibrada.

Las dos dificultades básicas de conducta, relacionadas con el chakra de la garganta, son la incapacidad de hablar y la imposibilidad de callarse. Decir lo que se piensa es un proceso anabólico, que consiste en unir cosas y expresarlas. Callarse, en cambio, es un proceso catabólico, de recepción y asimilación. Si existe un exceso de energía en las cámaras catabólicas, la persona tiene dificultades para decir lo que piensa. Si, por el contrario, hay un exceso de energía en las cámaras anabólicas, la persona tiene dificultades para saber cuándo debe callarse.

Una vez me vino a ver una mujer joven, batalladora y directa. Tenía opiniones bastante forjadas y estaba dispuesta a expresarlas, y los demás la admiraban por su seguridad en sí misma. Su ritmo corporal también estaba acelerado.

Llevaba años sufriendo dolor de garganta. Había consultado con numerosos médicos tanto alopáticos como alternativos y era muy consciente de lo paradójico que resultaba esta vulnerabilidad, precisamente, en el lugar de su fuerza principal. Pero la aparente paradoja tenía una explicación sencilla. Al observar su chakra de la garganta, pude ver que las cámaras anabólicas (de síntesis, refuerzo y exportación) resplandecían con un brillo excepcional; en cambio, sus cámaras catabólicas (de descomposición y recepción) tenían un aspecto débil y apagado.

Creía ser poseedora de «la verdad», pero era incapaz de recibir las verdades de los demás. Su naturaleza anabólica era tan descarada e intimidante para otros que su vida carecía de intimidad. Y cuando hería a otros con palabras crueles, los acusaba de rechazar «la verdad».

Aunque pude ayudarla con el dolor de garganta, creí que los síntomas volverían otra vez, y se lo dije, pero ella no pudo escucharme. Las energías en su chakra de la garganta estaban aceleradas y carecían de la receptividad suficiente como para escuchar mis consejos. Mi propio chakra de la garganta no es especialmente fuerte y hay gente que no me escucha. No era más receptiva a mis palabras de lo que era su chakra de la garganta a mis intervenciones. El dolor de garganta volvió a aparecer. Sentí que la clave para ayudarla residía en hacer que interviniera el chakra del corazón. Éste puede nutrir el chakra de la garganta, infundiéndole un ritmo más oportuno y refinado. En la segunda sesión, intenté sacar energía desde un lugar profundo de su corazón y arrastrarla hacia el chakra de la garganta. Alimentaba la esperanza de que la fuerza de la caridad aportara equilibrio a su tendencia compulsiva a imponerse.

Le pedí que colocara ambas manos en la garganta para advertir la diferencia de energía entre un lado y el otro. En el centro del chakra de la garganta se encuentra el hueso hioides. Funciona como un giroscopio, que establece equilibrio entre los hemisferios derecho e izquierdo y entre el metabolismo rápido y lento. Su hueso hioides parecía estar obstaculizado, como un regulador que está siempre abierto. Le expliqué cómo podía conseguir un mayor equilibrio del chakra de la garganta, estirando y tirando de su cuello y del hueso hioides. Por fin, su ritmo descendió y empezó a responder a lo que le decía.

A medida en que su ritmo bajaba, era más capaz de ceder la palabra a otros y de concederse a sí misma el tiempo y espacio para medir sus palabras y su tono. Ganó más simpatías por parte de la gente. Además, obtuvo otro beneficio inesperado: perdió peso gracias al mayor equilibrio metabólico. Pero la prueba definitiva que desapareció el dolor crónico de garganta.

Otra mujer era un ejemplo del problema opuesto y más común relacionado con el chakra de la garganta: la incapacidad de decir lo que pensaba. El chakra de la garganta de algunas personas se debilita en el lado anabólico, tal vez debido a una predisposición genética, una negativa a lastimar a otros, una aversión a causar problemas o un miedo a las consecuencias y, posiblemente, esto conlleva que tengan grandes dificultades para decir lo que piensan. Esta mujer era dulce, diplomática y amable, tenía una voz bonita y cantarina. Siempre mostraba su simpatía hacia los demás. Era fiel a la verdad, pero no quería pasar por encima de la verdad de otra persona, y su ritmo, a menudo, permanecía más allá del punto en que podía decir lo que quería o debía decir.

Sin embargo, vino a verme por otro motivo: las glándulas paratiroides no descomponían el calcio. Como se trataba de una alteración peligrosa, estaban considerando la posibilidad de operarla. Las capas más profundas de su chakra de la garganta contaban la historia de muchas vidas dedicadas al apoyo de otros, alentándola a levantarse y reclamar sus derechos. Había destacado como un alma excepcionalmente dispuesta a apoyar a los demás.

El calcio hace que los músculos se contraigan y les aporta fibra. Su estilo de vida encarnaba apertura y expansión, pero carecía de «fibra». Al no dejar que el organismo aprovechara el calcio, la paratiroides causaba flaqueza en los músculos, imitando su postura en la vida. El calcio tiene que interactuar con el potasio, el sodio y el magnesio para que quede equilibrado en las membranas celulares. Daba mucho, pero tomaba poco.

Como consecuencia, todas sus relaciones importantes eran unilaterales. Ella sabía todo sobre la vida de sus amigos y parejas y compartía con ellos sus penas hasta el infinito, pero no dejaba que nadie viera las suyas. En su afán de no molestar a nadie, mantenía a los demás a cierta distancia. Esta actitud de retenerse a sí misma en el fondo era una forma de egoísmo, aunque nunca lo había reconocido como tal.

Trabajamos sobre varios sistemas energéticos, pero la fuente del problema residía en el chakra de la garganta. Las glándulas paratiroides tardaron en empezar a procesar el calcio, lo mismo que sus palabras en expresar sus necesidades. La clave residía no sólo en la química, sino también en su historia. La habilidad para decir la verdad, decir no, y pedir lo que necesitaba se fue equilibrando. Y como suele suceder tras unos cambios internos profundos, empezó a atraer a un nuevo tipo de gente a su vida, personas que sabían dar y recibir.

El chakra frontal (tercer ojo). Dentro de la zona del sexto chakra se hallan los ojos, los oídos, la glándula pituitaria, el hipotálamo y el cerebro (excepto la parte superior del cerebro). Al comprender los ojos y los oídos, el sexto chakra es el chakra primario de la percepción sensorial. Incluye, además, la mayor parte del cerebro. Es el centro del pensamiento y, en particular, del pensamiento abstracto.

Mientras que los chakras segundo y tercero también son estaciones de energía en las que se produce una sensación de yo (segundo chakra), que luego forja una identidad (tercer chakra), el sexto y el séptimo son estaciones de energía donde puede llegar a trascender la conciencia de un yo y una identidad independientes. El sexto chakra puede conseguir esto de dos modos. La capacidad del cerebro humano de efectuar operaciones mentales abstractas, literalmente, permite la trascendencia de la vida corporal. Podemos emprender viajes al pasado, al futuro, a lo imaginario, a lo posible, a un mundo de símbolos, de teorías y de significados. También podemos trascender nuestra identidad cotidiana a través de las energías del sexto chakra, al acceder un nivel psíquico que pasa por las dimensiones de tiempo y espacio. Gracias a ese centro, existen aquellos dobladores del tiempo-espacio como son la comunicación telepática y la precognición, pero, más importante aún, el tercer ojo sintoniza nuestro radar con las energías más sutiles que los sentidos comunes no pueden percibir.

El defecto que la mayoría de nosotros tiene en el sexto chakra se debe a que estamos tan absortos en nuestros procesos mentales y fantasías que los procesos más sutiles quedan al margen. El sexto chakra puede estar dominado por un pensamiento carente de una percepción más sutil del mundo. La percepción visual de energía, del hecho de escuchar mensajes procedentes de otras dimensiones y la comunicación telepática con otros son, para el sexto chakra, formas naturales de experimentar el mundo. Aquellos individuos que poseen una mente brillante y una capacidad intelectual muy desarrollada con frecuencia descuidan el lado psíquico del sexto chakra. Sus mentes son instrumentos de un intelecto mágico, de forma tan exclusiva que no reconocen que hay otra magia menos familiar, pero también más deslumbrante.

Por otro lado, conozco a un hombre cuyo sexto chakra posee unas habilidades sutiles extraordinarias. Se gana la vida vendiéndolas, utilizando sus poderes psíquicos para servir e impresionar a otros, pero sus chakras segundo, tercero y cuarto no están lo bastante desarrollados. Sin embargo, ha reunido un número considerable de seguidores, y como consiguió explotar sus facultades psíquicas, nunca tuvo la necesidad de desarrollar la capacidad de amar y de respetar a otros. Domina el poder, y no permite un equilibrio de poder entre él y los demás; además, vive en un mundo de jerarquías en que él siempre está en la cima. Puesto que sus chakras de la garganta y de la raíz son también fuertes, no tiene ninguna dificultad a la hora de expresar su verdad y ejercer poder, y lo hace de una manera despiadada. Mientras vivamos en un mundo que convierte en gurús a la gente con importantes poderes psíquicos, no le hacemos ningún favor si no insistimos en que abran también sus corazones y dominen sus egos. Tampoco nos hacemos ningún favor a nosotros mismos al convertirlos en autoridades sobre nuestras propias fuentes de sabiduría que llevamos en el interior.

En Occidente, la gente suele tener una configuración energética diferente en los chakras sexto y séptimo que la gente en otras partes del mundo. En los occidentales, la energía del sexto chakra a menudo es densa y está repleta de pensamientos. El sexto chakra puede bloquear el séptimo, contaminándolo con un exceso de energía mental confusa. En culturas que ponen menos énfasis en el intelecto, donde las formas más sutiles de conocimiento no están tan eclipsadas por las turbulencias mentales, normalmente no me encuentro con ese problema.

El sexto chakra es una fuerza mental de la peor índole cuando está al servicio de los celos, el miedo, la codicia, la manipulación y las estrategias de poder que pueden tener su origen en el tercer chakra. Entonces, la persona cree con total convicción en las percepciones e ideas distorsionadas del ego y actúa de acuerdo con ellas sin ni tan siquiera cuestionarlas. Pero es el chakra equivocado que está mandando. El ego, representado por el tercer chakra, crece y aprende a través de los errores y el sufrimiento, y cuanto más despejado y diferenciado esté el sexto del tercero, tanto más puede servir como señal luminosa para el desarrollo del ego en vez de ser el representante de sus locuras.

El sexto chakra a veces se llama el chakra del tercer ojo. Es el punto situado entre las cejas, justo encima del caballete que, en muchas culturas, se ha asociado con el desarrollo psíquico. Mucha gente tiene un tercer ojo fuerte pero que permanece latente. Es como si el ojo estuviera ahí, pero el párpado permaneciera cerrado. Cuando mi hija menor, Dondi, iba al colegio, en los primeros años de secundaria, hubo un período en que su tercer ojo se abrió de forma espontánea y no podía dormir por la noche. Se quedaba en la cama «pensando», pero cuando observé su energía, parecía que no estaba ocurriendo nada. Su tercer ojo parecía estar enfocado como un láser, saltando de una escena fascinante a la otra. Era como si un tubo de energía la estuviera conduciendo a escenas tanto familiares como no familiares. Mientras estaba en su cama, de repente, se encontraba en la casa de su profesor o bien observando a gran distancia un evento que se desarrollaba y que, la mañana siguiente, saldría en las noticias.

Cada vez que permanecía en silencio y estaba inactiva, la invadía una imaginación intensa y muy viva, debido a la apertura de su tercer ojo.

Mucho más que el desarrollo de sus habilidades psíquicas me preocupaba que pudiera dormir. Le dije: «Dondi, tienes que cerrar el tercer ojo, porque si no, no conseguirás nunca el sueño que necesitas. Pon el dedo en el párpado invisible (en el centro de la frente) y ciérralo suavemente». Cuando lo hizo, desapareció el túnel de energía y se durmió.

No es extraño que la vertiente psíquica del sexto chakra se llame tercer ojo. No sólo fomenta una cualidad de «visión» que atraviesa los velos del misterio, sino que también *funciona* como un ojo en muchos sentidos. El mío es como un círculo o embudo a través del cual puedo ver imágenes que son tan claras como sueños y también mucho menos enigmáticas. Por lo general, veo una escena en que una persona a la que aprecio está en problemas. O bien unos minutos antes de que la persona llame por teléfono veo su cara. Mucha gente tiene ese tipo de premoniciones, pero, en medio del torrente de estímulos mentales del sexto chakra, no ha aprendido a distinguirlas. Con la práctica, sin embargo, el tercer ojo se puede convertir en una fuente de información cada vez más fiable.

Mi propio sexto chakra, probablemente, me salvó la vida varias veces. Fue alrededor del año 1978, cuando vivía en San Diego y había llevado mis hijas a la Science of Mind Church (Iglesia de la Ciencia Mental), para escuchar a Lerry Cole Whittaker. Los oficios se celebraban en un teatro antiguo en el centro de San Diego. Había dejado el vehículo más o menos a una calle de la iglesia. Cuando, después del oficio religioso, nos dirigíamos al vehículo, vi a un hombre que caminaba a nuestro lado y que se acercaba bastante a nosotras. No tenía ningún motivo para pensar que no salía también de la iglesia. De repente, escuché una voz cristalina en mi interior que me advertía de un peligro y que me ordenaba ir al automóvil rápidamente y cerrar las puertas desde el interior. Sentí un impulso urgente de de que las chicas, que estaban paseando sin ninguna prisa, se apresuraran. No suelo sentir el peligro, pero, los latidos, de repente, se aceleraron y sabía que tenía algo que ver con ese hombre. Intuía que esta situación ponía en peligro nuestra vida, aunque el hombre no estaba haciendo nada que me hubiera dado motivos para alarmarse. Era guapo y parecía bastante agradable.

Había aparcado el vehículo en una calle lateral, pero visible desde el teatro. Cuando introduje la llave en la cerradura del automóvil, el hombre empezó a dirigirse hacia mí. La voz interior me ordenó gritar a alguien como si estuviera respondiendo a un amigo. Saludé en dirección al teatro, aunque no conocía a la persona a la que estaba llamando. Eso hizo que el hombre se desviara un poco, como si alguien estuviera mirando. En un instante, conseguimos entrar en el vehículo y cerrar las puertas. El hombre se acercó otra vez, diciéndome que abriera el automóvil. Arranqué mientras los neumáticos chirriaban. Sentía que nos habíamos salvado de la muerte y temblaba. Pasamos al lado de un policía y le hice señas. Le describí el hombre expresando mi preocupación por que alguien pudiera encontrarse en peligro. El policía se apuntó mi número de teléfono y dijo que lo investigaría.

Esa tarde salió en las noticias que se había encontrado a una niña en un estado de profundo nerviosismo en Balboa Park, sólo a unos kilómetros del teatro. Llevó a los policías al lugar donde su madre había sido asesinada brutalmente. Las noticias mostraron también a un hombre al que se acababa de detener. Poco después de ver las noticias, el policía me llamó y pidió que fuera a la comisaría para identificar al sospechoso. Le dije que si era el mismo que acababa de salir en la televisión, que era él. Estaba segura. Lo estaba. El hombre fue identificado también por la niña.

Un ejercicio muy sencillo para empezar a abrir el tercer ojo consiste en colocar el dedo corazón sobre el caballete nasal y subir unos centímetros, respirando profundamente e imaginándose que se está abriendo el párpado del tercer ojo. La luz asciende, desde el chakra raíz, atravesando los chakras segundo, tercero, cuarto y quinto y entra directamente en el tercer ojo. Algunas personas la experimentan literalmente como una luz o un rayo de láser. Otros, más como una sensación. Incluso si sólo pretendes ver esa luz, imagínate que asciende desde el chakra de la raíz por la columna vertebral hasta el sexto chakra y siente cómo la luz se dobla e irradia como un láser desde el tercer ojo. Haz otra prueba. Respira tranquilo y profundamente, formula una pregunta y dirígela desde el tercer ojo hasta el chakra de la raíz. Luego, vuelve a enviar la luz al sexto chakra y ábrete a la respuesta mientras vas tirando del párpado. He visto docenas de personas asombradas al saber o ver surgir la respuesta de repente ante sí. A pesar de que también se impartan extensos cursos de desarrollo psíquico, experimenta de vez en cuando con este ejercicio sencillo y presta atención a lo que ves.

El chakra de la corona (pineal). Algunas personas sólo tienen que meditar o dirigir su atención hacia el cielo para sentir la unidad con el cosmos, la conexión con el reino del espíritu. Su chakra de la corona está desarrollado, abierto y en armonía con los otros chakras. En Occidente, sin embargo, es frecuente que las personas cuyo chakra corona está abierto reciban medicación psiquiátrica en lugar de consejos que les podrían ayudar a estar más equilibradas y conectadas a tierra.[90]

Las personas con un séptimo chakra fuerte tienen fascinantes experiencias con otras dimensiones, pero también parecen estar alejados de este mundo, volátiles o desconectados de la realidad sensorial. Son «Om y gloria» sin carne y patatas.

Cuando tengo un ataque hipoglucémico o mis hormonas no funcionan adecuadamente, soy especialmente sensible a las experiencias psíquicas. Estaba impartiendo una clase en Orange County, California, el 14 de abril de 1986. Tenía el síndrome premenstrual y estaba muy sensible. De repente, eran las cuatro pasadas, cuando dejé de ver el aula en el que estaba. Sentí una explosión en la parte superior de la cabeza y me tuve que agarrar de la pared para no caerme. Parecía estar en otro lugar. Podía ver a Muamar Gadafi. Reconocí su cara por las imágenes que había visto en la televisión y el periódico. Estaba sosteniendo un niño en brazos y lloraba. Intenté explicar a la clase lo que estaba ocurriendo, que estaba viendo a Gadafi desconsolado. Algo había pasado en el lugar en el que se encontraba. Un zumbido, y era como si viera a través de sus ojos, como si fuera parte de él. Sentía su tristeza sobrecogedora y no advertí la maldad que, según decían, caracterizaba a este hombre. Al cabo de unos minutos, volví a mi persona, todavía un poco desubicada, sin entender lo que acababa de ocurrir. Una vez acabada la clase, volví a mi cabaña. Algo más tarde, unos alumnos de clase vinieron para decirme que encendiera la televisión. Estados Unidos había bombardeado la residencia privada de Gadafi en Libia, matando a uno de sus hijos y lesionando a otros dos, exactamente en el mismo momento en que entré en trance y describí a los alumnos mi experiencia de encontrarme en el cuerpo de Gadafi. No sé por qué motivo escogí justamente ese momento mientras estaba impartiendo una clase. Pero, de alguna manera, la unidad universal absorbió a mi yo aislado. Así es como funciona el séptimo chakra.

En otra ocasión, después de regresar de una gira de talleres en Inglaterra, no pude recobrar el equilibrio. Es algo que me ocurre con frecuencia cuando viajo mucho. Los viajes largos en avión pueden abrir mi séptimo chakra. En parte, este hecho encuentra su explicación en que el hecho de estar a tanta altura y tan alejado del suelo y, en parte, de pasar a toda velocidad por varias husos horarios. De vuelta en casa, me costaba permanecer en el interior de un edificio, sufría una claustrofobia energética. En una ocasión fui a la selva de las secuoyas, cerca de la costa de Oregón, para acampar. Toda la noche vi a una mujer que había participado en mi taller en Inglaterra. Estaba molesta conmigo, porque había solicitado una sesión individual, pero mi agenda no me lo permitió. Ahora seguía viéndola, y venía a mi encuentro a través del éter, llamándome desesperadamente, suplicando y rogándome. ¿¡Qué era eso?! De repente, parecía como si abandonara mi cuerpo, como si ella me empujara a través del chakra corona. Sentía que tenía que poner en marcha mi voluntad para resistir y me agarré a un árbol, literalmente, para permanecer en tierra. Cuando volví a casa, me enteré de que la mujer había muerto en un accidente de tráfico.

A diferencia de la experiencia a través del sexto chakra de *oír* voces que probablemente salvaron mi vida, las aperturas del séptimo chakra pueden ser totalmente sobrecogedoras. Si cualquiera de las dos experiencias hubiera sido a través del sexto chakra, aún habría podido ver a Gadafi o escuchar a la mujer. Pero como la apertura se produjo por medio del séptimo chakra, me fusioné con la situación que absorbió a mi alma.

Frente a estos dos ejemplos, en que me vi absorta por la agonía ajena, la gran mayoría de experiencias del chakra corona son maravillosas. Suelen encantarme. A veces, puedo experimentar una unión mística con todos y con toda la naturaleza. Es algo profundamente pacífico y tranquilizador. Nos permite concebir significados más amplios en las miserias del mundo y también en nuestra propia trayectoria, lo que nos proporciona una nueva esperanza y motivación. No son respuestas intelectuales, sino experiencias de una paz y comprensión profundas respecto a la vida y la certeza de que hay una explicación para todo que existe bajo el cielo.

La meditación, la oración y los rituales son todas formas potenciales para abrir el chakra corona e intensificar la conexión espiritual con el cosmos. Lo mismo es válido para el trabajo energético. En lo siguiente, se explican las técnicas de purificación, equilibrio y refuerzo.

Cómo tranquilizar a los niños

A veces, hace falta tranquilizar a los niños para que puedan concentrarse en los deberes, dormir o portarse bien para alguna ocasión especial. Todos los niños son diferentes y, tal vez, tengas que hacer varios intentos para averiguar cuál de los ejercicios funciona con tus hijos. He escogido algunos de mis favoritos (duración: aprox. 16 años):

1. A los niños les encanta el ejercicio de liberar el diafragma (*véase* pág. 319), ya que supone un desafío para ellos. Les gusta ver cuánto tiempo pueden retener la respiración, mientras presionan el diafragma. Al mismo tiempo, el metabolismo se ralentiza y se tranquilizan.

2. Los niños a menudo hacen el ejercicio de las tijeras de forma espontánea. Los veremos haciendo las tijeras mientras ven la televisión o hablan con alguien. Empieza tumbándote boca abajo, con el mentón apoyado en las manos, las rodillas separadas y las piernas flexionadas apuntando hacia arriba. Gira los pies hacia los lados y, después, júntalos y crúzalos, formando una tijera. Continúa de esta manera, pasando un pie por delante y después el otro. Esto permite que se crucen las energías de un lado del cuerpo al otro, al mismo tiempo que se alinean las caderas, la columna, el sistema nervioso y el cerebro. Es bueno para estimular la circulación en las extremidades inferiores, como para piernas hiperactivas.

3. El ejercicio de bajar la llama (*véase* pág. 268) podría llamarse también reducir la hiperactividad. Si lo haces junto con tu hijo para ayudarle a concentrarse, te tranquilizará también a ti.

4. Presiona los puntos neurovasculares de la frente (*véase* pág. 129).

5. Si tienes más de un hijo, puedes involucrar a toda la familia. A los niños les encanta masajear los K-27 juntos (*véase* pág. 100), hacer juntos el paso cruzado (*véase* pág. 107), la postura de Wayne Cook (*véase* pág. 111) o conectar cielo y tierra (*véase* pág. 300).

6. Averigua todas las maneras en que tu hijo puede hacer la forma de un ocho en horizontal (*véase* pág. 232): con las manos, los pies, la cabeza, las caderas, las manos agarradas delante, imitando la trompa de un elefante o dibujando figuras enormes de ocho en una pizarra o en un papel de embalaje con tiza o lápices.

TRABAJAR CON LOS CHAKRAS

A menudo, hablo sobre los chakras al empezar una clase, ya que la energía de éstos suele ser la más fácil de advertir. La mayoría de la gente puede sentir que su mano está pasando por algo palpable, a pesar de que se trate de la primera vez que trabajan con los chakras; algunos incluso pueden ver un vórtice de energía en movimiento. Aquellos que forman parte de la sesión a veces ven colores por primera vez. Normalmente perciben estos colores en la parte posterior de los ojos, con independencia de si los tienen abiertos o cerrados. Por lo general, coincide con lo que yo veo. Los dos vemos el mismo color, yo desde fuera y ellos desde dentro.

Si te sientes fatigado o, en general, sientes cansancio, puedes estar seguro de que las energías de los chakras también están aletargadas y resulta de gran valor saber que es posible despejarlas. Una limpieza de los chakras elimina las energías tóxicas, tanto las recientes como las antiguas, y el cuerpo será más capaz de adaptarse a las circunstancias que tenga que afrontar. Una de las principales diferencias entre el trabajo con los meridianos y los chakras consiste en que los primeros fluctúan con todo lo que está ocurriendo en este momento de nuestra vida, mientras que sólo las capas superiores de los chakras «ondean en el viento». Si trabajas con las capas profundas de un chakra, con el tiempo lograrás que se produzcan cambios y curaciones a niveles cada vez más profundos.

Como los chakras rigen el sistema endocrino, cuando se equilibran los chakras también se equilibran las hormonas, y, por tanto, las emociones. El trabajo con los chakras conduce a mucha gente a experimentar estados alterados de conciencia o la sensación de estar en contacto con poderes superiores. Nunca se puede predecir adónde nos llevará una sesión de chakras, ya que el trabajo con ellos implica también una depuración de los recuerdos y las cosas del pasado. Cuanto más trabajamos con las energías de un chakra, sin embargo, tanto más penetramos en él y más completa será la alineación con las capas más profundas. Si limpiamos y armonizamos los chakras a nivel regular, empezaremos a advertir un efecto acumulativo.

Por lo general, cada chakra se equilibra por separado. Se puede trabajar con todos juntos, o bien concentrarse en aquellos que necesiten atención. Es posible hacer el test de energía para tener una noción básica de cómo funcionan, pero, repito, me gustaría alentar al lector a que revise sus energías de manera intuitiva. Si cierras los ojos y te concentras en cada chakra, uno por uno, aprenderás a advertir si estás desequilibrado o si los órganos que te rodean están aletargados, nerviosos o doloridos. Con el tiempo, tal vez, empezarás a ver los colores del chakra y sabrás incluso lo que cada color significa en tu caso personal. Dado que las energías de los chakras son tangibles cuando la energía está en movimiento, la concentración en cada uno de ellos o en los de otra persona, prestando especial atención a lo que sientes en tu interior, es una forma excelente para fomentar las habilidades para ver y sentir la energía.

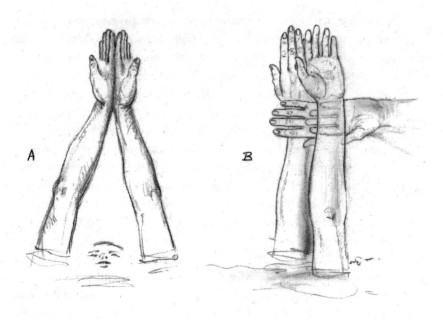

A   B

Figura 32.
El test de energía de los chakras.

El test de energía de los chakras. Es posible limpiar y armonizar los chakras sin realizar un test de energía, pero éste es fácil de hacer. En este test es imprescindible trabajar en pareja.

1. Túmbate. Junta las partes posteriores de las muñecas, estirando los brazos hacia el techo, con los codos rectos (*véase* figura 32).
2. La otra persona debe ir golpeando el chakra que se está examinando (*véase* figura 30) dos veces con el dedo corazón (si te sientes incómodo golpeteando el chakra de raíz, pide a la otra persona que te dé golpecitos en esa zona, pero a unos centímetros de distancia del cuerpo).
3. Después de golpetear, la otra persona introduce ambas manos entre tus brazos alzados, por debajo de las muñecas, con las manos abiertas y mirando hacia fuera (*véase* figura 32b).
4. El test consiste en que la otra persona empuja hacia los lados, intentando separar tus manos, mientras tú opones resistencia.

Todos los chakras se pueden examinar de esta manera. Los que dan un resultado bajo en resistencia muscular se pueden despejar, equilibrar y fortalecer.

Despejar, equilibrar y fortalecer los chakras. El trabajo con los chakras facilita la concentración y la conexión a tierra, aumenta la circulación de energía y ayuda a la conexión con una parte profunda del propio ser. Es fácil de realizar. Los niños, cuando tienen dolor de estómago, a menudo, de forma instintiva, trazan círculos sobre el estómago con la mano en sentido contrario a las agujas del reloj. El movimiento en esa dirección elimina las energías tóxicas, y ése es el principio básico de la técnica. Las manos son la única herramienta que necesitamos. De hecho, las palmas de las manos son, en sí mismas, vórtices de energía parecida a la de los chakras.

Es posible despejar, equilibrar y fortalecer los chakras para uno mismo, pero la mayoría de las personas prefiere que se lo haga otra persona para poder relajarse. La otra persona, además, facilita la conexión a tierra, y el intercambio de energías aumenta la eficacia de la técnica. Sin embargo, conozco a mucha gente que empieza el día haciéndose una limpieza de chakras, porque le ayuda a activar sus energías. Algunos giran cada chakra, tal como se describe aquí. Otros trazan círculos con un cristal.[91] Y los que sienten las energías detectan intuitivamente los chakras que necesitan mayor atención. Incluso el equilibrio de un solo chakra, especialmente cuando se trata del más débil, fortalece todo el sistema.

A continuación, se explica la técnica para trabajar en pareja, pero el procedimiento es el mismo cuando se realiza solo (duración: de 3 a 9 minutos para cada chakra):

1. Túmbate boca arriba. La pareja sacude las manos vigorosamente para deshacerse de la energía sobrante.
2. Empieza por el chakra de raíz (*véase* figura 30). Pídele a la otra persona que coloque una o ambas manos, abiertas, con las palmas mirando hacia abajo, sobre el chakra y que haga círculos encima de él en sentido contrario a las agujas de reloj y a una distancia de diez centímetros. Imagínate un reloj colocado encima del chakra, mirando hacia arriba, para saber el sentido. Lentamente, traza círculos de aproximadamente la anchura del cuerpo o un poco menos.
3. Para acabar, la pareja debe sacudir las manos para eliminar la energía, y empezar a trazar círculos en el sentido de las agujas del reloj durante al menos la mitad del tiempo que dedicó a los círculos en sentido contrario.
4. Para acabar, la pareja tiene que sacudir las manos para eliminar la energía y proceder con el siguiente chakra, empezando en sentido

contrario a las agujas del reloj, como en el paso 2. El trabajo con los chakras tiene que empezar con el chakra de raíz e ir ascendiendo según el orden que se muestra en la figura 30. Haz los pasos 2 y 3 para cada chakra.

5. La única excepción a la regla de trabajar primero en sentido contrario y después en el otro se aplica al trabajar con un hombre. Al llegar a su chakra corona, se debe invertir el orden. Empezando con un movimiento en el sentido de las agujas del reloj, para despejar las energías del chakra corona, luego se pasa al sentido contrario para restablecerlas. El chakra corona de una mujer gira en la misma dirección que los demás chakras.[92]

Al seguir el movimiento de las manos, las energías de las diferentes capas del chakra giran en la misma dirección, eliminando bloqueos energéticos como si desbloqueara tuberías. La mano puede actuar como un imán y atraer el acero y otras energías tóxicas. Aunque el período de tiempo que requiere cada chakra varía en cada individuo, como orientación, sugiero trabajar en cada sentido durante tres minutos. En el caso de que exista cierta hiperactividad de las energías, simplemente se cambia el sentido del círculo y el equilibrio debería recuperarse.

Los círculos en sentido contrario agitan las energías tóxicas y las expulsan del chakra. Los círculos en el sentido de las agujas del reloj complementan ese efecto al armonizar y estabilizar las energías del chakra. Algunas personas prefieren usar la mano izquierda para eliminar la energía (en sentido contrario a las agujas del reloj) y usar la mano derecha para volver a armonizar el chakra (en el sentido de las agujas del reloj). Yo suelo usar ambas manos para cada sentido porque juntas tienen más fuerza.

Si comienza a dolerte la cabeza mientras realizas este procedimiento, esto normalmente se debe a que las energías tóxicas liberadas están ascendiendo por la columna. Si esto sucede, no ocurre nada malo y simplemente puedes ayudar a liberar la energía haciendo el estiramiento de la coronilla (*véase* pág. 115). De hecho, si practicas esta técnica con alguien susceptible de padecer cefaleas, puedes empezar por el chakra corona e ir bajando.

Sostener y mecer un chakra. El sentimiento de gratitud es beneficioso para la salud. La gratitud eleva la energía y se puede escoger un chakra o bien todos para canalizarla hacia él. Una manera consiste en sostener las manos por encima del tercer chakra (*véase* figura 30), apoyar los codos en los lados y abrazar y mecer el chakra como si fuera un bebé. Enfoca el chakra con los ojos de la mente e inspira profundamente. Envíale tu gratitud. El cuerpo reacciona cuando lo tratamos como el recipiente sagrado que es. Permanece abierto a cualquier experiencia que surja. El chakra del plexo solar es tan hiperactivo en nuestra cultura que es el ideal para aprender esta técnica. Si te sientes atormentado por una voz interior que te riñe diciéndote lo que debes hacer o lo que has hecho mal, mece tu plexo solar, balanceándolo suavemente como a un bebé. Yo hago un sonido de «shhh» como si quisiera tranquilizar a un bebé. Las fuerzas que nos inducen a juzgarnos a nosotros mismos o a otro nos ayudan a sobrevivir, y el tercer chakra merece nuestro sincero agradecimiento. La gratitud reduce la reacción del chakra para que así nos ayude a evolucionar y nos apoye para estar más centrados y tener más confianza. Se puede mecer y agradecer a cada uno de los chakras de esta manera y el chakra responderá.

Conectar dos chakras. Un modo de entender la evolución personal es que, con el tiempo, la comunicación entre los chakras se torna más abierta, clara y profunda. El chakra del corazón, por ejemplo, tal vez necesite las energías protectoras del chakra del plexo solar, o bien el chakra de la garganta quizás precise las energías creativas del chakra del sacro. Es algo natural que las energías de los chakras interactúen; de esta manera, un chakra apoya al otro.

Si colocamos la mano derecha sobre un chakra y la izquierda sobre otro, las energías tardarán unos tres minutos en conectarse y fundirse. Muchos lo experimentan como una oración. Les inspira un sentimiento de reverencia hacia el cuerpo, que evoca gratitud y provoca la sensación de que los dos chakras se están alimentando mutuamente. Quizás, las manos empiecen a vibrar, literalmente, cuando las energías se conecten. Es como si las manos se emplearan a modo de arranque.

No puedo dejar de recalcar el valor que tiene el equilibrio de los chakras, lo fácil que es y la gran recompensa que se obtiene a cambio de tan poco con esta técnica sencilla para despejar y fortalecer los chakras. Concluiré con una historia para ilustrar esta afirmación.

Estaba trabajando con una mujer angustiada que estaba divorciándose. Se había tornado tan disfuncional que su marido estaba considerando la posibilidad de pedir la custodia de su hijo de cuatro años. En realidad, el marido no quería asumir esa responsabilidad, pero advertía que ella era incapaz de proporcionarle los cuidados necesarios. Logré que obtuviera un alivio temporal en las sesiones, pero, al ser madre soltera estaba tan estresada y trabajaba tantas horas que no hacía los ejercicios energéticos que le recomendaba. Cada vez que tenía un poco de tiempo, sólo quería acurrucarse en la cama y llorar.

Siempre traía a su hijo a las sesiones. Un día le dije a él: «¿Te gustaría ayudar a tu mamá para que no llore tanto?». Me dedicó la mejor de sus sonrisas y asintió con entusiasmo: «¡Sí!». Le dije que hiciera lo mismo que yo, círculos con las manos sobre un chakra. Lo hizo y comentó: «¡Lo puedo sentir! ¡La vas a ayudar de verdad!». El niño estaba entusiasmado. Hizo los círculos en los chakras cada día, cada vez que ella se sentía agotada. Cuando la veía triste, le decía: «Yo te hago los chakras, mami». Este ejercicio mantuvo en contacto a la madre, al hijo y a los chakras, y le animó mucho el hecho de que su hijito le ofreciera alegremente un apoyo válido. Gracias al trabajo con los chakras que le hizo su hijo, pudo rendir mucho más durante el proceso de divorcio. Al ver estos cambios, el marido dejó de pedir la custodia del pequeño.

Capítulo 6

EL AURA, EL SISTEMA ELÉCTRICO, EL NUDO CELTA Y LA CUADRÍCULA BÁSICA

PROTEGER, CONECTAR, ENSAMBLAR, APOYAR

A diferencia del lenguaje corporal... el aura no se puede fingir.

— ROSE ROSETREE
Cómo leer el aura con todos los sentidos

Los meridianos y los chakras transportan energía a cada órgano del cuerpo. Los cuatro sistemas que se presentan en este capítulo, en cambio, tratan más bien del mantenimiento del cuerpo como un sistema energético. El aura alberga las energías; el sistema eléctrico conecta los sistemas energéticos entre sí; el nudo celta facilita un patrón que los equilibra y fortalece; y la cuadrícula básica constituye su base. Sin embargo, ninguno de estos sistemas es más importante que el otro. Cualquiera que sea el punto débil en la cadena se convierte de inmediato en el sistema más importante en ese momento.

EL AURA: ENVOLTURA Y PROTECCIÓN

Cuando nos estamos felices, atractivos e inspirados, nuestra aura puede llenar el ambiente. En cambio, cuando estamos tristes, abatidos y deprimidos, ésta se contrae creando un armazón energético que nos aísla del mundo. A veces, cuando me siento encerrada en mí misma debido a un exceso de energías invasoras, lo que hago es colocar, muy despacio, las palmas de las manos en el lado interior de mi campo aúreo, para empujarlo hacia fuera. Si lo hago lo suficientemente despacio, puedo advertir la presión del campo al empujarlo. Pruébalo cuando sientas que te cuesta reclamar tu sitio en el mundo o estés triste o te notes insignificante. Imagínate que estás rodeado de una energía que tiene la forma de la cáscara de un huevo, espira lentamente mientras vas empujando hacia fuera, empezando a unos cinco centímetros de distancia del cuerpo. Tal vez puedas sentir la resistencia de una fuerza energética, pero, en todo caso, te proporcionará más espacio para respirar, tanto a nivel psicológico como energético.

El aura es una esfera de múltiples capas energéticas que proceden del cuerpo e interactúan con la atmósfera de la Tierra. Es en sí misma una atmósfera protectora que nos rodea y envuelve, eliminando muchas de las energías que encuentra en el camino, al mismo tiempo que absorbe otras que nos hacen falta. Actúa, al mismo tiempo, como filtro y como antena. Mientras que los chakras son estaciones energéticas que están en sintonía con las energías mayores del universo, el aura actúa como una antena de dos sentidos, trayendo energía del ambiente a los chakras y enviándola desde los chakras hacia el exterior. Algunas auras se extienden para abrazarnos. Otras nos mantienen a cierta distancia, como si se trataran de una alambrada eléctrica.

Detectar el aura. Numerosos experimentos han demostrado que existe un campo energético que envuelve el cuerpo, y se midió científicamente, por primera vez, en el Harold Burr's Laboratory en la década de 1930.[93] Conocido entre los científicos como el «biocampo», coincide con las nociones más antiguas de un «aura» distintiva, pero intangible, que rodea el cuerpo, que no sólo aparece representada en las imágenes religiosas, sino también en numerosas tradiciones curativas.[94] Los científicos que investigaron el biocampo sugieren que almacena información sobre el organismo y que la transmite a través del mismo, de forma análoga a la distribución de información de una placa holográfica a través del holograma.[95] El biocampo comprende un campo electromagnético sumamente tenue, pero susceptible de medirse, con sus propias ondas, intensidad, polaridad y patrones de modulación, que envuelve e impregna a todos los sistemas vitales.

Durante veinte años, se realizaron experimentos en el Laboratorio de Valerie Hunt's Fields, en la UCLA (Universidad de California, Los Ángeles), para obtener datos del aura humana. En uno de ellos, llamado «lecturas de aura», se compararon las percepciones de personas con una alta sensibilidad hacia las energías humanas con medidas neurofisiológicas. No sólo coincidían los ocho lectores de aura en cuanto a los colores que veían, sino también entre su percepción y los patrones de las ondas electromiográficas (EMG) que detectaron los electrodos sujetados en la piel.[96]

Los lectores de aura también informan de cambios en el aura, cuando una persona está sometida a estrés o se ha curado, o cuando existen cambios en el ambiente. Según la psicóloga Dorothy Gundling, se han observado cambios de color, tamaño, forma y acción en los «campos energéticos» de cinco sujetos cuando estaban escuchando música. Estas observaciones correspondían a cambios en la presión sanguínea, el pulso, la respiración y los patrones de las ondas cerebrales. Un tipo de música provocaba relajación en los que la escuchaban, parecida a la reacción fisiológica frente a la meditación; mientras que otro tipo de música causaba irregularidades en las ondas cerebrales.[97] Aunque los lectores de aura por lo general solían estar de acuerdo acerca del tamaño, la forma y el claro-oscuro del aura de los sujetos, existían diferencias en cuanto a su percepción del color. El investigador especulaba que el motivo podía ser que los lectores de aura necesariamente percibían el color a través de su propia aura.[98]

Estos estudios incluyen observaciones humanas fascinantes, pero la mayoría de estudios del aura no se basa en lectores de aura. El uso combinado de sensores de *biofeedback* de mano y el equipo informático y fotográfico han demostrado que el color, la forma y el tamaño del campo de un aura, captados por estos instrumentos en fotografías o vídeos, cambian tras la aplicación de técnicas como la acupuntura, la imposición de manos o la oración. El campo áureo refleja también los cambios de pensamiento o en el estado de ánimo, y se ha demostrado que estas fluctuaciones ofrecen un diagnóstico fiable.[99]

¿Un tejido suelto o denso? Tradicionalmente, se dice que el aura está constituida por siete franjas, y que cada una de ellas se corresponde en cuanto a color y energía a uno de los chakras. Mi percepción no coincide del todo con este modelo, y durante mucho tiempo no sabía cómo explicar esta discrepancia. Aunque también percibo siete franjas en el aura, la correspondencia con los chakras no es exacta y, a veces, ni siquiera discernible. Me he dado cuenta de que si bien, por lo general, es cierto que las siete franjas del aura se corresponden con los siete chakras, ambos procesan la energía de una manera muy distinta; además, las energías que procesan son diferentes. Por ejemplo, el aura es el primer filtro energético desde el medio, y los chakras pueden llegar a rechazar la energía que el aura ha atraído consigo.

Cada franja áurea está sujeta al cuerpo a través del chakra con el que se relaciona. Para algunas personas, el aura es como un tejido suelto que se extiende hacia fuera, abierta hacia el mundo. Para otros es más bien un tejido denso, pegado al cuerpo. La densidad del aura también fluctúa en una misma persona, reflejando diferentes estados de salud, excitación y comodidad. Cuando estamos enfermos, el aura puede colapsar en nuestro interior, como si quisiera proteger los órganos, los huesos y tejidos vitales y aislarnos del mundo. De esta manera, nosotros estamos más protegidos y otros también lo estarán frente a nuestra enfermedad. Cuando una persona envejece y empieza a decaer, el aura comienza a desvanecerse. Antes de que acaezca la muerte, el aura puede reducirse tanto que sea incapaz de contener las energías del cuerpo. Si alguna vez has estado con un moribundo y te daba la impresión de que la persona, en parte, ya se había ido, tu intuición era acertada a nivel energético.

Acudí a una conferencia unos nueve meses después del accidente en la central nuclear de Chernóbil. Una mujer, que había estado en un radio de unos setecientos kilómetros de Chernóbil cuando sucedió el accidente, concertó una visita conmigo. Tenía diversos síntomas, que incluían vértigo, fatiga crónica y falta de fuerza física. Su sistema inmunológico también estaba alterado, y contraía una enfermedad tras otra. Tenía un aspecto como si no tuviera aura. Me recordaba a un astronauta sin su traje espacial. No poseía ningún tipo de protección. Trabajé con los campos energéticos que la rodeaban, tejiendo y mullendo el aura. A medida que su campo áureo fue recomponiéndose, se fueron reponiendo los chakras y los meridianos agotados, y los síntomas empezaron a disminuir.

La primera franja del aura está situada muy próxima al cuerpo. A veces, se denomina el cuerpo etéreo; se considera el doble energético del cuerpo físico, y resulta crucial para la supervivencia. Esta primera franja suele tener poca densidad. Una vez, participé en una clase de Sheldon Deal, uno de los pioneros de la kinesiología aplicada, y habló de la excitación que experimentan los paracaidistas debido a que la unión entre el aura y el cuerpo literalmente se dilata durante la caída. Y, entonces, se dirigió a mí advirtiéndome: «Donna, usted no debería probar nunca el paracaidismo. La conexión entre su aura y el cuerpo tiene muy poca densidad. Por eso le resulta tan fácil conectarse a otros campos. Pero si hace paracaidismo, el cuerpo puede desprenderse del campo áureo y moriría». Aparentemente, los paracaidistas saben que un reducido porcentaje de personas muere misteriosamente durante la caída. Un corazón fuerte simplemente deja de latir. El cuerpo no puede mantenerse con vida sin el aura, de la misma manera que la Tierra no podría sostener la vida sin la atmósfera.

Cómo tener unos abdominales de acero

Si, por más ejercicio que hagas, no consigues un abdomen plano, posiblemente, los abdominales no estén recibiendo suficiente energía.

1. Haz los ejercicios abdominales de manera regular, tanto los de refuerzo como los de estiramiento.
2. Masajea los puntos neurolinfáticos del intestino delgado en la parte interior de las piernas y por debajo de las costillas.

Si quieres realizar el test para saber si precisas masajear estos puntos, ponte de pie e inclínate. Fíjate a qué altura están colgando los dedos. Masajea cualquiera de las dos series de puntos y vuelve a mirar dónde están colgando los dedos al inclinarte. Los dedos llegarán más abajo después del masaje si los abdominales carecen de energía.

Ver el aura. No sólo creo que todo el mundo puede aprender a interpretar un campo áureo, sino que también estoy convencida de que somos capaces de sentirlo. Antes de que haya pronunciado una sola palabra, ya sabemos si estamos en presencia de alguien que nos aporta o nos quita energía. Cada vez que mi ex suegra entraba en algún sitio, todo el mundo se daba vuelta. Todos sentían su presencia incluso antes de verla. Percibimos algo más que simplemente estímulos visuales. ¿Alguna vez has sentido cómo alguien te estaba mirando fijamente y, cuando te diste la vuelta, viste unos ojos clavados en ti, y que, además, habían estado completamente fuera de tu campo visual? Existen estudios que demuestran que es muy común y que la reacción galvánica de la piel cambia cuando alguien nos mira fijamente aun cuando esa persona no está dentro de nuestro campo visual.[100] «Buena onda» y «mala onda» son más que meras expresiones del lenguaje.

Aunque puedo «ver» el aura, me baso principalmente en lo que siento. Del mismo modo que puede ser agradable un paseo en una noche de luna llena, con la luna encima de la cabeza, también hay que destacar que la sensación de la energía de una noche con luna llena altera el alma. Con independencia de si podemos o no ver el aura de una persona, recibimos información subliminal. El desafío consiste en activar esta percepción de forma consciente y deliberada. El test de energía, como ya se ha dicho, es una manera de trabajar esa habilidad. El campo áureo ofrece una lectura rápida acerca del estado de salud general de una persona, pero cualquier idea preconcebida puede obstaculizar esta lectura. Mantente muy atento. Por ejemplo, cuando una persona ha estado enferma, su aura puede llegar a colapsar cerca de su cuerpo, formando un denso escudo de protección. Cuando comencé a practicar la medicina energética, cada vez que me encontraba con un aura colapsada, intentaba mover el campo donde debía hallarse. Pero, cuando la persona estaba enferma, siempre sentía cierta resistencia, como si el aura me dijera: «Este peligro aún no está superado y, mientras tanto, este cuerpo necesita de una protección y un soporte especiales». El hecho de que se colapsara indica que está actuando la inteligencia del cuerpo energético y he aprendido a no interferir en esta sabiduría.

Por otro lado, si los desequilibrios de energía dentro del cuerpo resultan excesivos, el aura no nos puede proteger, y es capaz de reducirse, alterarse e incluso colapsarse. Puede adquirir el hábito de permanecer en un estado de colapso de forma continua, con lo que atrapará las energías e impedirá la fuerza vital de conectarse con el mundo. Como cada uno de los sistemas energéticos, el aura aprende a protegerse en las circunstancias cada vez más complejas del mundo moderno. Dentro del gran número de adaptaciones forzadas, puede quedar atrapada en un estado que sea negativo para la salud y el bienestar, de manera que resulte necesaria una intervención.

La conexión (*véase* pág. 125) es la mejor técnica para mantener el aura en un estado óptimo. Practícala cada día. Existen tres alteraciones del aura que pueden conllevar problemas de salud: (1) los pequeños agujeros, lesiones y rasguños que afectan a la protección del cuerpo; (2) una acumulación de energías tóxicas que supera la capacidad de procesamiento del aura; y (3) un colapso y un estancamiento crónicos. Cualquiera de estas alteraciones puede corregirse.

- Un *escaneo* del aura localiza los agujeros y las lesiones y los sella.
- Un *masaje,* o la práctica de *mullir* el aura, genera un movimiento en el campo áureo, de manera que pueden liberarse las energías tóxicas.
- La práctica de ensamblar el aura bombea las energías hacia el exterior, las une formando una red resistente y protectora de múltiples capas y ayuda a conservar este patrón.

El aura se rejuvenece también cada vez que despejamos y fortalecemos los chakras.

Las prácticas de escanear, mullir, masajear o ensamblar cualquier parte del aura permiten que la vibración se mueva como una telaraña. Por tanto, el trabajo en la parte frontal del cuerpo suele ser suficiente. Sin embargo, si la persona tiene una lesión en la columna o una enfermedad crónica o sufre una alteración emocional, el ensamblado tendría que centrarse en la parte anterior y posterior del cuerpo. Explicaré cada técnica tal como se practica por parejas. Si no tienes pareja para realizarlas, ten en cuenta que los movimientos son los mismos; simplemente no podrás hacer el test de energía para comprobar los resultados.

Escanear el aura. Túmbate en el suelo, en la cama o en una camilla para masaje. Para localizar los agujeros, las lesiones o los desgarrones, la persona que nos ayuda debe escanear el aura (duración: 1 minuto):

1. Si eres la persona que va a ayudar, coloca una mano abierta a unos 7 centímetros del cuerpo de la otra persona.
2. «Escanea» el cuerpo del otro, pasando la mano lentamente por encima del cuerpo desde la cabeza hasta los dedos del pie.
3. Con la otra mano, haz el test indicador general (*véase* pág. 102), ejerciendo una presión uniforme, mientras continúas el escaneo.
4. Si el brazo cede, esto significa que existe una alteración en el aura en el lugar que se está escaneando.
5. Para activar su propia sensibilidad, mantente en sintonía con las sensaciones que te indican irregularidades en el aura y compruébalas con el test de energía.

Cualquier agujero, lesión o desgarrón que encuentres puede tener una amplitud que supere los 7 centímetros, pero no hace falta efectuar otro test para cada franja del aura, puesto que con el ejercicio que se explica a continuación se penetra en todas las franjas (duración: hasta un minuto por cada lesión):

1. Para tapar cualquier agujero o arreglar cualquier desgarrón energéticamente, desplaza ambas manos sobre el lugar formando un círculo en el sentido de las agujas del reloj. Las energías electromagnéticas de las manos atraerán el exceso de energía de otras zonas, lo que conllevará la reparación.
2. Tal vez adviertas que los dedos y manos realizan, de forma espontánea, un movimiento de ordeñar o amasar. En este caso, sigue esta intuición. De hecho, estás literalmente amasando y ordeñando las energías de la zona, redistribuyéndolas para curar cualquier lesión.

3. También es posible que, de forma espontánea, las manos se alejen unos 7 centímetros y se dirijan a las franjas periféricas del aura. También en este caso, confía en la intuición que te conduce a estas zonas y continúa juntando y repartiendo la energía hacia ellas.
4. Aunque no tengas a nadie que te pueda realizar el test de energía, podrás repartirla para tapar agujeros y arreglar desgarrones, pasando las manos por encima del aura a una distancia de 7 centímetros. Se puede abarcar todo el cuerpo de esta manera, pero tal vez detectarás ciertas zonas que necesitan una atención especial.

Mullir el aura. Al igual que se hace con las almohadas, mullir el aura consiste en un proceso de ventilación y expansión. Cuando te sientas apagado, fatigado, triste o con el ánimo bajo o tu ritmo sea menor, el ejercicio de mullir el aura puede revitalizarte. No hace falta hacer un test de energía para saber si te sientes agotado. A continuación, se explican dos maneras de mullir el aura (duración: sólo unos momentos para cada uno):

1. Empezando por la parte inferior de los pies, «enrolla» hacia arriba la energía del aura, moviendo las manos, la una contra la otra, como si estuvieras arrastrando una pelota por el cuerpo. Respira profundamente. Al subir por el centro del cuerpo, esta técnica, al igual que la cremallera, tiene la ventaja de fortalecer el meridiano central, que, a su vez, nutre a todos los meridianos y chakras.
2. Coloca la mano en el aura en cualquier lugar que te atraiga, con un movimiento de chasquido, primero bajando y luego levantando la energía. Las manos pueden establecer un baile con el aura, que resultará tanto tonificante como divertido.

Masajear el aura. Se puede masajear el cuerpo energético para calmar y equilibrar el campo áureo. Es un excelente método para concluir un masaje físico u otro tratamiento energético, ya que provoca una sensación de paz y ligereza (duración: aprox. 1 minuto):

1. Frótate las manos vigorosamente.
2. Colócalas a unos 5 o 10 centímetros por encima de la cabeza de la persona. Sin tocar el cuerpo, masajea lentamente las energías áureas, avanzando hacia abajo.
3. Con las manos abiertas, barre las energías desde la cabeza hacia abajo y hacia fuera por los dedos de los pies.

4. Experimenta con diferentes movimientos, lentos y rápidos, y barridos tanto cortos como largos. Abarca todo el cuerpo.

Ensamblar el aura. El término *nudo celta* se refiere tanto a un sistema energético como a un ejercicio. Comparten el mismo nombre porque la función del sistema energético es idéntica a la del ejercicio. Si el sistema energético no ensambla las energías de manera adecuada, esta técnica lo reactivará. El test de energía para determinar si el aura necesita el nudo celta es, además, divertido:

1. La persona que se somete a esta técnica debe extender ambos brazos hacia los lados.
2. La persona que examina a otro empuja ambos brazos al mismo tiempo, hacia abajo, con las manos justo por encima de las muñecas, durante un máximo de dos segundos, sólo para ver si se produce un rebote. Si el brazo baja, el campo áureo no proporciona el apoyo necesario.
3. Si los brazos se mantienen firmes, sigue examinando el aura. Debería llegar más allá del brazo extendido de la persona. Quien examina empleará ambas manos al mismo tiempo para seguir las energías desde la cabeza hasta unos centímetros más allá de las yemas de los dedos extendidos. Luego, repite el test.

Un resultado alto indica que el aura de la persona llega más allá del brazo extendido, tal y como debe ser. Pero si el campo áureo no alcanza ese punto para proteger a la persona, los brazos darán un resultado bajo y el ejercicio siguiente ayudará a ampliar el campo. Si trabajando con otra persona, adapta los pasos. Para hacer el nudo celta del aura (duración: aprox. 1 minuto):

1. Durante unos momentos, permanece de pie con las manos abiertas y los dedos separados colocados sobre los muslos. La energía irá descendiendo por las piernas. Sintoniza con esta corriente.
2. Frótate las manos. Esto generará energía entre las manos. El proceso de ensamblar funciona con independencia de si sientes la energía o no. Aunque no la sientas, al concentrarte en la energía que se está generando, estarás ejercitando la habilidad para sentirla.
3. Levanta las manos a la altura de las orejas a unos 15 centímetros de distancia. Sostenlas en ese punto durante unos diez segundos.

4. Mientras respiras profundamente, junta los codos delante de ti. (Desde allí, cruzarás los brazos tres veces, siguiendo las siguientes instrucciones; *véase* figura 33.)
5. Espira, mientras cruzas los brazos y las manos delante de la cara, y continúa el movimiento hasta que balancees los brazos libremente hacia abajo y en todas las direcciones.
6. Inspira, dejando que los brazos se balanceen delante de ti, cruzándose.
7. Espira, balanceando los brazos de nuevo e inclinándote por la cintura.
8. Inspira y cruza los brazos a la altura de los tobillos.
9. Espira y balancea los brazos, mientras sigues inclinado.
10. Balancea los brazos por detrás del cuerpo, gira las manos hacia delante y, con las rodillas ligeramente flexionadas, dirige la energía a la parte superior de la cabeza y ponte recto. Imagínate que las energías fluyen por encima de la cabeza y que vuelven a bajar por la parte anterior, posterior y lateral del cuerpo.

El aura nos protege de los contaminantes atmosféricos, como las frecuencias generadas por las alambradas eléctricas y las luces fluorescentes, así como las vibraciones de gente estresada, enfadada o deprimida. El nudo celta crea una envoltura protectora. Pero es más que una mera técnica de fortalecimiento del aura. Crea una conexión orgánica entre todos los sistemas energéticos.

Cómo absorber el dolor de un niño

Usa la técnica de «absorber el dolor» (*véase* pág. 341). Con la mano derecha hacia abajo y hacia fuera alejándola del cuerpo, coloca la mano izquierda sobre el lugar donde le duele al niño. Explícale que estás absorbiendo, succionando y eliminando su dolor. A los niños les encanta esta idea y, una vez que haya visto que funciona, tal vez querrá ayudarte a ti la próxima vez que te duela algo.

El sistema eléctrico: la conexión de las energías densas y sutiles

Si cada uno de los sistemas eléctricos del cuerpo, descritos en el capítulo 1, comprende una combinación de energías eléctricas, electromagnéticas y sutiles (*véanse* págs. 44-46), la dimensión eléctrica es la más densa. Mientras que el aspecto electromagnético implica campos invisibles y el aspecto sutil es todavía más amorfo, el aspecto eléctrico implica el movimiento de electrones y protones, las «partículas» de la materia.

El sistema eléctrico representa una energía que parece surgir de la dimensión eléctrica de otros sistemas energéticos. O, como lo formuló una de nuestras especialistas, Veronica Sanpere: «El sistema eléctrico es la más densa de las energías sutiles (como el aura, los chakras o los meridianos) y la más sutil de las energías densas» (como la electricidad o los campos eléctricos).

Sirve de puente que conecta todos los sistemas energéticos a este nivel básico de la electricidad corporal. El sistema eléctrico no es un sistema energético independiente, como son los chakras o los meridianos, sino que está íntimamente relacionado con todos los principales sistemas energéticos: distinto de cada uno pero que, a la vez, representa un aspecto de cada uno de ellos. El sistema eléctrico, el nudo celta y los cinco ritmos, todos ellos tienen esta propiedad de ser «distinto pero a la vez formar parte de», similar a la manera en que un líquido está separado de los órganos, al mismo tiempo que forma parte de ellos.

A veces, cuando ejerzo presión en un conjunto particular de lo que llamo «los puntos eléctricos», puedo advertir que un meridiano, un chakra o una parte del aura en particular precisa atención. Cuando trabajo con los puntos eléctricos a menudo se asemeja a una conexión eléctrica directa entre mis manos y el sistema energético que está más desequilibrado y que intenta encontrar la manera de conectarse a tierra. Por lo general, no sé lo que ocurrirá cuando, por primera vez, entro en contacto con los puntos eléctricos de alguien. La energía se dirige donde es necesario. Hay estudios sobre tejidos cicatrizados que se curaron durante una sesión eléctrica, o traumas emocionales que se superaron y una serie de otros beneficios inesperados. Pero el aspecto más importante del sistema eléctrico, desde una perspectiva de la curación holística, consiste en su papel para conectar sistemas. Si los campos energéticos, como el aura y los chakras, ajustan los órganos y otras energías al envolverlos, el sistema eléctrico los

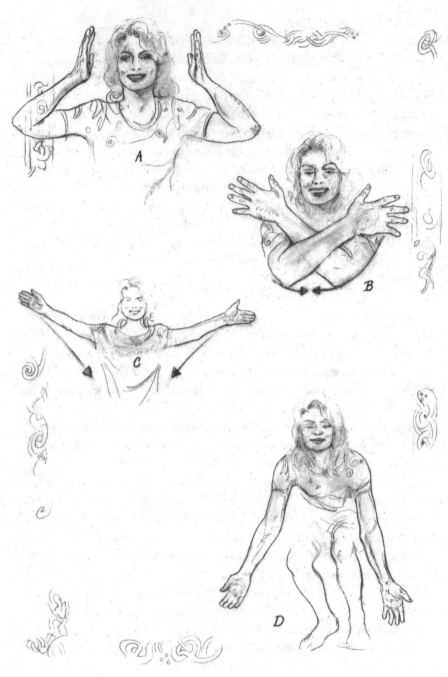

Figura 33.
Ensamblar el aura

atraviesa, conectando y coordinándolos en la dimensión tangible de su aspecto eléctrico.

Se pueden tocar varios puntos en el cuerpo para conectar los circuitos eléctricos entre otros sistemas energéticos, lo que permite, a veces, una curación profunda en algunas zonas específicas. Aunque el tratamiento fluido del sistema eléctrico es una forma más avanzada de la medicina energética que supera el alcance de este libro, existen ciertos puntos eléctricos que se pueden presionar para enviar señales eléctricas a través de los sistemas eléctricos del cuerpo, lo que ayuda a restablecer el orden y el equilibrio. Los puntos más potentes son dos que, formando un par, se encuentran en la unión entre la nuca y el cráneo, y que en la medicina tradicional china se conocen como los «puntos de la cabeza». Son también puntos linfáticos del meridiano central. Estos puntos se encuentran en unas hendiduras a 2 o 3 centímetros hacia cada lado desde el centro de la nuca, en la base del cráneo (duración: 3 minutos o más):

- Para hacer presión en estos puntos eléctricos, empuja el dedo corazón directamente en ellos, permitiendo que el peso de la cabeza aporte una presión adicional.
- La presión y el masaje en estos puntos durante un par de minutos activa los puntos reflejos neurolinfáticos del meridiano central, lo que proporciona soporte al movimiento de la linfa y elimina toxinas.
- Si mantienes la presión en estos puntos durante demasiado tiempo, sin embargo, es probable que adviertas un cambio en los dedos. Tal vez empieces a sentir calor e incluso ardor, lo que te conducirá a retirar los dedos de estos puntos.
- Ésta es la señal de que realmente has conectado con el sistema eléctrico, como si se tratara de un enchufe. En este momento, pueden tener lugar curaciones a nivel profundo.
- Tan sólo hay que confiar en que el cuerpo establezca la conexión eléctrica precisa, que no necesariamente será la que uno pensaba hacer.

En varias ocasiones, he ejercido presión en estos puntos durante más de una hora. A veces, la persona ni siquiera se da cuenta de que está pasando algo, pero yo siento el ardor en mis dedos. Posiblemente, el paciente empiece a tener sensaciones intensas en un tejido cicatrizado o en otras zonas donde el cuerpo está intentando autocurarse. A veces, se siente como si una herida emocional se está curando. Es imposible decir cuánto tiempo se precisa para el caso de cada individuo, pero cada uno sabe cuando ha concluido el proceso. Los dedos dejarán de arder. Y, con frecuencia, la persona tratada comentará que se curó de manera inesperada.

El nudo celta: la conexión de los sistemas energéticos

Las energías del cuerpo se desplazan en círculos, espirales, giros y cruces, formando entre sí patrones de una belleza extraodinaria. El responsable del equilibrio de este caleidoscopio de colores y formas es un sistema energético conocido de diferentes nombres entre los sanadores energéticos en todo el mundo. En Oriente, una faceta de este patrón se llama el «anillo energético tibetano».[101] En la tradición del yoga, se representa con dos líneas curvadas que se cruzan siete veces y que albergan simbólicamente a los siete chakras. En Occidente, se representa por el cadeceus, las serpientes entrelazadas en un bastón, que también se cruzan siete veces, inicialmente asociado a Hermes, el dios griego, mensajero de los dioses, y, más tarde usado como símbolo en la alquimia y, luego, en la medicina. Empleo el término *nudo celta* no sólo porque tengo una afinidad personal con la curación celta, sino también porque el dibujo se parece a los antiguos dibujos celtas del símbolo del infinito, muy dinámico y en espiral, sin comienzo y sin fin, y a veces formando una triple espiral. Como los hilos invisibles que unen a todos los sistemas energéticos, los nudos celtas tejen redes por todo el cuerpo y alrededor de él en patrones en espiral y formando ochos. Es un sistema vital, que continuamente teje nuevos cruces, y que se expande y se contrae hasta el infinito. La doble hélice del ADN es este mismo patrón en el microcosmos. El control del hemisferio izquierdo sobre el lado derecho del cuerpo, así como del hemisferio derecho sobre el lado izquierdo remite, de forma acentuada, al mismo patrón.

Estas energías entrecruzadas que atraviesan el cuerpo son el «tejido conjuntivo» del sistema energético. Tuve dos alumnos en mis clases, ambos enfermeros, uno de Brasil y el otro de Nepal, que reconocieron inmediatamente este sistema energético cuando lo describí. Los hospitales en que trabajaba cada uno les obligaba a aplicar regularmente el nudo celta en los pacientes, uno en la sección de quemaduras y el otro en una sala general, sólo que recibían nombres diferentes.

El nudo celta, como sistema energético, engloba al resto de sistemas energéticos y genera cierta resonancia entre ellos. Es el tejedor de los campos de fuerza. Mantiene unida toda la estructura energética. Como ejercicio, el nudo celta se usa para empujar las energías del aura hacia fuera y fortalecerlas. El ejercicio también conecta todas las energías para que operen como si se tratara de una sola red. Toca un solo ramal en cualquier punto y el sistema entero resonará en armonía.

Las energías de cada uno son únicas, aunque el nudo celta sea universal. Entrecruza las energías de cada hemisferio del cerebro al lado opuesto del cuerpo. La formación más grande es un ocho o el signo del infinito, que se extiende de los pies a la cabeza. La figura del yogui en el cadeceus, así como en otros modelos que representan el ascenso de energía a través de la columna, el nudo celta se muestra como una serie de ochos, que ascienden formando espirales por el torso. Pero este patrón se repite en todo el cuerpo, encima de la cabeza, la cara, el torso, las piernas y los pies. Estas energías entrecruzadas resultan cada vez más pequeñas, hasta incluir su patrón esencial en el nivel celular. De hecho, la doble hélice del ADN puede ser el prototipo del nudo celta como sistema energético.

Una función del nudo celta es de unir a todos los sistemas energéticos en una densa red de comunicación para que la información pueda transportarse con facilidad a cualquier lugar. Esto hace posible que todos los sistemas energéticos puedan cooperar en armonía. Cuando el nudo celta está dinámico, nos proporciona una sensación de poder, un sentimiento de estar cargado, y las energías realmente empiezan a vibrar. He conocido a varios sanadores energéticos que son capaces de oír el nudo celta en sus clientes, en particular cuando la persona está sana y el patrón es característico. Dicen que se asemeja a un zumbido o una resonancia musical.

Mary Ann era una mujer extraordinariamente lúcida que había sufrido una serie de crisis graves. Ahora, que ya las había superado, parecía radiante y feliz. Su corazón estaba abierto y, a nivel personal, había crecido a raíz de esas dificultades. El cuerpo, sin embargo, estaba notablemente afectado (mostraba señales de agotamiento, tenía sobrepeso y sufría dolores, sobre todo en las articulaciones). Era como si su espíritu hubiera logrado adelantarse al vehículo en el que estaba viajando. Aunque podría haber trabajado con cada una de las energías afectadas por el estrés que había sufrido, el nudo celta actuó como un enganche que condujo a los sistemas energéticos del cuerpo a la altura elevada de su espíritu.

El nudo celta tiene numerosas aplicaciones. Es útil cuando las energías no se trasladan bien de un lado al otro, como ocurre en la dislexia u otros trastornos de aprendizaje, sirve para graves disfunciones inmunológicas, así como para prácticamente cualquier tipo de enfermedad. A menudo empleo esta técnica para concluir con un tratamiento y, a veces, también para comenzar. En especial cuando las energías de una persona, desde el principio, se encuentran en tal desorden que sólo el nudo celta me permite ver los patrones subyacentes. Alinea las energías y activa las que están estancadas.

Ensamblar el nudo celta. Vuelve a consultar los patrones de ensamblado que utilizamos para hacer el nudo celta del aura (*véase* pág. 225). Se puede tejer cada uno de los sistemas energéticos y convertirlo en una red más densa, usando la mano para seguir los patrones del nudo celta por todo el cuerpo. Pueden ser grandes o pequeños y hallarse en cualquier lugar. Haz cuantos nudos y cruces te parezca necesario. Sigue tu intuición. Nunca son excesivos, ya que al cuerpo le encanta el movimiento del nudo celta. Activa los patrones energéticos entrecruzados sin fin y sin comienzo que se extienden por todo el cuerpo.

Los ochos rítmicos. Los ochos rítmicos son una variedad del nudo celta. Si estás muy alterado a nivel mental y no consigues liberarte y relajarte o si simplemente no puedes pensar con claridad, la integración energética de los hemisferios derecho e izquierdo del cerebro aportará equilibrio (duración: menos de 1 minuto):

1. Con las manos colgando, balancea el cuerpo, pasando el peso de una cadera a la otra, como si estuvieras bailando al ritmo de una música.
2. Permite que los brazos se balanceen con el cuerpo (*véase* figura 34). Notarás un movimiento natural en forma de ocho tanto en los brazos como en el cuerpo al balancearte de un lado al otro. Deja que los brazos se balanceen libremente.
3. Estira las manos levantándolas hacia delante y, con los brazos, traza un ocho hacia los lados. Sube y gira por el lado derecho, gira hacia abajo y, otra vez, hacia arriba en el lado izquierdo, gira hacia abajo y, otra vez, hacia arriba y hacia la derecha. Gira la cintura, mirando hacia los brazos, y deja que el ritmo del cuerpo siga el ritmo de los brazos. Se parece más a un baile que a un ejercicio.

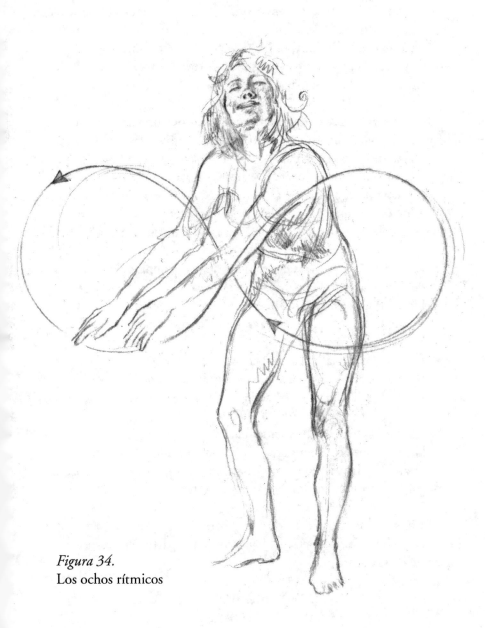

Figura 34.
Los ochos rítmicos

Estos ochos rítmicos ayudarán a mejorar la comunicación de los hemisferios entre sí. Esta técnica se usa en la kinesiología educacional, una aplicación de esta ciencia que ayuda a los niños con dislexia u otras dificultades de aprendizaje. Una serie de estudios ha demostrado que el hecho de dibujar los ochos rítmicos sobre una pizarra y acompañar el movimiento con todo el cuerpo ayuda a los niños con dificultades de aprendizaje.[102]

El nudo celta para practicarlo con otra persona. Existe un sencillo test de energía para determinar cuál de los patrones del nudo celta está alterado. La mejor manera consiste en sensibilizarse hacia dentro y dejarse guiar por la intuición. De hecho, si no se está muy acostumbrado a las normas sociales, se tenderá a cruzar los brazos automática e inconscientemente cada vez que se precisa un nudo celta. Para averiguar en qué lugar se necesita el nudo celta (duración: aprox. 3 minutos):

1. En una sola barrida, mueve el brazo desde un hombro hasta la cadera del lado opuesto sin apenas tocar el cuerpo.
2. Haz el test de energía del brazo de la la otra persona.
3. Repite el movimiento, ahora en la dirección opuesta, de la cadera al hombro opuesto y haz otro test.
4. Para realizar cualquier corrección: con las manos, describe ochos sobre el torso a unos centímetros de distancia del cuerpo. Ve en la dirección que dio un resultado alto en el test y sigue haciendo ochos con la mano.
5. Mueve las manos libremente, para hallar tu propio ritmo, y sigue haciendo los ochos durante un minuto o más.
6. Si ambas direcciones dieron un resultado bajo, cosa muy poco frecuente, haz los ochos en las dos direcciones.

El mismo procedimiento de test y corrección se puede hacer con la cabeza y el cuello, las piernas o cualquier otra parte del cuerpo, ya sea pequeña o grande.

LA CUADRÍCULA BÁSICA: LA BASE DE LAS ENERGÍAS DEL CUERPO

Cuando nos ponemos de pie, parece que el chakra de raíz sea la base de los centros energéticos. Todos los demás chakras se sitúan encima de él.

Cuando estamos tumbados, en cambio, parece que la cuadrícula básica sea la base de los centros energéticos. Cada uno de los chakras está incrustado en esta cuadrícula que, a su vez, es el fundamento de todos los sistemas energéticos. El aspecto de la cuadrícula difiere en gran medida de los chakras. Mientras que éstos tienen una forma de espiral, la cuadrícula básica se parece a un gráfico de líneas energéticas o a la infraestructura de acero de un rascacielos. Mientras que la energía de los chakras conecta con las energías del ambiente, la energía de la cuadrícula básica se encuentra dentro del cuerpo. Los otros sistemas energéticos del cuerpo resultan gravemente afectados cuando se altera esta base.

Fui capaz de entender el papel de la cuadrícula básica al ver que ciertos tratamientos no daban resultado, aparentemente, sin ningún motivo. Tenía que centrarme mucho más. Puesto que la cuadrícula básica está íntimamente integrada en el cuerpo, apenas la veo cuando funciona bien. Al colapsarse, sin embargo, todos los sistemas energéticos, de repente, se encuentran sobre una base poco sólida.

Cuando observo las capas intermedias de un chakra, surgen imágenes del pasado de la persona, tanto placenteras como desagradables, siempre en relación con el tema principal del chakra. Si consigo acceder a las capas más profundas de un chakra, suelo ver el potencial latente de la persona, la herencia de sus vidas pasadas. Pero, cuando miro por debajo de esas capas más profundas, solamente veo el patrón escueto de la cuadrícula.

Sin embargo, cuando trabajo con la cuadrícula básica de una persona que ha sufrido un trauma grave, los recuerdos de este trauma pueden llegar a invadirme de una manera a veces abrumadora, e incluso a menudo me transmiten también los síntomas de la persona. Por este motivo, no enseño las técnicas más potentes de trabajo con la cuadrícula básica, a excepción de a los alumnos avanzados y sólo a los que han demostrado que tienen un sistema nervioso resistente.

A un hombre de cincuenta y dos años, Tom, le habían diagnosticado el síndrome de Guillain-Barré (polio francesa) hacía más de una década, y aunque el síndrome ya no era tan intenso, nunca se recuperó del todo. No quería hablarme de su problema hasta que acabó la sesión, porque no quería que mi diagnóstico se viera influenciado.

Observé que algunos de los patrones de la cuadrícula básica estaban alterados. Hice presión en los puntos que conectan con el patrón que estaba más afectado. Una energía inerte de un marrón amarillento había empezado a ascender por mi brazo y, de repente, experimenté un dolor terrible. Era como si esta energía estuviera asfixiando la vida de mi brazo. Era horroroso y no sabía de qué se trataba. A continuación, empezaron a surgir algunas imágenes, tan sólo algunas escenas que no sabía cómo unir. Después, me invadió un sentimiento sobrecogedor de odio. No sólo era consciente de él, sino que era como si yo misma fuera él y sintiera un odio ardiente y me viera obligada a actuar en función de este odio. No tenía elección. El odio era inmenso y se apoderó de mi persona. El sentimiento era tan intenso que quería y tenía que volcarlo sobre alguien. Nunca antes había experimentado un odio semejante. Con estos sentimientos, las imágenes empezaron a ordenarse. Primero, sentí que estaba caminando en la oscuridad, cargada de este odio, que se había convertido en ganas de asesinar. Llegué a una casa y me di cuenta de que sostenía un rifle. Las imágenes seguían siendo vagas, pero sabía que iba a matar a alguien del interior de la casa y que estaba protegiendo a otra persona, a una mujer. Un hombre estaba delante de mí. Apunté el rifle hacia él, pero no conseguí disparar. Un trauma inundó mi cuerpo y no podía moverme. Mientras, fui describiendo a Tom lo que experimentaba, a medida que iba apareciendo, pero, de repente, ya no pude seguir hablando. Estaba congelada por todos los lados, paralizada. Tom vio lo que me estaba pasando y dijo: «¡Es Guillain-Barré!». En un abrir y cerrar de ojos había entendido que yo había tomado el residuo de esta energía que todavía residía en él.

Doce años antes, el marido de una amiga íntima de Tom la pegaba. Como se había generado todo un ciclo de abuso y rencor que iba en aumento, Tom estaba convencido de que acabaría por matarla. Tom le apuntó con un rifle, y en su intento por defenderla, resolvió matarlo a él antes de que él llegara a matarla. Pero en el momento de la verdad, su conciencia o humanidad le impidieron disparar. Salió de la casa corriendo y, poco tiempo después, contrajo una enfermedad mortal. Se despertó a la mañana siguiente, incapaz de moverse. Le ingresaron en el hospital y todos creían que iba a morir. El diagnóstico: síndrome de Guillain-Barré, un tipo de parálisis mucho más grave que la de su dedo cuando estaba a punto de disparar.

Y allí estaba yo, paralizada, a su lado, y pensaba: «De ésta no saldré nunca. He asumido algo que me supera». La energía no podía pasar por mi cuerpo. Sentía que la vida en mi interior se estaba asfixiando. Tom, Dios lo bendiga, intentó bombear su propia energía a través de mí. Aunque sirvió de ayuda, me quedé atrapada en ese estado horroroso durante tres horas antes de que lograra recobrar el control sobre mi cuerpo. Toda esta historia y energía se habían quedado en su cuadrícula básica. Pero una vez canalizada por mí, según me comentó más adelante, su cuadrícula básica pudo reconectarse y quedó libre de los síntomas que había sufrido durante años. Un trauma intenso del cuerpo, la psique o el alma es como un terremoto que agita las bases energéticas del cuerpo. La cuadrícula básica se parte. Según tengo entendido, funciona como un amortiguador (ayuda al cuerpo a resistir a un choque que, de otra manera, no podría soportar). Si la cuadrícula básica no lo amortiguara, un trauma semejante podría haber hecho que se detuviera el corazón o cualquier otro sistema vulnerable. A corto plazo, la cuadrícula básica amortigua el impacto. Pero, al igual que la estructura de un vehículo que se daña en un accidente, otros sistemas tal vez no volverán a funcionar correctamente hasta que no se haya recuperado la cuadrícula básica, con el tiempo o bien gracias a una intervención.

Una pareja se estaba divorciando y su hijo de siete años estaba traumatizado. Estaba lleno de rabia y se desahogaba intimidando a sus compañeros en el colegio. Pero también interiormente estaba aterrado, mojaba la cama durante la noche y, a menudo, tenía pesadillas. La madre me lo trajo para una sesión. Aunque el tratamiento ayudó a que se calmara durante unos días, el efecto no duró demasiado. En la segunda sesión, analicé su cuadrícula básica y vi que uno de los patrones principales estaba alterado. Nunca había trabajado con la cuadrícula básica de una persona tan joven y estaba preocupada por los posibles efectos.

Si se logra restaurar la cuadrícula básica y se libera la energía bloqueada, la persona, después de la sesión, a veces se tiene que enfrentar a recuerdos traumáticos, antiguos duelos o choques no procesados. Si bien no siempre ocurre esto, no sabía qué consecuencias podría acarrear y quería preparar a la madre para que fuera consciente de que, posiblemente, surgirían algunas cosas a las que nos sería difícil enfrentarnos si proseguíamos.

Hablábamos de la posibilidad de que acudiera a un psicólogo infantil y creía que podría resultar de ayuda, pero a la vez sentía que por más que una terapia podía facilitarle una comprensión de su vida, la recuperación de su cuadrícula básica podría ayudarle a otro nivel. Si el trauma del divorcio se grababa en su base energética, podía llegar a resonar durante el resto de su vida como se ve tan a menudo en las personas que no pueden superar un trauma que acaba por teñir su aspecto, haciéndolas volver a recrearlo repetidas veces, casi como si fuera su *leitmotiv*. La madre resolvió dejarle a su hijo la decisión de si quería el tratamiento.

Me impresionó la ternura y habilidad con que le explicó las opciones que tenía. Dijo que su espíritu había pasado por un terremoto y que se habían destruido algunas vías que eran necesarias para que fuera feliz. La sesión intentaría arreglar estas vías para que volviera a sentirse contento. Pero en el proceso podían aparecer muchísimos escombros que lo incomodarían. Decidió asumir el riesgo.

Con frecuencia, revivo interiormente la historia que causó en el paciente la ruptura en el patrón de la cuadrícula básica. Normalmente se me revela el momento exacto en que se produjo la alteración, pues yo estoy allí, y aunque no permanezco in situ, sí lo hago en una zona de umbral. A veces, sin embargo, el trauma se halla a un nivel físico tan profundo que no consigo comprenderlo. Nunca supe con certeza el momento en que se colapsó la cuadrícula básica del niño. Mi primera sensación fue la de un cuerpo en estado de choque. De repente, tuve una visión de su padre muy preocupado y, a continuación, noté un trauma profundo por el abandono, la separación, el aislamiento y la privación total de seguridad. El padre no era consciente de esto, pero su hijo estaba sufriendo un choque y el sistema inmunológico se hallaba en un estado de constante alerta. Se comportaba como si nunca más volviera a tener seguridad, y advertía a todos los demás sistemas para que se protegieran. Tal vez era éste el motivo de su agresividad con los otros niños, el correlato conductual de una respuesta inmunológica hiperactiva.

A medida que la vía de la cuadrícula básica se fue conectando, el cuerpo empezó a dar señales físicas de serenidad. Su respiración se calmó. El cuerpo energético salió del estado de choque y, al salir también el sistema inmunológico del constante estado de alerta, desaparecieron las pesadillas, dejó de mojar la cama y cesaron las agresiones a los otros niños.

Los niños son especialmente vulnerables a los choques y traumas que causan alteraciones en la cuadrícula básica; sin embargo, una cuadrícula puede alterarse en cualquier momento de la vida. La cuadrícula básica se compone de 64 patrones. Ocho de ellos son ramas principales y, al reparar una rama principal, las otras también se recomponen. Si son demasiados los patrones alterados en la cuadrícula básica, es como si el cuerpo careciera de un contenedor para sus energías y sólo le quedaran ciertos recursos físicos muy valiosos, reservados para los casos de emergencia, y el puro esfuerzo. Cuando la persona tiene que esforzarse tanto para adaptarse, queda demacrada. Carece de energía, parece rígida y tiene poca flexibilidad en su vida. A veces, una cuadrícula básica alterada puede inhibir los procesos naturales como la alegría y la curación e, incluso, es capaz de impedir que una persona fallezca en paz.

Dos hermanas cuidaban a su madre, ya de cierta edad. La madre había permanecido entre la vida y la muerte durante cinco años. Su cuidado se había convertido en un inmenso agotamiento para las dos hermanas. Querían mucho a su madre, pero ella ya no quería vivir. Sufría dolores y depresión y no veía ningún motivo para seguir existiendo con tan poca calidad de vida, pero simplemente no podía morir. La familia entera se había reunido tres veces para despedirse de ella. Pero ella no había muerto. Permanecía allí, y había sobrevivido a una serie de personas que habían ido a verla en su lecho de muerte. Una de las hermanas me pidió que tratara a su madre con una sesión energética. Esperaba que le ayudara a estar más cómoda y que una lectura de sus energías tal vez pudiera aportar alguna información útil. La madre también parecía estar buscando respuestas y alivio.

Me dio la impresión de que su cuerpo apenas podía albergar a su espíritu. Dos patrones dentro de la cuadrícula básica eran totalmente inestables y me preguntaba cómo podía sobrevivir en el estado en que se encontraba el sistema energético más básico. Al ejercer presión en los puntos que corresponden a los primeros patrones, de repente, me trasladé a su vida pasada. Yo era ella. Tenía cuatro años. Fue surgiendo como una película y yo formaba parte de ella. Veía a su padre, que abusaba de ella sexualmente. Se lo describí. Le narré la escena y, entonces, empezó a hablar. Siempre se había resistido a recordarlo. No quería manchar el recuerdo de su padre de ninguna manera, porque lo adoraba. Pero sabía que los recuerdos que se habían despertado en ella eran verdaderos y empezó a comentar lo que yo estaba viendo, sintiendo y experimentando.

A continuación, apareció en mi conciencia otro trauma que tuvo lugar veinte años más tarde. Su matrimonio era muy difícil. Las hijas eran pequeñas. Y ella estaba convencida de que su marido abusaba de sus hijas y que toda su miseria se debía a eso. Al divorciarse de su marido, se sentía justificada, porque no le cabía ninguna duda de que él abusaba de sus hijas. Aunque nunca comentó con nadie sus sospechas, se decía a sí misma que dio ese pasó a causa de los abusos y no por su propia infelicidad en el matrimonio.

Algo en ella decidió no abandonar la vida hasta que les hubiera dicho a sus hijas la verdad. Pretendía liberarlas al revelarles los abusos. Pero las hijas habían desarrollado una relación muy próxima con el padre y él las trataba muy bien. Tenía miedo de que si les informaba sobre los abusos, no le dieran crédito y que interpretaran la revelación como una venganza. Con todo, sentía que tenían que saberlo y se aferraba a la vida esperando encontrar la manera de decírselo.

La conclusión de esta sesión, sin embargo, era que, al haber reprimido el recuerdo del abuso que ella misma había sufrido, había proyectado las transgresiones de su padre a su marido. Aunque había sido un matrimonio difícil y estresante, él no era un mal marido ni tampoco un abusador.

Esta verdad alteró la historia por completo. Me pidió que llamara a sus hijas y les contó toda la historia. Se dio cuenta de que la convicción de que su marido era un padre abusador había sido su billete de salida de un matrimonio difícil. Ahora que ya no tenía ninguna necesidad de pintar a su padre como malo, sintió un alivio enorme.

El otro patrón de la cuadrícula básica no parecía albergar otra historia. Más bien parecía que la confusión interna, los miedos y la culpa desplazada habían provocado la alteración de este segundo patrón. Al presionar los puntos, tenía un poco de miedo de que el patrón de la cuadrícula se reconectara, ya que esto podía eliminar el último obstáculo que la impedía abandonar su cuerpo. Pensaba: «¡Dios mío, debería dejarse y morir!».

Me alejé de ella. No es bueno alejarse de los puntos de la cuadrícula básica hasta que la energía haya cerrado su circuito y, de repente, me sentía débil y mareada. Me tuve que esforzarme para salir y llamar a las hijas. Les conté que tenía miedo de que su madre pudiera morir si continuaba. Una de las hijas se calló, pero la otra entró en el dormitorio y dijo:

—Mamá, Donna tiene miedo de que si libera las energías en ti, acabes soltándote del todo. Tiene miedo de que te mueras. ¿Quieres que pare? Ella respondió rápidamente:

—No, pero, por favor, explíqueme lo que está haciendo.

Le dije:

—Estoy conectando los circuitos que, a causa de los traumas emocionales tempranos, quedaron interrumpidos durante la mayor parte de su vida.

Me miró y con calma contestó:

—¿Me ayudará?

Lo hice. En presencia de sus hijas, murió en paz, mientras yo seguía ejerciendo presión en los puntos.

Dado que la cuadrícula básica no sólo absorbe la energía de un trauma, sino también todos los detalles relativos a esa experiencia, su tratamiento, a menudo, despierta recuerdos impactantes. De hecho, he visto la prueba del «debate de la falsa memoria» dentro de la cuadrícula básica. Mientras trabajaba con el chakra raíz o la cuadrícula básica, me he encontrado muchas veces con imágenes de un episodio de abuso que la persona no recordaba, pero que, de una manera u otra, se confirmaría más tarde. Por otro lado, he tratado a gente que estaba convencida de que habían sido víctimas de abuso, pero las energías, a un nivel más profundo, contaban una historia distinta.

Una mujer vino a verme con el recuerdo de un abuso sexual, que formaba parte de un culto perpetuado por su padre. Desde que tenía treinta años (el momento en que surgieron estos recuerdos) una parte importante de su identidad se había construido en torno a la idea de haber sido víctima de un abuso ritual. Había estado en terapia, en grupos de apoyo y en numerosas organizaciones que le ayudaron a convivir con este fondo traumático. Tanto su cuerpo como su alma reflejaban esa miseria. Como consecuencia, uno de los patrones principales de la cuadrícula básica estaba alterado.

Sin embargo, cuando trabajé con él, la información que contenía no era lo que estaba esperando. Si un recuerdo asciende a la superficie, suele implicar el momento en que se rompió la cuadrícula. A menudo, una serie de eventos son los culpables de esta ruptura. El evento culminante, el que provoca la ruptura, acostumbra ser emblemático de todo un conjunto de traumas y es el recuerdo de ese evento el que se graba en la cuadrícula. En esta mujer, sin embargo, se revelaron tres incidentes. En el primero, parecía tener unos cinco meses de edad. Su padre entró en la habitación, gritando a su madre, usando un lenguaje y un tono amenazadores que se introdujeron directamente en el cuerpo energético del bebé. Nunca antes había presenciado una energía tan brutal y, a partir de esta experiencia, concluyó que el mundo no era un lugar seguro. Los otros dos incidentes eran similares, pero llevados al máximo exponente, y, en el tercero, su cuadrícula básica se rompió.

Cuando intentaba encontrar una explicación de por qué se sentía tan lastimada y miserable, la psique adornó el hecho esencial de que había sufrido un trauma grave por culpa de su padre. Las imágenes en los medios, que mostraban el abuso sexual como parte de un ritual, resultaron ideales para alimentar a la psique para crear sus «recuerdos». Cuando le dije que no podía encontrar nada en el sistema energético básico que indicara un abuso sexual ritualizado, pero que lo que veía ofrecía una explicación alternativa plausible, ella se sintió defraudada.

Había construido su identidad a partir de la otra versión. Con el tiempo, sin embargo, sus propios recuerdos auténticos empezaron a reemplazar las imágenes distorsionadas que la psique y la imaginación habían creado y empezó a curarse.

No me parece responsable, y ni siquiera del todo posible, enseñar en un libro las técnicas más importantes relacionadas con la cuadrícula básica. Sin embargo, existe un número de correcciones más suaves que sí se pueden citar en este marco, y cuyos efectos acumulativos resultan sumamente eficaces.

Reparar la cuadrícula básica a través del equilibrio de los chakras. El equilibrio de los chakras ayuda a reparar la cuadrícula básica. Los patrones de la cuadrícula básica no se reconectarán mientras que los chakras presenten un desequilibrio significativo. Ambos sistemas son en gran medida interdependientes. Despejar los chakras es una manera suave y natural de sanar la cuadrícula básica. Y cuanto más equilibrados estén los chakras cuando vuelvan a surgir recuerdos problemáticos del pasado, menos afectarán a la persona. Un equilibrio periódico de los chakras tendrá un efecto reconstituyente para la cuadrícula básica. Ni siquiera se necesita saber qué patrones de la cuadrícula están alterados.

Reparar la cuadrícula básica cultivando la paz interior. Sentir gratitud es bueno para nosotros, ya que fortalece la cuadrícula básica. Y es bueno aceptar lo que no podemos cambiar, ya que, del mismo modo, fortalece la cuadrícula. El optimismo es bueno para nosotros. Ciertos estudios demuestran que es mejor para la salud si en lugar de anticipar los resultados negativos tendemos a alimentar expectativas positivas.[103] He advertido que la gente que medita suele tener más fuerza y resistencia en su cuadrícula básica. La meditación y otras prácticas pacíficas reparan la cuadrícula básica, haciéndola densa y resistente como un cuerpo bien entrenado. Al buscar una actividad diaria que te aporta paz, refuerzas la cuadrícula básica.

Reparar la cuadrícula básica aplicando el nudo celta. Existen millones de diminutos patrones en forma de ocho, repartidos por todo el cuerpo. La energía penetra en cada célula. Si estos patrones entrecruzados en miniatura están intactos, las energías serán fuertes y existirá mucha menos probabilidad de que el sistema se altere, al trabajar con la cuadrícula básica. En más de la mitad de las configuraciones dentro de la misma cuadrícula básica, existen cruces de energía, lo que crea patrones de nudo celta en miniatura. La cuadrícula básica, por tanto, permite utilizar la técnica del nudo celta (a diferencia del sistema energético).

A todos nos vendría bien una cuadrícula básica más fuerte. Todos hemos sufrido traumas en nuestra vida que han debilitado nuestros cimientos. En la última sección del capítulo 3, el lector ha aprendido a hacer presión en los puntos neurovasculares mientras se imaginaba o recordaba una situación estresante o traumática. Hay que destacar que es posible activar unas potentes fuerzas curativas que tienen como función reparar la cuadrícula básica, siempre y cuando se realice el ejercicio de liberación de estrés a nivel neurovascular y, después, el del nudo celta (duración: aprox. 5 minutos):

1. Túmbate y haz el estiramiento de la coronilla (*véase* pág. 115 y la figura 7).
2. Concéntrate en una imagen del pasado o del presente que lleve implícita una carga emocional negativa.
3. Coloca ligeramente las yemas de los dedos sobre los puntos en los puntos destacados de la frente (*véase* pág. 129).
4. Siguiendo con las yemas de los dedos todavía en la frente y mientras recuerdas el episodio que te produce estrés, apoya los pulgares en los puntos del triple calentador y en las sienes, junto a los ojos, y respira profundamente. A lo largo de los minutos siguientes, la sangre que había estado involucrada en la respuesta de estrés retornará al cerebro anterior y empezarás a pensar con mayor claridad. Deja que la escena desaparezca de la mente.
5. Con los pulgares en las sienes, empieza a hacer el nudo celta, mientras trazas con los dedos pequeños ochos en la frente. Cuando estés listo para ponerte de pie, consolida en el aura y en la cuadrícula básica esta armonía entre mente y cuerpo, haciendo un nudo celta completo (*véase* pág. 225).

Emplear esta técnica con un niño que ha sufrido un trauma puede ayudar a impedir que éste se grabe en las bases energéticas del pequeño. La manera más fácil de practicarlo es llevar al niño en tus brazos. Si el niño ya tiene la edad suficiente para poder hablar sobre el trauma, coloca las yemas de los dedos en los puntos más destacados de la frente del niño, mientras él habla del trauma. Cuando el niño se haya calmado, empieza con el nudo celta. Se trazar, de forma intuitiva, muchos ochos por todo el cuerpo con la mano libre a unos 5 o 7 centímetros de distancia de la piel. La sensación de desamparo y culpabilidad que los padres a menudo experimentan cuando su hijo no es feliz se puede reducir significativamente a través de la conexión compartida y la auténtica ayuda que ofrece el nudo celta. Otra opción es hacer los ochos mientras el niño está durmiendo. Con ello pueden cambiar los patrones de sueño. Incluso pesadillas crónicas pueden comenzar a desaparecer.

En este capítulo has aprendido cómo cuatro de los sistemas energéticos: el aura, el sistema eléctrico, el nudo celta, y la cuadrícula básica pueden proteger, conectar, ensamblar y apoyar las energías del cuerpo. En el capítulo siguiente, nos centraremos en los ritmos básicos que resuenan por todo el cuerpo energético.

CAPÍTULO 7

LOS CINCO RITMOS

TUS FUENTES DE ENERGÍA

La energía se mueve en ondas. Las ondas se mueven en patrones. Los patrones se mueven en ritmos. Los ritmos me facilitaron un mapa de los movimientos de mi propia psique, así como del estado del universo que está en constante cambio.

— GABRIELLE ROTH
Sweat your prayers:
Movement as Spiritual Practice

Los meridianos, los chakras, el aura y las otras energías esenciales en una persona están bajo la influencia de un sistema energético que abarca todo. No lo concibo como una energía independiente, sino más bien como un ritmo que penetra en todos los demás, dejando una huella vibracional en los atributos físicos, los patrones de salud y las características de la personalidad.

El primer mapa que se trazó de estos ritmos es muy antiguo. Posiblemente, ya en el III milenio a. C., unos médicos chinos dividieron la totalidad de la vida en «cinco ritmos» o «cinco fases». Esta clasificación era la base para entender el funcionamiento del mundo, la organización de las sociedades humanas y las necesidades del cuerpo humano. Resulta útil para apreciar el carácter humano, los temperamentos, los ciclos y las enfermedades. En este capítulo se ofrece una breve introducción a este sistema sofisticado, así como una perspectiva general de cada uno de los cinco ritmos para que el lector pueda empezar a identificar su propio ritmo primario, así como el de otros. Y, por último, se explican técnicas para equilibrar los cinco ritmos.

PARA CADA COSA UNA ESTACIÓN;
PARA CADA ESTACIÓN, UN RITMO

Como observó Dianne Connelly, cada uno de nosotros somos «una réplica del universo en su recorrido por las estaciones dentro de la estación interminable de la vida».[104] Al observar las estaciones, los sabios chinos adquirieron conocimientos profundos acerca de los mecanismos de la naturaleza. En las estaciones, encontraron analogías para comprender el crecimiento y los ciclos de todo lo existente. Además de las cuatro estaciones de invierno, primavera, verano y otoño, los períodos de transición entre las estaciones se trataron en conjunto como si fueran una estación independiente. Originalmente, se consideraba que estos períodos de transición acontecían cuatro veces al año, con una duración aproximada de dos semanas y que tenían como centro uno de los dos solsticios o equinoccios. En siglos recientes, sin embargo, estos períodos se han resumido en una sola estación, que se sitúa entre verano y otoño, y que es comparable al veranillo de san Martín. Este veranillo prolonga el verano, como si intentara postergar la muerte que inevitablemente acompaña al otoño.

El nombre del sistema chino a menudo se traduce en Occidente como los «cinco elementos» porque los pictogramas tempranos mostraban lo familiar, concreto y observable, los cinco elementos de agua, madera, fuego, tierra y metal. Pero, en realidad, el sistema siempre remitía a los procesos dentro de la naturaleza y no a sus formas estáticas (la traducción literal es: «los cinco paseos» o «los cinco movimientos»), y en este libro adaptaré este énfasis dinámico. Según este esquema, el elemento agua corresponde al invierno, la madera a la primavera, el fuego al verano, la tierra a los períodos de solsticio o equinoccio y el metal al otoño.

Las energías de cada persona están caracterizadas por uno de estos elementos o estaciones o, a veces, incluyen a varios de ellos. En el ciclo de la vida humana también pasamos por períodos o fases análogos a las cuatro estaciones de la naturaleza en cuanto al paso, la intensidad y la función, cada uno de ellos con una duración potencial de varios años. La analogía de las cuatro estaciones describe de forma poética los cinco ritmos que vibran constantemente por todo el cuerpo energético. Cada estación tiene su propio ritmo. Suelo recordar las personas en función de la estación a la que corresponde su energía, y uso los términos *el ritmo del verano* o *el ritmo del otoño* para describir el elemento de una persona.

Aunque todos llevamos dentro una parte de cada estación, una de ellas o una combinación en particular de dos o tres constituye el ritmo personal de cada uno. Resonaremos con más facilidad con la gente, los entornos y las actividades cuyos ritmos se corresponden con el nuestro. Los que no lo hacen nos resultarán más desafiantes, pero también, potencialmente, más enriquecedores, puesto que su influencia puede hacer que se expanda nuestro horizonte.

Cómo distender la nuca y los hombros

1. Toma un cepillo para el cabello de cerdas fuertes y golpéate el hombro con él a un ritmo constante hasta que te sientas más relajado. Las cerdas del cepillo son como dientes que pueden liberar la energía bloqueada.
2. De pie, con los brazos rígidos colgando de ambos lados, cierra los puños y levanta los hombros y gira la cabeza hacia atrás y hacia los lados. Repite este movimiento de medio círculo durante 15 o 20 segundos, varias veces cada día. Es un masaje natural que suaviza los nudos, abre depósitos de calcio y libera la energía para que pueda circular por la zona afectada.

LOS RITMOS DE LA VIDA HUMANA

Mientras estaba aparentemente muriendo de una coronariopatía, mi padre pasó por una transformación que era tanto hermosa como profunda, y citaré este ejemplo aquí como una muestra de lo beneficioso que resulta pasar por un ritmo difícil en las estaciones de la vida.

Mi padre era fuerte en los ritmos tanto de primavera como de verano, pero de cada uno de ellos vivió sólo la peor parte y no la mejor. La primavera es la estación de los principios absolutos, de enraizar y avanzar en la vida. No hay cosas intermedias: es florecer o morir, y mi padre veía la vida en términos de blanco y negro, correcto o incorrecto. Se perdía gran parte de la riqueza de la vida. La primavera también es positiva, y de igual manera que la semilla se abre en el suelo, también es protectora y feroz en la defensa de sus crías. Pero cuando se ahoga, se convierte en enfado. El comportamiento de mi padre podía provocar inmediatamente una reacción defensiva en los demás. Era un hombre que se enfadaba con frecuencia.

El verano, por otro lado, es despreocupado, lleno de pasión y emoción. Mi padre tenía unos sentimientos a flor de piel, pero en los estados del sur donde se crio, se ganó con esta sensibilidad el sobrenombre de sensiblero. Por tanto, acabó con toda la sentimentalidad y emoción. Entre sus mayores defectos solía nombrar esa sensiblería. Su sensibilidad era, por supuesto, lo que más nos llamaba la atención, pero raramente conseguíamos verla. Era un hombre amargado e infeliz, lleno de contradicciones internas.

La primavera es una época en la que se tienen que tomar decisiones y hacer evaluaciones. ¿Cuál es el lugar más apropiado y protegido para echar las semillas? ¿Cómo se distribuyen los recursos? Si uno se queda estancado en el ritmo de la primavera, se aferra a esos juicios, y deja de adaptarse a la información nueva, con lo que se resiste a la llegada de otra estación. Mi padre se había quedado estancado en sus posturas y juicios. Pero si no obedecemos a la demanda principal de la vida, que consiste en seguir pasando por las estaciones, el cuerpo insistirá. Si se han agotado todos los medios externos que imponen cambios (como las rupturas en el amor, la familia, el trabajo o las finanzas), el cuerpo nos castigará para llamar nuestra atención y darnos una oportunidad más para que nuestros ritmos estén en sintonía con los de la naturaleza y los ciclos de la vida.

Mi padre no sólo se había endurecido en sus posturas, sino que también su corazón estaba ahogado. Los problemas cardíacos los suelen tener las personas que no se adaptan al ritmo del verano. A los cincuenta y cinco años, mi padre sufrió un infarto. Durante su ingreso en el hospital, su corazón se detuvo nueve veces a lo largo de cinco días. Lo pudieron reanimar. La última vez lo dieron por muerto, pero resucitó una vez se hubo marchado el equipo de reanimación. En esa novena «muerte» vivió una experiencia cercana a la muerte. Vio a un amigo de la infancia que había fallecido hacía tiempo. El amigo le saludó afectuosamente y dijo:

—Puedes venir conmigo o volver.

—¿Por qué iba a volver?

—¡Porque no has aprendido absolutamente nada, Cecil!

Mi padre empezó a protestar, pero su amigo le dijo:

—No, no… no has aprendido a amar.

Con esto, mi padre estaba de vuelta en su cuerpo, abrió los ojos y empezó a decir «Te quiero» a cada uno de los miembros del sorprendido equipo de reanimación que ya estaba saliendo. Uno de los doctores, incómodo, repuso: «¡Esto no será necesario!».

Aunque todo esto sucedió en un intervalo brevísimo de tiempo, su experiencia cercana a la muerte capta la esencia del ritmo del otoño. La cualidad que hace que el metal sea un buen símbolo del ritmo del otoño es su duración. En el otoño de la vida, se evalúan las cosas en función de si tienen un valor duradero o no. Como en la búsqueda de oro, se excava el oro de la experiencia vital que contiene una verdad eterna, se descartan las impurezas y se completa el ciclo con pepitas de sabiduría para la próxima vez.

En este momento intenso de transición al ritmo del otoño, mi padre enterró sus viejos prejuicios, así como sus juicios y su rabia. La afirmación de su amigo de que «no había aprendido absolutamente nada», que no había aprendido a amar, actuó como una lente de aumento que le permitió ver las impurezas en su actitud frente a la vida. El amor se convirtió en su regla de oro. Perdió la pasión por cualquier aspiración que no estuviera impregnada de amor y se sintió renacer. Del ritmo del otoño, pasó temporalmente por el del invierno, que es profundamente reflexivo. Y luego volvió a la primavera. Pero esta vez se encontraba en el lado favorable de la primavera, ya no reducido a blanco y negro, sino rico en cuanto a la abundancia de colores. Hallaba verdad y belleza en todo. Tenía la vivacidad, la vitalidad y la risa de un niño. Percibía maravillas en cualquier cosa. Recuerdo cómo comenzó a llorar ante una rosa, sobrecogido por su belleza. Durante los dieciséis años que le quedaron de vida, se convirtió en la persona más feliz que jamás conocí.

COMPRENDER LOS RITMOS QUE NOS AFECTAN

Entre los numerosos métodos para clasificar a las personas, el de los cinco ritmos tiene la ventaja de basarse en las bioenergías esenciales de cada uno. Al mismo tiempo, revela mucho sobre los retos de salud del individuo, su personalidad y su camino espiritual. Al observar el campo energético de una persona, advierto que tiene una vibración distinta que coincide exactamente con, al menos, uno de los elementos descritos por los antiguos médicos chinos. Estoy convencida de que veo lo que ellos veían. Por ejemplo, cuando miro a alguien a quien los chinos clasificarían de invierno o del elemento agua, la energía tiene literalmente una cualidad aguada y lánguida, lo que implica un movimiento oscilante, y esto se pone de manifiesto en el modo de andar y hablar de la persona. Si el individuo está equilibrado, el ritmo es suave y fluido, y penetra hasta el fondo.

Veremos que cada ritmo tiene sus puntos fuertes y débiles. Son muchos los factores que determinan si son las mejores o las peores cualidades del ritmo básico las que se manifiestan en la persona. Por ejemplo, el estilo de vida de un individuo está relacionado con la manera en que la familia y el entorno social apoyaron o impidieron ese ritmo. Los niños cuyo ritmo primordial se identifica correctamente y se fomenta se convierten en adultos capaces de expresar ese ritmo en su forma más positiva. Por otro lado, si se alaban y refuerzan en exceso las cualidades del ritmo primario (por ejemplo, la niña del elemento fuego que capta la atención de los demás sólo cuando es radiante), el niño no sólo aprende este ritmo, sino que también lo desarrolla en exceso, hasta el punto de que aprende poco de los otros ritmos y no alcanza un equilibrio. Si, al contrario, si se condenan y castigan las cualidades inherentes en el ritmo primario, el niño puede acabar alejándose de su ritmo esencial.

Aunque la mayoría de la gente encarna una combinación de dos o tres ritmos,[105] describiré cada uno de los tipos en su forma pura para facilitar el reconocimiento y la distinción entre ellos.

El ritmo del invierno: la posibilidad embrional. El ritmo del invierno representa la semilla, el embrión, el potencial. Como es un momento de noches largas y de poca luz, el invierno encarna la promesa de futuro. Aunque la vida parece haber acabado, está creciendo bajo tierra, esperando salir a la luz.

Las personas de invierno, de manera ideal, representan un espíritu fresco, impregnado del entusiasmo de un niño, porque su estación es la del comienzo. Saben centrarse en un proyecto y lo preparan de manera alegre. Cuando se sienten seguros, confían plenamente en su entorno y se ríen y juegan con la espontaneidad de un niño. Las energías tal vez serán limitadas, ya que su estación tiene poco sol, pero como un oso polar que esté hibernando, son capaces de recogerse en su interior y regenerarse. Reflexionan profundamente sobre el sentido de la vida y la dirección que deben tomar.

Tal como sucede con cada uno de los ritmos, las debilidades potenciales de la persona de invierno son los polos opuestos de sus puntos fuertes. La energía lúdica de los buenos comienzos no se presta tanto a hacer todo el recorrido. Posiblemente tenga poco sentido de orientación o de motivación para un trayecto largo. Del mismo modo que se requiere un cuidado y una protección especiales para sobrevivir en invierno, las personas regidas por el ritmo del invierno a menudo necesitan y demandan una atención especial, ya que son especialmente susceptibles al narcisismo.

Arraigadas en el período embrional de la naturaleza, la cualidad de estas personas es similar a la de un bebé. Posiblemente no sean capaces de reconocer cómo influyen en los demás, ya que sólo ven cómo los demás influyen en ellos. Les puede resultar difícil sentirse amados, excepto que estén colmados de amor. Precisan a su madre al igual que la semilla necesita el sustento de la tierra, y sienten falta de amor, por lo que suelen recogerse en su interior, con lo que resultan fríos, aislados y miedosos. El primer ciclo del ritmo del invierno empieza con la concepción y acaba alrededor de los dieciocho meses de edad. Pero si las situaciones de estrés, un trauma o las circunstancias impidieron que se cumplieran adecuadamente las necesidades de esa fase o la asimilación de sus lecciones, sus temas pueden fijarse y convertirse en un patrón que persistirá durante toda la vida, lo que hará que la persona actúe desde la necesidad de sentirse el centro del mundo. De la misma manera, el estancamiento se puede producir en cualquiera de los otros ritmos.

Una persona de inverno habla de un modo lento y fluido, semejante a un gemido que procede del interior. El modo de andar es sin prisa y elegante como una ola, casi con un aire arrogante, con las rodillas ligeramente flexionadas, y el cuerpo que parece alinearse con el suelo. La característica dominante es la valentía. En situaciones de estrés, la valentía puede convertirse en miedo, la emoción que provoca el estrés en las personas de invierno. Puesto que el futuro es difícil de ver desde la oscuridad embrional, la gente de invierno a menudo tiene miedo de avanzar y de comprometerse. Tienen reflexiones profundas, a veces motivadas por el miedo al futuro. En la naturaleza, un animal recién nacido es totalmente vulnerable y tiene que aprender rápidamente a distinguir lo que es peligroso y lo que es seguro. Durante los primeros dieciocho meses, el primer ciclo de invierno, el miedo indica al bebé los peligros. A través del miedo aprende a establecer barreras. Se define una zona de seguridad. Los peligros, tanto los reales como los imaginarios, pueden llegar a paralizar el ritmo del invierno, haciendo que resulte inmóvil, oculto e introvertido. Con la madurez, sin embargo, el miedo de una persona de invierno se convierte en una cautela sabia y diferenciada.

El ritmo de la primavera: nuevo crecimiento. La energía de una persona de primavera o del elemento madera recuerda a la semilla que brota en primavera y que es capaz de hacerlo hasta en una roca. Es sólida dentro de su espacio. El ritmo es imparable, como si se tratara de un soldado en marcha.

El ritmo de la primavera encarna la fuerza y la insistencia en la vida. La tierra se calienta y las horas de luz empiezan a superar las de oscuridad. La vida prospera como el paisaje que estalla de color y exuberancia. La primavera es positiva, la vida se abre camino.

La gente de primavera adopta una postura fuerte. Reclama su espacio con total desenfado, como una rosa que anuncia orgullosamente: «Estoy aquí. ¡Adáptate a este hecho y también a mis espinas y a todo lo demás!». Su fuerza reside en el poder de su visión. Ven injusticias, formulan visiones y juntan fuerzas a favor de la justicia y de la verdad. Su visión de verdad e integridad inspira a otros. Son seguros de sí mismos y destacan en épocas de crisis. Su ritmo es veloz. Su habilidad para imponerse y organizar esfuerzos se caracteriza por basarse en metas sólidas, juicios acertados y decisiones prudentes.

La autoconfianza de una persona de primavera, sin embargo, corre el riesgo de convertirse en arrogancia, mientras que la asertividad se puede convertir en una fuerza inflexible y autoindulgente. La gente cuya fuerza reside en la energía de la primavera puede caer en una visión estrecha y rígida que la lleva a juzgar severamente a los que no se inscriben en su verdad o van en su propia dirección. Pueden llegar a adoptar una postura de superioridad moral y sentirse frustrados por las creencias y acciones de otros. Tal vez pierdan su visión y acaben desorganizados y desesperados.

La forma de hablar de una persona de primavera es sincopada y tiende al grito. Su modo de andar también es semejante, y pisan con determinación y con movimientos precisos y concisos como si se tratara de percusión. El estado mental dominante es la asertividad. La emoción de estrés de la primavera es el enfado. En la naturaleza, la energía que se ha acumulado bajo el suelo durante el invierno estalla en primavera. Las ideas y opiniones que echan raíces en invierno crecen ahora y se expanden hasta estallar con ferocidad. A la edad de dos años, el primer ciclo de primavera, el niño empieza a explorar y expandir y quien bloquee esta energía conocerá su furia. Sus raíces son fuertes, su territorio está bien demarcado y su propósito es firme. Esta gente se enfrenta a los obstáculos con decisión. Si no ceden, su enfado actúa rápida y rigurosamente. Con la madurez, sin embargo, el enfado de una persona de primavera se transforma en una determinación sabia y sana.

El ritmo del verano: cumplimiento. El brillo de la energía de verano o del elemento fuego aumenta y disminuye, creando la impresión de que la persona está por todos los lados al mismo tiempo. Como un fuego arrasador que se salta vallas y se extiende en todas las direcciones, su ritmo es rápido, aleatorio y va *in crescendo*.

El ritmo del verano representa la concreción. La tierra se ha calentado y los días son largos. La luz comienza a salir de madrugada. El fruto del árbol está maduro y es suculento. El verano conserva el esplendor y la alegría de la juventud en toda su gloria. Goza en la riqueza del momento.

La gente del verano actúa desde el corazón, y es abierta y vulnerable. Su fuerza reside en su calidez, empatía, alegría y entusiasmo. Les encanta despertar lo positivo y esperanzador en los demás, se comunican con el otro en su singularidad y fomentan la cooperación. Con carisma y una visión global de la situación, incitan las acciones de otros y fomentan comprensión, compasión y claridad. Al saber reconocer lo que es factible, son los magos y catalizadores que ayudan a otros a creer en sí mismos, a liberarse de las limitaciones autoimpuestas y a enfrentarse al futuro con confianza.

La gente del verano puede tornarse adicta al amor, a lo «embriagador», ya sea en forma de fiestas, drogas, sexo o espiritualidad. Pueden entrar en una dinámica de actividad frenética al intentar hacer feliz a todo el mundo. A menudo les resulta difícil el discernimiento y la definición de prioridades. Dan desde el corazón hasta agotarse. La gente de verano con frecuencia acaba quemada y cargada de demasiados compromisos. El lado bueno los atrae tanto que dejan de ver el lado oscuro, lo negativo o lo peligroso. En situaciones de liderazgo, su optimismo y su entusiasmo pueden llegar a provocar expectativas no intencionadas que rara vez se cumplen.

En la manera de hablar de una persona de verano resuena la risa. Al andar, va dando saltitos, y el cuerpo y los brazos suben y bajan como llamas. El estado mental dominante es la alegría y la pasión que, en situaciones de estrés, puede convertirse en pánico o histeria. En verano, la luz es deslumbrante, el fruto es suculento y los peces saltan. Hay abundancia por todas partes. En la adolescencia, el primer ciclo de verano, uno vive para la excitación y la euforia. Las alegrías y las tristezas se viven de forma apasionada y excesiva. Si eres una persona de verano, busca el placer y no el esfuerzo. El presente es lo único que cuenta y, al disfrutar de su calor, irradias euforia. Con la madurez, el entusiasmo, la pasión o el capricho ciegos del verano adquieren un criterio y se convierten en amor e implicación.

El ritmo del solsticio/equinoccio o del veranillo de san Martín: transición. La energía de una persona de solsticio/equinoccio o del elemento tierra, orientada a la transición de una estación a la otra, tiene una dinámica centrada, equilibradora. El ritmo oscila como si la persona se moviera al son de la misma Tierra.

Los solsticios y equinoccios representan el ritmo de la transición. Al tratarse de los puntos medios entre las estaciones, el período de transición está gobernado por un equilibrio entre las fuerzas opuestas, que contiene en el momento presente tanto el pasado como el futuro. Sus colores son brillantes y gloriosos, como el último estallido del verano. Este ritmo crea estabilidad en medio de la transición, asimila el cambio y coordina entre la estación que se está terminando y la que está empezando. La gente de solsticio/equinoccio posee constancia. Del mismo modo que la balanza simboliza la justicia, ellos también la encarnan. Al hallarse en el centro del ciclón, su fuerza reside en la capacidad de mantener la estabilidad y, al mismo tiempo, alimentar los cambios que están sucediendo a su alrededor. Como una partera o la Madre Tierra, aportan apoyo, compasión y confianza a los períodos de transición. Mantienen el centro, permaneciendo en el momento presente, mientras van dando su toque tranquilizador a los cambios de la vida. Al enfrentarse a la desaparición del orden antiguo con una visión renovadora, preparan el terreno para un cambio sólido, rara vez con prisas o estrés. Al desprender compasión, los demás suelen sentirse seguros en su presencia. Aportan equilibrio al caos, paz a los amenazados y asilo a los desplazados.

La tendencia compulsiva a ayudar a los demás para sentirse seguros puede acabar por impedir la transición de los otros. Esta aversión a permitir la inseguridad, junto con el impulso característico de apoyar al otro, puede conducir también a una preocupación obsesiva. A veces, se implican de una manera que llegan a bloquear el crecimiento del otro, mimándolo y sobreprotegiéndolo. «La mano que te ayuda acaba ahogándote» es el epitafio de una persona de solsticio/equinoccio que ha perdido el equilibrio. En su afán de ayudar a otros pueden terminar desatendiendo su propio desarrollo. Hábiles en ayudar a los demás para asimilar lecciones y experiencias, a veces, les cuesta hacerlo para sí mismos. Como saben mejor que nadie que la pérdida forma parte de la transición, pueden llegar a anticiparla o intentar prevenirla, al quedarse anclados en un mal matrimonio o un trabajo que no les llena. De esta manera, llegan a interferir en el ciclo del cambio necesario. Además, al no tener una estación particular propia, la gente de solsticio/equinoccio a veces alberga unas dudas desgarradoras en su interior, como: «¿Cuándo es mi momento? ¿Cuándo llega mi hora?».

La manera de hablar de una persona de solsticio/equinoccio tiene cierto aspecto de canto, como quien habla a un bebé. Su modo de andar es relajado, con un aire lírico, un balanceo lento y rítmico, y son más ligeros que un ciervo. El estado mental dominante es la compasión. Bajo estrés se convierte en una simpatía codependiente. Al pasar de una estación a la otra, las estaciones van entrando en resonancia, mientras una se va transformando en la siguiente. En tiempos de transición, la habilidad para proporcionar alimento no es nada menos que una herramienta de supervivencia y nadie lo sabe tan bien como la persona de solsticio/equinoccio cuyo arquetipo es la Madre Tierra. En las transiciones personales, hay que activar este arquetipo dentro de uno para sobrellevar los fines o los comienzos. La cosecha de la estación que se está acabando tiene que incorporarse a la nueva estación. La gente de solsticio/equinoccio ayuda de forma instintiva a todos aquellos que están pasando por una transición a que conviertan las faltas del pasado en lecciones para el futuro. La generosidad de la persona de transición puede llegar a ser autodestructiva; con la madurez, sin embargo, la simpatía exagerada se convierte en una compasión sabia y equilibrada.

El ritmo del otoño: finalización. La energía de una persona de otoño o del elemento metal parece extenderse desde el cielo hasta la tierra. Como un árbol inmenso que ha perdido sus hojas, las energías son restringidas pero serenas, y estériles, pero dignificadas. El ritmo se desliza como un bailarín de ballet, alargado, tranquilo y con gracia.

El ritmo del otoño encarna la finalización. Cada día, la noche llega antes. El calor desaparece. Sin embargo, el otoño representa la paz de la finalización, el sentido que se ha hallado en el logro y la fe en que la muerte de una cosa abre el camino a algo nuevo. Las hojas caen y sirven de fertilizante para el próximo ciclo. Este ritmo recoge el significado del ciclo que se está terminando, evalúa lo que fue provechoso y lo que no y elimina todo lo que no tiene valor para facilitar una finalización digna.

La gente de otoño tiene la habilidad para extraer verdades de la experiencia y aplicarlas. Al pertenecer al último ciclo, hay una necesidad de perfección, de obtener logros superiores y resultados ejemplares. La gente de otoño sabe lo que tiene que suceder y dispone de gran motivación para llevarlo a cabo. De esa visión perfeccionista nacen estándares de excelencia puros y verdaderos, inspirados en un bien superior que entusiasma a otros. Se elimina todo lo impuro, ya sea en forma de ideas, actos o sistemas. Al tratarse de la última estación del ciclo, el otoño conlleva cierta tristeza, y las personas de otoño empatizan con el sufrimiento del mundo. Desde esta afinidad a la tristeza, nacen la amabilidad, la honestidad y la integridad. Se expresan con claridad, están abiertos a las ideas y aportaciones de otros, y saben discernir lo puro de lo impuro. Al representar el final del ciclo, sienten una urgencia para encontrar sentido y serenidad a partir de lo vivido. Hay que perdonarles su tenacidad. Forma parte de su ritmo.

La gente de otoño es susceptible a tornarse excesivamente seria o hundirse en la depresión. Al rechazar la diversión y carecer de placer, sus energías pueden llegar a menguar y secarse como un árbol sin hojas. Pueden parecer monótonos y reservados. Como viven siempre en la energía del ciclo final, a veces terminan entrando en una carrera con el tiempo, intentando hacer realizar en un día más actividades de las que pueden llevar a cabo. Orientados hacia el futuro, ven la vida a través de la lente de la muerte y pueden quedarse atrapados en la depresión o bajo la presión de alcanzar la perfección antes de que se acabe el tiempo. Su habilidad para establecer juicios puros puede verse eclipsada por esa desesperación y ese perfeccionismo, y sus principios pueden corromperse por la falta de esperanza o bien aumentar al nutrir expectativas irreales. Tanto en un caso como en el otro, pueden llegar a paralizarse, incapaces de permitir el cambio, quedarse evaluando y reevaluando de forma obsesiva, careciendo de la capacidad de cumplir un ciclo de su vida y de sacar el provecho de su fuerza principal.

Elisabeth Kübler-Ross observó que la mejor manera de prepararse para la muerte era enfrentarse de forma consciente a las «muertes pequeñas» que la vida nos ofrece continuamente. Cuando por fin llega la muerte física, estamos en el ritmo del otoño. Cada ciclo de finalización, cada «muerte pequeña», cada otoño en el ciclo de la vida es una oportunidad para asimilar las lecciones del ciclo que está terminando, a fin de dotarlo de sentido y abrir el camino a lo que tenga que acaecer. Cada ciclo nos enseña a afrontar todos los otoños futuros. Esto ocurre cuando muere el adolescente para nacer el adulto. Cuando los hijos se van de casa. Cuando el cuerpo alcanza su etapa final.

La manera de hablar de una persona de otoño tiene un sonido llorón. Su modo de andar es amplio, recto y apagado, deslizándose con la cabeza erguida y la mirada hacia el frente. A medida que las hojas van cayendo y las flores silvestres se van marchitando, se va percibiendo un ambiente de pérdida. El ciclo está llegando a su final. Cuando llegamos al término de un ciclo en nuestra propia vida, es posible lamentar las oportunidades perdidas o sentir tristeza por tener que despedirnos. Si el otoño es tu ritmo primario, estás orientado hacia la finalización y tiendes a discernir lo que ha sido valioso y significativo. Hay una gravedad en esas tareas y conoces la tristeza de pensar en lo que podría haber sido pero no fue. Con la madurez, sin embargo, la tristeza de otoño se convierte en una identificación con el ciclo entero y un estado de paz frente a la vida y la muerte.

A partir de estas descripciones, tal vez el lector reconocerá cuál de los ritmos, o bien una combinación de dos o tres de ellos, es el suyo. La comprensión completa del propio ritmo con todo lo que implica es un proceso que dura toda la vida. Ese sistema es fundamental y profundo.

Al entender el propio ritmo primario y su dinámica, tendrás conocimiento de tus necesidades y puntos ciegos en todos los ámbitos de la vida, desde la elección de la pareja hasta la susceptibilidad a las enfermedades. El ritmo primario de una persona se manifiesta en su aspecto, su modo de hablar y su manera de andar, sentir, actuar y reaccionar. Al conocer los ritmos primarios de un compañero, cliente, amigo o familiar serás capaz de enfrentarte al comportamiento de esta persona con mayor comprensión y compasión.

Cómo mantener una memoria lúcida

Para asegurar un funcionamiento óptimo de la memoria a lo largo de los años, es necesario que las energías fluyan libremente por las líneas de sutura del cráneo. Aunque estas uniones tienden a perder la flexibilidad con la edad, si practicas una técnica simple, con una duración de un minuto cada día, podrás mantener el flujo de oxígeno y del fluido cerebroespinal, así como las energías sutiles que que permiten su circulación.

1. Apoya la mano izquierda sobre el corazón y la mano derecha sobre el lado derecho de la cabeza, la palma al lado de la oreja derecha, los dedos extendidos y apuntando hacia arriba.
2. Manteniendo esta postura, inspira profundamente por la nariz cuatro veces, y espira por la boca. Levanta el cuerpo con cada inspiración, para volver a relajarlo con cada espiración.
3. Desplaza la mano derecha a la nuca y repite la respiración.
4. Ahora, coloca la mano derecha sobre el lado derecho del pecho, la mano izquierda al lado de la oreja izquierda y repite la respiración.
5. Para terminar, coloca la palma de la mano izquierda sobre la frente con los dedos apuntando hacia arriba, mientras respiras del mismo modo.

Intenta practicar este ejercicio cada día, por ejemplo, cuando te sientes a trabajar por la mañana o cuando subas al automóvil. No sólo ayudará a que conserves la memoria, sino que también maximizará tu rendimiento.

LAS ESTACIONES DE LA VIDA, LAS ESTACIONES DEL ALMA

Además de los períodos de transición más naturales de la vida: del bebé al niño, del niño al adolescente, y así sucesivamente, todos resonamos con el ritmo esencial que refleja la estación actual del alma. Hablar de una *estación del alma* implica asumir la creencia en vidas anteriores. Yo misma conozco dos explicaciones acerca de cómo entramos en nuestro ritmo primario o estación primaria. Una dice que al desarrollarnos, al pasar de una vida a la otra, vamos atravesando las cinco estaciones, viviendo dentro de la energía de una estación o un ritmo particular durante una o varias vidas, asumiendo sus enseñanzas. A continuación, procedemos al próximo ritmo, circulando por estas estaciones a lo largo de muchas vidas. Según la otra versión, profundamente arraigada en Oriente, la estación primaria de uno se corresponde con la estación de la Tierra en el momento en que uno decide reencarnarse. Se cree que esto sucede en algún momento entre el instante de concepción y los tres meses después del nacimiento. Tal vez ambas interpretaciones sean ciertas. Quizás una persona tenga que volver a la vida en la estación que le corresponde en su trayectoria hacia la realización del alma en la Tierra.

En cualquier caso, cada uno nace en un ritmo particular o una combinación de ritmos y vivirá desde ese ritmo o esa combinación de ritmos durante toda su vida. El ritmo del recién nacido ya tiene sus particularidades. He observado cómo, con la transición de la infancia a la adolescencia y la edad adulta, el ritmo se va grabando mucho mejor. Los meridianos, los chakras, el aura y otros sistemas energéticos todavía no están en total sincronía con lo que se conoce como el ritmo esencial, pero a medida que el niño va creciendo, todas las energías se van calibrando. Lo entiendo como la herencia del alma. A diferencia de los rasgos como son el color del cabello o de los ojos, el ritmo primario no se hereda de los padres, sino que refleja el ritmo más global de la trayectoria del alma.

La mayoría de nosotros lleva la impronta más o menos fuerte de un máximo de tres de los cinco ritmos o estaciones: el ritmo de nuestra estación primaria, el ritmo de la estación que la precede y el ritmo de la estación siguiente (*véase* figura 35). Una persona de primavera, por ejemplo, llevará o bien sólo el ritmo de la primavera o el ritmo del invierno y o del verano junto al de primavera. Aunque hay excepciones e innumerables variaciones, ese patrón facilita una primera vista general de las cinco estaciones de la vida.

En resumen, el cuerpo, los movimientos y la disposición de una persona se formaron de acuerdo con la energía de una de las estaciones de la naturaleza y están impregnados por un ritmo que mezcla el ritmo de esta estación con los ritmos de las estaciones anterior y posterior. Aparte del ritmo particular relacionado con el carácter de cada uno, pasamos por los cinco ritmos en muchas ocasiones durante los ciclos que comprende la vida. Tanto el ritmo esencial de la persona como el ritmo por el que está pasando actualmente influyen profundamente en la manera en que responde al mundo.

Los ritmos de la rueda de las cinco estaciones

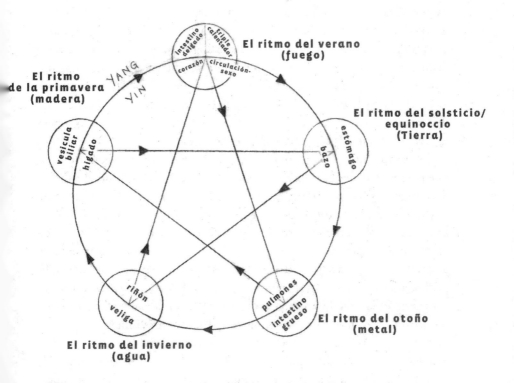

Figura 35.
Los ritmos de la rueda de las cinco estaciones

IDENTIFICAR LOS RITMOS DESEQUILIBRADOS

El ritmo de una persona se compone tanto del ritmo primario como de una combinación singular de la presencia o ausencia de las cualidades del resto. Gran parte de los puntos fuertes y débiles de una persona son inherentes al ritmo primario. Al ser este ritmo el motor del desarrollo personal, el cuerpo reaccionará si la persona no es capaz de asimilarlo. El cuerpo es el último sistema de biofeedback. La enfermedad, entre otras cosas, informa sobre la discrepancia que existe entre las necesidades del cuerpo y el estilo de vida.

Se trata de un concepto totalmente diferente de la «culpabilidad *new age*», en que la idea, ciertamente válida, de que somos responsables de la conservación de nuestra salud se convierte en una culpa y autoculpabilización cuando estamos enfermos. Es sencillamente falso decir que la persona ha causado su propia enfermedad. Culpabilizar el paciente por su enfermedad es una manera de distanciarse del dolor y el sufrimiento del otro. Es un juicio ingenuo, desamparado, a veces malintencionado y, a menudo, señal de una autocomplacencia. Pero, tanto si es bienintencionado como si no lo es, es erróneo y contraproducente para la curación. Desde una perspectiva integral de cuerpo, mente y alma, lo que ocurre es que nuestras vulnerabilidades físicas pueden convertirse en una enfermedad cada vez que nos encontramos sometidos a una presión que supera nuestra resistencia física, psicológica o espiritual.

El crecimiento en sí supone un engrandecimiento y nuestra tarea en este planeta parece ser crecer, aprender y evolucionar. Cuando el engrandecimiento es demasiado repentino, intenso o prolongado, lo que sigue, a menudo, es dolor o enfermedad (tanto físico, como psicológico o espiritual). La autocondenación implacable o el juicio duro por parte de otros, «por nuestro propio bien», son totalmente inútiles. El dolor y la enfermedad en sí ya son lo suficientemente aisladores y perturbadores. El juicio ajeno y propio, en un momento en que lo que más necesitamos es la misericordia, sólo bloquea la energía sanadora. La comprensión de que nos hemos desviado del camino puede ayudarnos a asimilar las lecciones de la vida y a asegurar un mejor ajuste para el futuro. Debemos aceptar el dolor y ser reconocidos por él, pero sin caer en los efímeros caminos de la autocompasión o la autocondenación. Todos nos merecemos que nuestras heridas se traten con amor y comprensión, y todos somos capaces de ofrecer lo mismo a otro que esté pasando por una experiencia dolorosa.[106]

Los ritmos nos ayudan a entender nuestras vulnerabilidades físicas. Cada uno de ellos es proclive a determinados tipos de enfermedad y cada uno ofrece lecciones para evitar o superarlas. Las lecciones pueden ser de índole física, psicológica o espiritual, e incluyen la capacidad de administrar los recursos (invierno), adaptar una postura firme (primavera), saborear el momento (verano), asimilar las experiencias (solsticio/equinoccio) o liberar el pasado (otoño).

Mientras que una fricción psicológica o espiritual puede obligarnos a hacer un alto, los problemas físicos nos detienen en el camino. Si eres, por ejemplo, adicto al trabajo, y luchas con las lecciones del ritmo del verano, probablemente sabrás que es importante desarrollar la capacidad de saborear el momento, pero tu actitud frenética hacia la vida tal vez haya quedado arraigada en los centros primitivos del cerebro. Estos patrones están vinculados a la supervivencia, a un nivel del ser que es más profundo que las intenciones conscientes. La dolencia física puede, a veces, catalizar los cambios que todas nuestras buenas intenciones juntas no podían dirigir. A su manera, la enfermedad puede servir como maestro espiritual al conducirnos a lo que estábamos buscando, pero que no sabíamos encontrar.

Hacer el test de energía de los cinco ritmos. Cualquier vulnerabilidad en el ritmo primario probablemente sea crónica; los problemas con los otros ritmos tienden a aparecer y desaparecer a medida que el ciclo de la vida va pasando por sus estaciones. Pero cualquiera de los cinco ritmos puede estar desequilibrado debido a un exceso o bien a una falta de desarrollo. Es posible hacer un test de energía que utilice los ritmos de la rueda de las estaciones (*véase* figura 35) para identificar los ritmos desequilibrados.

El test de energía facilita una evaluación rápida. Si los cinco ritmos dan un resultado bajo, esto significa que las energías penetran están estresadas, perturbadas o invertidas. Y es preciso corregirlo antes de que se pueda conseguir un test preciso. Como regla general, conviene hacer la rutina diaria de cinco minutos del capítulo 3 antes de abordar cualquier otro procedimiento energético más complejo. Para determinar qué ritmo necesita atención:

1. Imagínate que te han colocado los ritmos de la rueda de estaciones sobre el estómago, con el centro sobre el ombligo y el ritmo del verano en la parte superior.

2. La persona que hace el ejercicio en pareja contigo te coloca el dedo corazón de una mano abierta sobre el ombligo y, con un poco de

fuerza, empuja en dirección al hueso de la cadera derecha. Dejando una mano en el hueso de la cadera, usa la otra mano para hacer el test indicador general (*véase* pág. 102). Esto puede hacerse tanto con el brazo derecho como con el izquierdo. No flexiones los codos. Si el resultado es positivo, el ritmo del invierno está fluyendo correctamente en tu campo energético. Si el resultado es bajo, existe un desequilibrio en el ritmo del invierno que requiere atención.

3. Para el ritmo de la primavera, empuja del ombligo en dirección a la cintura hacia la derecha y haz el test. Si el resultado es alto, el ritmo de la primavera funciona correctamente. Si el resultado es bajo, hay un desequilibrio en este ritmo.

4. Para el ritmo del verano, empuja desde el ombligo hacia arriba hasta la parte inferior del esternón y haz el test.

5. Para el ritmo del solsticio/equinoccio, empuja desde el ombligo en dirección al lado izquierdo del cuerpo, pasando por la cintura, y haz el test.

6. Para el ritmo del otoño, empuja desde el ombligo hacia el hueso de la cadera izquierda y haz el test.

Este sencillo test tiene una base anatómica. Cada ritmo rige varios órganos, y el empuje con los dedos atraviesa el campo energético de, como mínimo, un órgano que está vinculado al ritmo que se está examinando. El invierno rige el riñón y la vejiga. La válvula ileocecal, que se encuentra por debajo del ombligo hacia la derecha, se sitúa sobre el meridiano del riñón. El verano gobierna el corazón y el pericardio, que se halla por encima del ombligo. El solsticio/equinoccio rige el bazo, el estómago y el páncreas, que se encuentran en el lado izquierdo del ombligo. Si el ritmo está equilibrado, los dedos, que pasan por los campos de tus órganos, no interrumpirán las energías; si el ritmo no está equilibrado, los campos energéticos de los respectivos órganos se alterarán fácilmente.

Cómo conseguir concentrarse a pesar de tener miedo o estrés

El miedo a no poder concentrarse y fracasar en un examen puede generar estrés, agitación y agotamiento.[107] La mente no puede concentrarse. Estas técnicas tratan el miedo al fracaso sin tener que hablar sobre ello, al mismo tiempo que aumentan la concentración y la comprensión. Además, ayudan a que los niños hagan los deberes (duración: de 1 a 10 minutos):

1. Pon una música agradable de fondo y muévete a su ritmo. Mueve las caderas en forma de ocho. Esto fortalecerá todos los cruces de energía en el cuerpo, incluido el cerebro.
2. Sobre una pizarra o un gran pedazo de papel de embalaje sujetado en la pared, dibuja grandes ochos en horizontal, con la mano derecha, la izquierda y ambas manos (*véanse* págs. 232-233). Cuanto más grande sea el dibujo, más completa será la asimilación corporal del patrón. Cuanto más pequeño sea, tanto más se implican el cerebro y los ojos.
3. Haz la postura Wayne Cook (*véase* pág. 111), ya que optimiza la habilidad del cerebro para asimilar la nueva información y contrarresta la dislexia u otras dificultades en el aprendizaje.
4. Masajea los K-27 (*véase* pág. 100) y haz un vigoroso paso cruzado (*véase* pág. 107).

EL EQUILIBRIO ENTRE LOS RITMOS

Para equilibrar cualquiera de los ritmos, se pueden estimular los puntos linfáticos, reprogramar los patrones de estrés correspondientes o realizar un ejercicio que sintonice el ritmo en cuestión.

Estimular los puntos linfáticos del ritmo. La limpieza de la columna (*véase* pág. 119) estimula los puntos reflejos neurolinfáticos. A diferencia de la sangre, la linfa no dispone de una bomba, pero si estimulamos el flujo de la linfa con la limpieza de la columna, se eliminarán las toxinas, se estimulará la circulación sanguínea, se activará el sistema nervioso, las energías se desplazarán libremente y el cuerpo estará más alerta y capaz de reaccionar. Para cada ritmo que dé un resultado bajo (duración: de 1 a 2 minutos cada uno):

1. Encuentra los puntos reflejos neurolinfáticos asociados al ritmo en la figura 9 (*véanse* págs. 117-119).
2. Masajea estos puntos con fuerza. Es probable que sean sensibles. Al desprender las toxinas y ayudar a la circulación de la linfa y la energía, el masaje a menudo consigue reducir el dolor. Si el bloqueo en esta zona es crónico, probablemente se requerirá más de un tratamiento. Si tu dieta o estilo de vida contribuyen significativamente a este bloqueo, tal vez sea necesario identificarlos y corregirlos para que el tratamiento pueda tener efecto.
3. Para los puntos especialmente dolorosos, pide a un amigo que te coloque el dedo de una mano sobre el punto y un dedo de la otra mano

sobre el punto correspondiente en la parte posterior del cuerpo, empujando alternativamente uno y después el otro, creando una especie de movimiento de vaivén.

Reprogramar el patrón de la respuesta de estrés específico del ritmo. Cada ritmo tiene su manera propia de «ver», y cuando se pierde el equilibrio entre ellos, es como el proverbio sobre el ciego y el elefante. Interpretamos el mundo a partir de nuestro ritmo primario y también lo malinterpretamos de esta manera, al igual que el ciego al que se había colocado al lado del elefante y creía que era un muro; así, cuando le pusieron al lado de la cola, pensó que era una serpiente y cuando se hallaba al lado de la pierna consideró que era un árbol. Sin conocer los otros ritmos, quizás acabemos discordes con el mundo circundante, atrapados en una visión de la que no conseguimos salir, llorando sin saber por qué, retirándonos bloqueados o sintiéndonos fuera de control. La emoción de estrés del ritmo primario es tan dominante que nos quedamos atrapados en el miedo, el enfado, el pánico, la simpatía codependiente o la tristeza. Posiblemente ni tan siquiera reconozcamos el sentimiento como una distorsión y lo interpretemos simplemente como la realidad.

El trabajo con un estrés problemático nos puede liberar de esta miopía. Es preciso entender que, desde el punto de vista del cuerpo, la emoción (ya sea el enfado, el pánico, la simpatía codependiente o la tristeza) es una reacción positiva. Es un mecanismo de supervivencia. Nuestro instinto de supervivencia nos inunda de la emoción en la que más confía el cuerpo. No se preocupa por el equilibrio; cualquier amenaza a la existencia misma requiere reacciones extremas.

Sin embargo, si el estrés nos tiene bajo control o ha estado reprimido en nuestro interior, puede crear una alteración entre los ritmos. En el capítulo 3 se explicó una técnica para reprogramar el patrón de estrés haciendo presión en los puntos que alimentan el flujo sanguíneo que, a su vez, abastece a la parte frontal del cerebro cuando padecemos estrés. En este capítulo se introducen otros puntos neurovasculares asociados a uno de los ritmos, que, en situaciones de estrés, se tornan hiperactivos. Realiza este ejercicio cuando te sientas muy estresado. También sirve para alejar a un recuerdo traumático. Puedes hacerlo solo o pedir a un amigo que presione los puntos para poder relajarte por completo (duración: de 3 a 20 minutos):

1. Elige una imagen del presente o del pasado que albergue una carga emocional negativa.

2. Identifica cuál de las emociones que se citan a continuación se asemeja más a ella: miedo, enfado, pánico, simpatía dependencia o tristeza. Si no estás seguro, puedes hacer el test de energía. Mientras estás centrado en la imagen, imagínate que sientes miedo. Haz el test de energía. Examina cada una de las cinco emociones. El brazo no ofrecerá resistencia cuando averigüe la causa de estrés.
3. Localiza los dos puntos neurovasculares asociados a esta emoción (*véase* figura 36). Estira los dedos y los pulgares de manera que toques suavemente con cada mano los puntos neurovasculares de la frente (*véase* el centro de la figura 36), así como uno de los puntos correspondientes a la emoción de estrés. Empieza con una respiración profunda para establecer la conexión.
4. Mientras uno de los dos haga presión en estos puntos, concéntrate en el recuerdo vivo de la escena.
5. La otra persona sentirá finalmente un fuerte pulso en el punto neurovascular que está presionando. Si lo haces solo, quizás sientas el pulso, aunque una sensación de alivio es suficiente. Puedes repetir el test de energía de la emoción. El pulso significa que el suministro de sangre se ha restablecido y que ha salido del círculo de la respuesta de estrés.

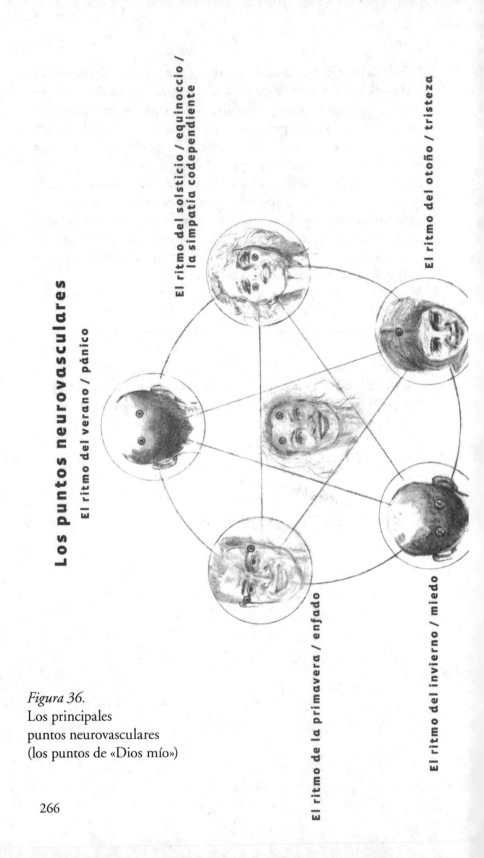

Los puntos neurovasculares

El ritmo del verano / pánico

El ritmo del solsticio / equinoccio / la simpatía codependiente

El ritmo del otoño / tristeza

El ritmo de la primavera / enfado

El ritmo del invierno / miedo

Figura 36.
Los principales
puntos neurovasculares
(los puntos de «Dios mío»)

liberarse de esa emoción. Si la emoción te causa problemas, es recomendable realizar el ejercicio mientras experimentes esa emoción.

Cuando se manifiesta cualquier tipo de estrés, también hay lugar para el polo opuesto de esa emoción. A medida que se va adquiriendo más familiaridad visceral con el miedo, se va preparando el terreno para la valentía; lo mismo que el enfado crea espacio para la asertividad, el pánico lo crea para la alegría, la simpatía codependiente para la compasión; y la tristeza para la reflexión.

Experimenta cada día con el ejercicio que hayas elegido y, al cabo de unos días, relee la descripción de ese ritmo para comprobar si has advertido algún cambio con respecto a ese ritmo. Así, puedes continuar con el ejercicio para ese ritmo o bien intentarlo con otro. Déjate guiar por la intuición. Quizás prefieras leer las instrucciones en voz alta y grabarlas.

Invierno/miedo: Apagar la vela

Si experimentas algún tipo de miedo sin motivo o quieres ejercitar la valentía (duración: de 1 a 2 minutos):

1. Sentado en el suelo, lleva las piernas al pecho, rodea las rodillas con los brazos y mantén esta postura. O, sentado en una silla, inclínate y rodea las rodillas con los brazos.
2. Inspira profundamente. Balancéate hacia delante y hacia atrás, con la cabeza levantada y fijando la mirada en una imaginaria llama azul.
3. Mientras espiras, con los labios apretados, deja que el aire penetre y que se asemeje al suave sonido de apagar una vela soplando, como si hicieras «Uuuuuuuuu».
4. Con cada espiración, haz que apagas la llama azul, mientras te imaginas que también apagas el miedo.
5. Sigue con el ejercicio hasta que adviertas que el miedo haya disminuido.

Primavera/enfado: Expulsar el veneno

Cuando te sientas enfadado o juicioso o quieras descubrir un enfado oculto en ti (duración: de 1 a 2 minutos):

1. Con las manos sobre los muslos, y los dedos extendidos, respira profundamente.

2. Al espirar, haz un sonido de «Shhhhhhhhh», como si mandaras a alguien callarse.
3. Con una inspiración profunda, balancea los brazos hacia fuera, hacia los lados, y completa el círculo, estirándolos por encima de la cabeza.
4. Gira las manos de manera que las palmas estén orientadas hacia ti y cierra los puños.
5. Con un fuerte «Shhhhhhhhhh» al espirar, baja los puños rápidamente, y ve abriéndolos a medida que se vayan acercando a los muslos.
6. Recuerda el motivo de tu enfado y procura que tus movimientos sean rápidos y vigorosos. Repítelo tres veces.
7. Siente los músculos y la fuerza que surge y, deliberadamente, lleva los brazos hacia abajo.
8. Repite el ejercicio hasta que adviertas que el enfado se ha disipando.

Verano/pánico: Bajar la llama

Cuando sientas pánico o estés histérico o, sencillamente, quieras conectar la energía a tierra (duración: de 1 a 2 minutos):

1. Colócate de pie y, con los dedos extendidos, apoya las manos abiertas sobre los muslos. Siente cómo la energía baja por las piernas, al mismo tiempo que te sientes cada vez más conectado a tierra.
2. Respira lenta y profundamente, y suspira cuando espires. Imagínate el caos o el desorden en la mente, que se va disipando con cada suspiro.
3. Inspira profundamente y gira los brazos en amplios círculos por encima de la cabeza hasta que las puntas de los dedos y los pulgares de ambas manos se encuentren.
4. Mientras espiras con el sonido «Haaaaaaaaaa», apoya los pulgares sobre el chakra corona, en el centro de la cabeza, con las yemas de los dedos y los pulgares todavía tocándose. Sigue en esta posición mientras vas espirando.
5. Mientras espiras con el sonido «Haaaaaaaaaa», baja los pulgares hasta que alcancen el tercer ojo entre las cejas. Déjalos allí mientras vas inspirando.
6. Mientras espiras con el sonido «Haaaaaaaaaa», baja los pulgares hasta que lleguen al centro del pecho, el «Lago de la tranquilidad», con las yemas de los dedos y los pulgares todavía tocándose. Permanece en esta posición mientras vas inspirando.

7. Espira con el sonido «Haaaaaaaaaa», baja los pulgares hasta que lleguen al ombligo y baja las manos formando una pirámide por debajo del ombligo. Déjalas en esta posición, mientras vas inspirando.

8. Al espirar con el sonido «Haaaaaaaaaa», aplana las manos y estíralas, volviendo a la posición original sobre los muslos. Permanece en esta posición, mientras vas inspirando.

9. Mientras espiras con el sonido «Haaaaaaaaaa», baja las manos lentamente por las piernas, inclinándote, y, una vez que hayan llegado abajo, déjalas colgar, al mismo tiempo que inspiras.

10. Siguiendo en la posición inclinada, espira con el sonido «Haaaaaaaaaa». Al volver a erguirse, sube las manos por la parte interior de las piernas y deja que recuperen su posición original. Espira con el sonido «Haaaaaaaaaa».

Solsticio / equinoccio / la simpatía codependiente: Mecer el bebé

Si ayudas a otros de forma compulsiva o sientes demasiada compasión por los demás y no suficiente para contigo mismo (duración: de 1 a 2 minutos):

1. Colócate de pie, con las manos sobre el plexo solar, mientras meces cariñosamente la parte central del torso como si estuvieras acunando a un bebé. Imagínate que te estás dando toda la comprensión que tienes hacia los demás. Céntrate e inspira profundamente, mientras espiras lenta y controladamente desde el fondo de la garganta como un viento que sopla por un hueco, haciendo un sonido áspero. Repite esta respiración hasta que estés centrado.

2. Inspira, mientras colocas los brazos por encima de la cabeza, estirándote hacia el techo.

3. Al espirar, inclínate, estirando las manos hacia delante y hacia abajo, y, finalmente, coloca los dedos de ambas manos por debajo de los arcos interiores de los pies. Tira de los arcos hacia arriba, hasta que sientas un estiramiento en la espalda.

4. Sigue tirando de los arcos mientras realizas una o dos espiraciones lentas y ásperas.

5. Al inspirar, vuelve a erguirte, mientras empujas con las manos la parte interior de las piernas y, luego, la parte central del torso y, finalmente, levántalas, llevándolas de nuevo hacia el techo.

6. Estira las manos hacia arriba, alternando los brazos, y siguiendo con las respiraciones lentas y ásperas.
7. Con una espiración, coloca las manos en el plexo solar, otra vez meciendo cariñosamente la parte central del cuerpo con cariño.
8. Repite el ejercicio hasta que percibas un cambio en tu energía.

Otoño/tristeza: Lo humano toca lo divino

Cuando experimentes pérdida, tristeza o soledad o te cueste liberar algo (duración: de 1 a 2 minutos):

1. Colócate erguido. Levanta los brazos hacia delante, como si abrazaras algo, dejando que los dedos casi se toquen. Imagínate que tienes en los brazos el mundo con todos sus problemas o bien tu propio mundo con tu tristeza. Inspira profundamente. Espira. Con cada espiración, durante el ejercicio, haz el sonido «Ssssssss», imitando el sonido del aire que sale de un balón.
2. Inspira y abre los brazos, liberando, entregando y soltando el mundo.
3. Al espirar, con otro «Ssssssss», levanta de nuevo los brazos hacia delante, como si abrazaras a alguien, e imagínate que estás llevando el mundo en los brazos. Las manos tienden a tocarse, aunque no pueden.
4. De nuevo, inspira, mientras abres los brazos, liberando, entregando y soltando todo.
5. Repite el ejercicio, pero esta vez, al espirar, las yemas de los dedos pueden tocarse.
6. Inspira, y, con las manos, acércate el mundo al pecho, una mano encima de la otra, mientras sostienes con firmeza y aprecias el mundo que tienes entre los brazos.
7. Con la última espiración y el sonido «Ssssssssss», libera todo, con los brazos muy abiertos. Al dejar lo viejo, te abres a lo nuevo.
8. Repite el ejercicio hasta que sientas un cambio de energía.

Un ritmo para cada sistema energético

Cada uno de los sistemas energéticos del cuerpo resuena con un ritmo determinado. Cada meridiano, por ejemplo, está asociado a uno de los cinco ritmos y refleja las cualidades de ese ritmo. Los meridianos que se mueven al ritmo del invierno son la vejiga y el riñón; la vesícula biliar y el hígado siguen el ritmo de la primavera; el bazo y el estómago el de equinoccio/solsticio y los pulmones y el intestino grueso el de otoño. El verano, con su abundancia, se asocia con los cuatro meridianos: el corazón, el intestino delgado, el de circulación-sexo (que rige el pericardio) y el triple calentador (que gobierna la tiroides y las glándulas suprarrenales). Estas relaciones son precisas y significativas.

Para hacerse una idea de lo exquisito que es el cálculo que rige las interacciones entre los ritmos y los meridianos, recuerda la tabla (*véase* figura 26, págs. 161-164), que usamos para aumentar las energías de los meridianos, haciendo presión en los puntos de refuerzo. Los principios subyacentes a esta técnica son los que se ilustran en los ritmos de la rueda de las estaciones (*véase* figura 35, pág. 259). La energía del cuerpo sigue la dirección de los ritmos tal y como existen en la naturaleza (de invierno, a la primavera, al verano, al veranillo de san Martín y al otoño). El sistema que se muestra en la figura 26 se derivó a partir de estas relaciones:

Para fortalecer un meridiano, extraemos energía del meridiano de la estación que lo precede. Dado que la energía fluye de manera natural en la dirección indicada en los ritmos de la rueda de las estaciones, lo que se hace es facilitar un arranque para acelerar su movimiento natural. Para fortalecer un meridiano que pertenece al ritmo de la primavera, por ejemplo, ejerceremos presión en los puntos que reciben energía de un meridiano que corresponde al ritmo del invierno. El invierno desemboca en la primavera. Los puntos específicos, que se tienen que tocar, se muestran en la figura 26.

Para tranquilizar un meridiano, conducimos su energía hacia otro meridiano de la estación siguiente. Para tranquilizar un meridiano del ritmo de la primavera, por ejemplo, haremos presión en los puntos que liberan energía y la conduciremos hacia un meridiano del ritmo de la primavera. La primavera desemboca en el verano.

Tanto si es para fortalecer como para tranquilizar, conectamos un meridiano yang con otro meridiano yang y un meridiano yin con otro meridiano yin, como si estuviéramos cargando la batería de un vehículo (positivo con positivo y negativo con negativo). Cada meridiano es o yin o yang. Si observamos la figura 35, al sacar energía del riñón (el meridiano yin del invierno), fortalecemos el hígado (el meridiano yin de la primavera), y al conducirlo al corazón (el meridiano yin del verano), lo tranquilizamos. A partir de este elegante patrón de relaciones, se puede deducir cómo hay que reforzar cualquiera de los doce meridianos principales.

En este capítulo hemos analizado los ritmos que se desplazan por los meridianos, los chakras, el aura, el nudo celta y la cuadrícula básica. En el capítulo siguiente, estudiaremos los últimos dos sistemas energéticos, el triple calentador y los circuitos radiantes, cada uno de los cuales juega un papel esencial en el funcionamiento del sistema inmunológico.

CAPÍTULO 8

EL TRIPLE CALENTADOR
Y LOS CIRCUITOS RADIANTES

LAS ARMAS ENERGÉTICAS DEL SISTEMA INMUNOLÓGICO

Sigilosamente, como un pirata que parte de una costa, la célula cancerosa corta las amarras que la unen al tejido circundante. Lentamente, extiende uno, dos, tres tentáculos similares a dedos y empieza a trepar. Entonces, detecta el latido de un vaso capilar vecino y pasa como una flecha entre las células que componen la pared del vaso sanguíneo. Se sumerge en el fluido rojo que circula por el pulmón y el hígado, el corazón y el cerebro. Una hora más tarde, vuelve a ascender a la superficie en alguna orilla solitaria y se asienta... De manera astuta, convence a las células adyacentes para que formen vasos sanguíneos que contengan nutrientes, y las obliga a producir estimulantes químicos. Para ocultarse de los guardianes inmunológicos, las células cancerosas generan una armadura espinosa como un erizo marino. Y, para expulsar los agentes que los médicos introducen con el fin de matarlas, activan una serie de bombas diminutas situadas a lo largo de sus membranas. ¿Existe una manera de combatir a semejante enemigo?

— MADELEINE NASH
«Stopping Canceer in Its Tracks.» Time

«¿Existe una manera de combatir a semejante enemigo?» El sistema inmunológico es la respuesta a esa pregunta. Los científicos, que estudian el sistema inmunológico, se quedan perplejos ante su capacidad de memoria, reconocimiento, discriminación, anticipación, aprendizaje y autoorganización. Pero, a pesar de su importante nivel de sofisticación, el sistema inmunológico está actuando sobre un campo de batalla que ha cambiado hasta el punto de que ya no guarda ninguna semejanza con su estado inicial. Sin embargo, es posible incrementar la eficacia de este sistema con una serie de acciones conscientes bien escogidas.

La conciencia es la respuesta de la evolución frente a las circunstancias, que cambian con más rapidez de la que somos capaces de adaptarnos. Al elegir un hábitat, nuestros predecesores eran capaces de adaptarse *conscientemente* a la disponibilidad de alimentos, al clima, a otros recursos naturales y a los peligros del lugar. No habría bastado sólo con unas respuestas instintivas preprogramadas. ¿Podría existir mejor solución que la de dotarnos de conciencia?

Puesto que muchas de las respuestas preprogramadas del cuerpo no tienen información acerca del mundo actual, es posible añadir conciencia en aquellos puntos donde el cuerpo se ha quedado atrás. Se pueden seguir los meridianos deliberadamente, hacer presión en los puntos de acupuntura y abrir bloqueos energéticos. Y, además, se puede reprogramar el sistema inmunológico.

Este sistema es tan propenso al condicionamiento como un perro de Pavlov. En un experimento, se repartió sorbete junto con una inyección de adrenalina, que incrementa la actividad del sistema inmunológico. Tras una serie de estos tratamientos, se cambió la inyección por una sustancia inerte, pero el sorbete y la inyección placebo seguían aumentando la actividad de las células inmunes.[108] Conozco a una mujer que, cuando era niña, mientras comía uvas negras, le comunicaron que su madre había muerto en un accidente de tráfico. Desde entonces ha sido alérgica a las uvas negras.

Además de las amenazas físicas, el sistema inmunológico responde a los estados emocionales, las intervenciones psicológicas y el trabajo energético. Cuando estamos enfadados, aumenta la producción de anticuerpos.[109] Los ejercicios de relajación pueden mejorar significativamente el funcionamiento del sistema inmunológico.[110] Lo mismo se consigue a través de la visualización conducida. Los pacientes que se prepararon para una intervención quirúrgica con una visualización conducida, para ayudarles a enfrentarse a esta situación, experimentaron menos dolores postoperatorios, necesitaron menos analgésicos y los resultados de sus análisis de sangre fueron mejores que los de los pacientes que no se habían sometido a esta visualización.[111]

El sistema inmunológico actúa a nivel físico en el timo, el bazo, la linfa y la médula ósea, a la vez que hay dos sistemas energéticos que lo dirigen. Los médicos chinos los denominaron el *triple calentador* y los *flujos extraños* (también conocidos como los *circuitos radiantes*). Estas energías difieren mucho entre sí. De forma agresiva, el triple calentador moviliza todos los sistemas del cuerpo para prepararlo para la lucha. Los circuitos radiantes preparan suavemente todos los sistemas para potenciar la salud por medio de una estrategia de armonía y cooperación.

El triple calentador

Mi percepción del triple calentador difiere un poco de las descripciones tradicionales. Coincido con el modelo de flujo, pero estoy convencida de que se trata de un sistema más poderoso y con más funciones vitales de lo que se suele reconocer. Tradicionalmente, y también según mi observación, el triple calentador actúa de manera simultánea como meridiano y circuito radiante. Es un meridiano, pero su ámbito de funcionamiento supera el de cualquier otro meridiano, al formar una red de las energías de todos los meridianos para contraatacar a un invasor. Además, opera como circuito radiante. Los circuitos radiantes no siguen unas vías específicas. Son más difusas y crean intersecciones con todos los meridianos. En vez de permanecer sobre sus propias meridianas, la energía del triple calentador realiza una serie de saltos en su trayecto y, al igual que un circuito radiante, se conecta con otros meridianos y órganos.

El triple calentador envía información a todos los meridianos y órganos relacionados con él. Colabora con la glándula del hipotálamo, que es el termostato e instigador del cuerpo, para generar la respuesta de lucha o huida. En las situaciones de lucha, huida o calma, el triple calentador calienta el cuerpo en tres maneras diferentes. Cuando éste se encuentra en relativo equilibrio, el calor se distribuye por todas las partes del cuerpo. Cuando nos enfadamos y nos disponemos a luchar, se generan calor y energía. El pecho, la nuca, la cara y los brazos enrojecen y se llenan de sangre para prepararse para el combate. Cuando el cuerpo se prepara para huir de un peligro, el calor y la energía salen de la parte superior del cuerpo y entran a través de las piernas para que podamos correr a mayor velocidad. Por ese motivo, cuando una persona está aterrada, la cara se pone lívida.

Aunque el triple calentador parece ser tanto un circuito radiante como un meridiano, difiere notablemente de los otros circuitos radiantes, que son garantes de la cooperación, la sinergia y la calma. ¡El triple calentador prepara el cuerpo para la guerra!

El ejército interno. El nivel celular del sistema inmunológico (con sus linfocitos, timocitos, los linfocitos B de memoria, los linfocitos T colaboradores, las células NK, los antígenos y anticuerpos) es un desfile militar con un diseño, una complejidad y una inteligencia asombrosos. Son tanto la energía del triple calentador como los circuitos radiantes los que activan esta asamblea extraordinaria. Gracias a la interacción entre el triple calentador y los otros circuitos radiantes se desarrollan las estrategias del sistema inmunológico.

El triple calentador es como un rey que recluta soldados desde todos los lugares, los órganos y los sistemas para formar un ejército. Tiene total autoridad, pero nunca recluta energía de la reina, el corazón. Sin embargo, puede, si así lo decide, exigir tanta energía de otras partes del cuerpo que algunos sistemas importantes permanezcan temporalmente incapacitados, todo ello presuntamente para el bien común.

Como comandante superior, el rey puede recurrir a estrategias numerosas e intrincadas. Los prototipos de las operaciones más básicas del ejército se remontan, al menos, a la época de los protozoos, que aprendieron a reconocer y a destruir a los invasores extraños hace más de dos mil millones de años.

Solía rechazar las analogías trilladas que relacionan el sistema inmunológico con el ejército. Soy una persona pacífica y me resulta difícil aceptar la idea de una inteligencia bélica en el organismo, necesaria para garantizar la supervivencia. Sin embargo, cuanto más de cerca se observa, tanto más inevitables resultan los paralelismos entre el sistema inmunológico y el ejército de una nación (que protege contra los invasores externos), así como entre el sistema inmunológico y las fuerzas del orden (que protegen a los habitantes). Prefiero otras imágenes, como aquellas que comparan la enfermedad con un maestro o una fuerza equilibradora cuyos impulsos se tienen que acoger y, de hecho, estas imágenes se reflejan en todo el libro; sin embargo, la analogía militar resulta muy convincente.

Y, hoy en día, es aún más adecuada, puesto que el triple calentador, al igual que nuestras civilizaciones excesivamente militares, se ha convertido tanto en una amenaza para el bien general como para los propios antagonistas a los que tiene que combatir. Las enfermedades autoinmunes, por ejemplo, se convierten en un terrorista que ataca a las células y los tejidos del propio organismo, representan un nuevo género de pestilencia. Si no se llevan a cabo cambios masivos en nuestra relación con el medio (con unos contaminantes que abruman al sistema inmunológico y lo instan a tratar a casi todo como a un enemigo), las enfermedades autoinmunes aspiran a ser *la* enfermedad del futuro.

Uno de los mayores desafíos para los ejércitos actuales consiste en distinguir entre amigo y enemigo. Durante la mayor parte de la historia de las «guerras civilizadas», el problema militar principal consistía en cómo movilizar a un ejército lo suficientemente poderoso como para enfrentarse a un enemigo evidente. Sin embargo, ahora el enemigo ya no es tan fácil de identificar. Las células terroristas surgen desde dentro de la sociedad y se confunden con la población civil, de la misma manera que las células cancerosas pueden ser una amenaza peor que cualquier microorganismo externo. Además, dado que el mundo se ha tornado más complejo, internacional e interdependiente, la destrucción de la vida y la explotación de los recursos en cualquier parte van en total detrimento.

Durante millones de años, el triple calentador ha tratado como enemigo a todo lo que no reconocía. Por más que, en algunas ocasiones, esta estrategia tuvo como consecuencia que las fuerzas amigas se vieran diezmadas por un «fuego amistoso», lo cierto es que el triple calentador se había enfrentado a pocas cosas que no hubiera podido reconocer. Hoy en día, sin embargo, somos capaces de trasplantar un riñón y el sistema inmunológico puede, legítimamente, tanto aceptar el órgano implantado como rechazarlo como si fuera un invasor. El caso es que no está pensado para establecer semejantes distinciones. Hoy emitimos en un solo día mayor variedad de sustancias a la atmósfera de lo que, hace no tanto tiempo, la humanidad al completo producía en un siglo entero. Es imposible que el cuerpo combata y ni tan siquiera distinga todo lo que encuentra; así, la tarea del triple calentador es sobrecogedora. Al intentar mantener cierto equilibrio y asegurar la protección del organismo sin resultar autodestructivo, el sistema inmunológico se está enfrentando a un desafío sin precedentes.

Esto no quiere decir que el triple calentador no pueda ponerse a la altura de la situación, pero, para eso, precisa aliados. El cerebro anterior, la sede del pensamiento consciente, puede reunir fuerzas con los centros cerebrales posteriores preprogramados que controlan el sistema inmunológico. Juntos serán capaces de contraatacar los peligros más intrincados al que un cuerpo jamás se ha tenido que enfrentar. Algunas de las estrategias más básicas a las que el triple calentador recurre en su intento por encontrar el equilibrio entre la sobreprotección y una protección deficiente están totalmente anticuadas. Las enfermedades autoinmunes y de inmunodeficiencia representan, cada una por su parte, respuestas interiores de lucha o de huida, ambos en extremo. En el caso de las enfermedades autoinmunes, nos encontramos con un triple calentador hiperactivo que combate a sus aliados. En cuanto a las enfermedades de inmunodeficiencia, el triple calentador se retira. Si queremos reprogramar el sistema inmunológico a tiempo, se requiere una acción consciente. Por primera vez en la historia, tenemos que intervenir en la evolución de forma consciente. ¡Y podemos hacerlo!

El triple calentador como terrorista. La amenaza de una insurrección militar aumenta cuando el peligro acecha por doquier. Vivimos en un mundo dominado por el estrés, que no podemos evitar ni superarlo a la fuerza; un mundo en el que hay un gran número de alimentos y fármacos que el cuerpo no puede asimilar y donde los campos electromagnéticos y contaminantes nos bombardean cada día. La energía del triple calentador, al igual que un ejército que abusa de su poder a fin de garantizar la protección de la población a toda costa, a menudo dirige sus armas también hacia las fuerzas aliadas, sin distinguir entre civiles inofensivos y traidores. Abrumado hasta el punto de perder el control, el sistema inmunológico se enfrenta al cuerpo al que debe servir.

El triple calentador no tiene en cuenta ni nuestra felicidad ni el desarrollo espiritual, sino que está exclusivamente en función de la supervivencia. Por desgracia, el archivo de datos no se ha sometido a ninguna actualización significativa desde hace millones de años. El sistema inmunológico de nuestros antepasados, los primates, no es tan diferente del nuestro. Sin embargo, el triple calentador aún dispone de suficiente autoridad como para ignorar prácticamente cualquier otra necesidad del cuerpo con el fin de preparar una reacción inmune. Al servicio de la salud, el triple calentador causa fiebres e infecciones y provoca la liberación de adrenalina para combatir la enfermedad.

Cuando tenía doce años, en la casa de una de mis compañeras de clase se prendió fuego. Tras huir de ella, volvió una vez más a la cocina y, de alguna manera, logró recuperar la nueva nevera, que era muy grande. Como una madre capaz de levantar la parte delantera de un vehículo para salvar a su hijo, el triple calentador dota al cuerpo de fuerza para que pueda realizar tareas que serían imposibles bajo circunstancias normales.

El triple calentador tiene un enorme poder, pero si emite continuamente falsas alarmas o envía las tropas del sistema inmunológico contra los buenos, puede acabar por situarnos en un estado de alerta constante. En el caso del síndrome de fatiga crónica, la respuesta de lucha o huida siempre está activada. Otra respuesta ante una amenaza es la inmovilización. Una amenaza inesperada desencadena una serie de sucesos químicos que inmovilizan el cuerpo. Al nos encontramos sorprendidos, expuestos a la ira repentina de otro, o bien a un ataque, es bastante común la reacción de permanecer inmóvil. Tanto la lucha como la huida o la inmovilización agotan el cuerpo.

Las enfermedades autoinmunes. En el caso de las enfermedades que tienen un componente autoinmune, tales como la artritis reumatoide, el lupus, la enfermedad de Crohn o de Addison, o la esclerosis múltiple (EM), el triple calentador, en su afán exagerado por proteger, incita al organismo a que ataque a su propio tejido. Berverly, una mujer joven con EM, tuvo una sesión conmigo después de haber asistido con su madre a una clase que impartí en Londres. Beverley llevaba muletas. La esclerosis múltiple puede, en ocasiones, aparecer a causa de un choque emocional sobrecogedor. Su enfermedad se remontaba a una serie de situaciones de estrés en su adolescencia, que culminaron con la muerte de su abuela, que la había criado. Parecía que los nervios situados a lo largo de la columna de esa mujer de veintisiete años estaban todavía en estado de choque y esta situación originó una onda expansiva en todos sus campos energéticos. Parecía como si sus circuitos se hubieran colapsado. El triple calentador se encontraba en un estado perpetuo de emergencia, de manera que los sistemas inmunológico, nervioso y circulatorio oscilaran entre la lucha, la huida y la inmovilización.

Quería interrumpir esa respuesta de emergencia continua y durante la entera sesión intenté comunicar a su hipotálamo que ella ya estaba a salvo. Esto, además, tendría como consecuencia que el triple calentador saliera de su estado de emergencia. Le enseñé algunas técnicas para que las practicara en su propia casa. Aunque sabía que tardaría hasta que su cuerpo desarrollara nuevos hábitos, los síntomas se redujeron notablemente al cabo de unos días y tras hacer los ejercicios dos veces al día. Gracias a este resultado rápido, se animó a aprender técnicas más avanzadas. Una vez reubicadas las energías para que pasaran de un lado a otro de manera coherente, empezó a reconstruir las células nerviosas dañadas. Aunque, según afirma la medicina convencional, los daños de este tipo son irreparables, mi experiencia confirma lo contrario.

Al igual que muchos pacientes de EM, Beverly tenía hipoglucemia. Un alto consumo de proteínas resultó decisivo y, a través del test de energía, podía averiguar qué formas de proteína le resultaban más adecuadas. Además, resultó importante la estimulación del fluido cerebroespinal. De regreso a Estados Unidos, una vez al mes, le daba consejos por teléfono y le comentaba otras técnicas si era necesario. Cuando, al año siguiente, volví a verla, ya caminaba sin muletas.

Otro año más tarde había mejorado tanto que el hospital que antes la había tratado ahora le enviaba pacientes. En su casa, empezó a impartir clases de autoayuda en grupo para pacientes de EM, y enseñaba las técnicas que había aprendido. Actualmente, lleva tan bien su enfermedad que pudo iniciar la profesión en el campo de la medicina energética, y está especializada en esclerosis múltiple.

Al tratar a otros que sufren la misma patología que uno, pueden surgir ciertos riesgos. Esto se aplica especialmente al caso de las enfermedades autoinmunes, en las que el cuerpo, a menudo, hace evaluaciones erróneas a la hora de decidir lo que es saludable y lo que no. Al igual que muchos pacientes de EM, Beverly se encuentra desafiada por dos lados. Tiene que seguir cuidando sus propios límites, mientras que ayuda a sus pacientes con los suyos.

Cómo liberarse de un dolor de cabeza causado por una alergia

La respiración por un solo orificio nasal resulta muy eficaz en los casos de dolores de cabeza provocados por la contaminación o por una reacción alérgica (duración: de 30 a 45 segundos):

1. Con la boca cerrada, tápate un orificio con un dedo.
2. Respira cuatro o cinco veces a través del orificio abierto.
3. Repite el mismo procedimiento en el otro orificio nasal.

Las alergias y otras afecciones medioambientales. Aunque existan unas cuantas enfermedades, desde la EM hasta la diabetes, que implican desequilibrios del triple calentador, las alergias simples ilustran muy bien la dinámica básica de una hiperactividad del sistema inmunológico. Un ejemplo es la alergia al polvo. El polvo es un peligro potencial para los pulmones. El sistema respiratorio está preparado para expulsar del aparato respiratorio un exceso de polvo, y, para ello, se sirve de la tos y los estornudos. En el caso de una alergia al polvo, el triple calentador manifiesta la reacción drástica del sistema respiratorio y envía una alerta a todo el organismo, advirtiendo de que el polvo es un peligro y que debería evitarse a toda costa. Todos los sistemas entran en estado de alerta. El polvo, al entrar en contacto con la piel o el cabello, provoca entonces una reacción que se asemeja a la que, originalmente, tenía lugar cuando entraba polvo en la nariz.

La alergia al polvo se basa en una lógica errónea, ya que el triple calentador tiene una respuesta defensiva al detectar polvo incluso en los lugares donde resulta totalmente inofensivo. Esta reacción dislocada puede deberse a diferentes motivos. Uno de ellos puede ser que, durante un evento traumático, está casualmente presente una sustancia, que, como consecuencia, se convierte en un alérgeno por condicionamiento, como era el caso de la chica que comía uvas negras cuando murió su madre.

John tenía trece años y le afectaba tanto la alergia al polen que no rendía en el colegio. Tenía un aspecto horrible, con los ojos inflamados; respiraba con dificultad y era incapaz de pensar, aunque siempre había sido un excelente estudiante. Cada año temía la llegada de la primavera. Lo llevé a un campo cerca de su casa y le hice el test de energía para cada una de las gramíneas y plantas que podían ser la posible causa de esta alergia. Tras encontrar la planta que le provocaba la alergia, la llevamos a mi consultorio. Se la coloqué sobre el estómago y en cada una de las manos. Se encontraba muy mal. Hice presión en unos puntos de acupuntura que tienen un efecto calmante sobre el triple calentador.

Inmediatamente se calmaron algunos de los síntomas, pero el triple calentador seguía todavía luchando para proteger el cuerpo. A continuación, reforcé el meridiano del triple calentador y lo seguí varias veces. El triple calentador rige la glándula suprarrenal, con lo que activa la producción de adrenalina. Pero lo que es más importante aún, al establecer una relación directa con el triple calentador y prestarle tanta atención, se reduce el riesgo de que reaccione con más respuestas de emergencia. Además, cuando el triple calentador ha estado obteniendo un exceso de energía de los otros meridianos, esto va en detrimento de la necesidad de obtener más energía del resto de meridianos. En este momento, y sin retirar la planta que causaba la alergia, le realicé el test de energía para cada uno de los meridianos y equilibré los que tenían un resultado bajo. Con los meridianos equilibrados y el triple calentador sin una actividad excesiva, desaparecieron los síntomas de alergia.

Sin embargo, las alergias y las enfermedades medioambientales rara vez se pueden solucionar en una sola sesión. Existen pocas cosas que sean tan difíciles de tratar. Aunque la persona no padezca síntomas durante varios días, los patrones habituales del triple calentador suelen retornar para alterar los nuevos patrones. Es preciso repetir el procedimiento cada día durante treinta días consecutivos, según mi experiencia, antes de que el nuevo hábito se pueda estabilizar. Para construir un nuevo patrón, John tenía que manipular la planta cada día, mientras que otra persona le ejercía presión en los puntos calmantes del triple calentador y en los puntos de refuerzo, junto con el golpeteo en varios puntos de digitopuntura y en los puntos reflejos neurolinfáticos. La primavera siguiente, John ya no tenía ningún síntoma.

Antes de tratar cualquier alergia o enfermedad medioambiental, hay que averiguar primero cuál es la sustancia que el triple calentador ha identificado erróneamente como enemigo y, en ese momento, de alguna manera confundirlo para que el organismo no reaccione contra él. Al poner a John en contacto con la planta mientras fui equilibrando todos los sistemas energéticos, se estableció un nuevo patrón que erradicó la advertencia de peligro. Se estableció un condicionamiento a la planta al modo pavlovniano, y con ello se solucionó la reacción del sistema inmunitario.

El triple calentador es uno de los grandes éxitos en la supervivencia de la especie y, por tanto, no tiene necesidad de modificar su forma de operar. Sus hábitos están fijados y el intento de cambiarlos supone un esfuerzo enorme. El triple calentador tiende a responder también al facultativo o a la intervención médica como si se tratara de un invasor. Sin embargo, no hay que olvidar que siempre existe el ambiente tóxico, por tanto, el cuerpo se enfrenta a un peligro real y presente, incluso en los casos en que sea necesario que el triple calentador no esté tan alerta.

¿Cómo podemos protegernos? A nivel individual y colectivo, necesitamos desarrollar un comportamiento más inteligente, tanto con respecto a los efectos que tiene sobre el medio como con los alimentos que ingerimos. El test de energía ofrece una información instantánea sobre las alergias. Es preferible evitar los alimentos que debilitan la energía. Averígualo por medio de un test de energía. No hace falta comprar una manta de formaldehído que agote tu energía. Antes, realiza la prueba de la energía. Ya existen bastantes desafíos para el sistema inmunológico como para exponerlo a peligros innecesarios. Sin embargo, nuestros conceptos acerca de lo que es saludable y lo que no resultan insuficientes como pauta orientativa. Es curioso ver la reacción de la gente cuando me ve comiendo un perrito caliente en el restaurante de comida rápida *7-Eleven*, debido a mi fama de practicar la curación natural. A veces, los perritos calientes me proporcionan un resultado bajo, pero debido a mi hipoglucemia y a la carencia de sodio, en algunos momentos, son ideales para mi organismo.

Debo, sin embargo, manifestar mi profunda incomodidad al comentar este dato. Me gustaría ser vegetariana. Ninguna explicación ni justificación puede hacerme olvidar el sufrimiento que implica el hecho de que la vida se sustente en una cadena alimentaria compuesta por otros seres vivos. Pero, al mismo tiempo, soy consciente de que si no consumo una cantidad adecuada de proteína animal, el funcionamiento de mi organismo y de mi mente en particular no sería el adecuado y sería mucho más vulnerable a contraer enfermedades. Todo lo que puedo hacer es dar las gracias a las criaturas cuya carne me ayuda a mantener la salud y bienestar, y, al mismo tiempo, para contrarrestar esta elección, ser ecológica.

Las técnicas energéticas para un sistema inmunológico con mayor capacidad de discriminación. El sistema inmunológico, de ser una máquina para luchar, bruta y sin criterio, puede convertirse en un amigo protector, inteligente y capaz de discernir. Para conseguir que un sistema inmunológico funcione bien, primero hay que asegurarse de que las energías pasen adecuadamente del hemisferio izquierdo del cerebro al lado derecho del cuerpo y del hemisferio derecho al izquierdo.

El cruce homolateral. Cuando las energías se están desplazando en línea recta hacia arriba y hacia abajo en ambos lados del cuerpo, formando líneas paralelas, se habla de un *patrón homolateral*. El cuerpo está actuando con una eficiencia inferior al 50 %. Resulta imposible recuperarse si las energías del cuerpo están siguiendo ese patrón. Es tan sencillo como eso. En ese estado, cuesta pensar con claridad. Existe cierta tendencia a la depresión, a la vez que todos los procesos físicos reducen su rapidez. Los sentidos son menos agudos (la vista, el oído, el olfato, el tacto o el gusto son inferiores a la media). Nos sentimos menos vitales. El triple calentador puede estar hiperactivo y, sin embargo, el sistema inmunológico no consigue protegernos.

Hagamos lo que hagamos para recuperarnos, si las energías siguen un patrón homolateral, los beneficios no serán duraderos. De hecho, las mejores técnicas que conozco, incluso las que siempre recomiendo con total convicción, pueden fallar si la persona presenta un patrón homolateral. Incluso el hecho de andar la puede debilitar. Andar tiene un efecto natural de cruce y, si las energías son homolaterales, esta actividad va en contra de la corriente de las energías. Varias veces, el cardiólogo me ha enviado a pacientes para que les hiciera una revisión, porque los largos paseos que el médico les recomendaba no les beneficiaban. En estos casos, la persona siempre era homolateral. Cuando las energías fluyen según este patrón, los mismos ejercicios que deberían ser beneficiosos terminan por resultar agotadores. Afortunadamente, no es difícil restablecer el patrón normal.

Una manera de determinar si las energías están realizando el cruce adecuadamente consiste en practicar un paso cruzado (*véase* pág. 107). Si el paso cruzado te resulta difícil, si te cuesta coordinar los brazos y las piernas opuestos, o tan sólo empezar el paso cruzado te sientes confundido y agotado, probablemente tengas un patrón homolateral. Si las energías fluyen según un patrón homolateral, pero te mueves en un patrón natural, vas en contra de tu propia naturaleza. Existe también un test de energía para determinar si las energías son homolaterales:

1. Dibuja una gran X sobre un papel y dos líneas paralelas sobre otro.
2. Mira la X. Pide a alguien que te haga el test de energía.
3. Observa las líneas paralelas. Repite el test de energía.

Si las energías se cruzan correctamente, estarás en armonía con el estado interno al mirar la X y el resultado del test será positivo. En cambio, al mirar las líneas paralelas, las energías se desequilibrarán de inmediato siempre y cuando sigan un patrón sano, y el resultado del test será bajo. En este caso, el resultado bajo del músculo indicador significa que las energías fluyen correctamente. Si, por otro lado, las energías son homolaterales, sucederá lo contrario; la X te debilitará y las líneas paralelas te fortalecerán. Estás en equilibrio con el patrón homolateral, algo que no es deseable.

Si sufres de fatiga crónica, estás enfermo o no te sientes bien por motivos que desconoces, probablemente las energías serán homolaterales. Para asegurarte seguro, puedes hacer el test de energía. La estrategia para recuperar el cruce de las energías empieza por la alineación del cuerpo con las vías paralelas, es decir, siguiendo el patrón actual de las energías. El ejercicio del cruce homolateral empieza con un movimiento que está acorde con las energías invertidas, y, a continuación, las energías empezarán a cruzarse poco a poco (duración: aprox. 4 minutos):

1. Empieza con los tres golpes (*véase* pág. 100), mientras respiras profundamente. Con este ejercicio, se estimulan energías que se hayan quedado estancadas a causa de un estado homolateral.
2. Haz el ejercicio de conectar cielo y tierra (*véase* pág. 300) o la postura Wayne Cook (*véase* pág. 111).
3. Camina sobre el mismo lugar, levantando el brazo derecho junto con la pierna derecha y, después, el brazo izquierdo junto con la pierna izquierda. Durante todo el ejercicio, respira profundamente.

Estos pasos se pueden adaptar si deseas estar sentado o en una postura horizontal. Si te encuentras demasiado débil o dolorido para mover los miembros, otra persona puedo levantártelos. Intenta encontrar la manera de hacerlo, aun cuando no tengas a nadie que te ayude. Si haces este ejercicio en horizontal, puedes colocarte unos cojines debajo de las piernas para apoyarlas; si estás sentado, puedes apoyarlas sobre un taburete para no tener que levantarlas tanto. Este ejercicio no sigue la regla de «si no duele, no ayuda». En este caso, exigirse sólo hace que las energías recaigan en un patrón homolateral, por tanto, procura que sea lo más leve posible y descansa cuando sea necesario.

Tras levantar los brazos y las piernas unas doce veces, según un patrón homolateral, detente y cambia al patrón del paso cruzado, levantando el brazo y la pierna opuestos, y repítelo unas doce veces. Si te resulta difícil coordinar el paso cruzado, puedes tocar la rodilla izquierda con la mano derecha y la rodilla derecha con la mano izquierda mientras vas pisando.

Repite todo el ejercicio dos veces más (12 movimientos homolaterales y, después, 12 veces el paso cruzado). Refuérzalo con otro paso cruzado.

Termina con los tres golpes. Ahora que las energías se mueven de acuerdo con el sentido natural, los beneficios de golpetear los K-27, los puntos del bazo y el timo se multiplicarán y tu vitalidad aumentará.

Practica esta rutina dos veces al día hasta que el nuevo patrón se haya establecido. Posiblemente, precisarás de diez a treinta días hasta que el patrón de cruce se estabilice, pero también advertirás unos beneficios inmediatos. Los beneficios a largo plazo pueden hacer que cambies la enfermedad por la salud y de la depresión por el optimismo.

Sedar el triple calentador. Este ejercicio resulta especialmente útil cuando te sientes agobiado, agotado o un poco alterado. Una versión rápida consiste en realizar una limpieza (duración: menos de 20 segundos):

1. Para limpiar el triple calentador, síguelo hacia atrás (*véase* figura 18, pág. 147). Mientras respiras profundamente, coloca los dedos de una mano sobre la sien opuesta, arrástralos alrededor de las orejas y hacia abajo a los hombros, para expulsar la energía por el dedo anular.
2. Repítelo varias veces en cada lado.

Otro método es el suavizante del triple calentador, que sigue una parte del meridiano hacia atrás y tiene un efecto calmante sobre el triple calentador (duración: de 1 a 2 minutos):

1. Coloca los dedos en las sienes y déjalos allí durante una respiración larga, mientras inspiras por la boca y espiras por la nariz.
2. Con la próxima inspiración, arrastra los dedos lentamente hacia arriba y alrededor de las orejas, alisando la piel y manteniendo cierta presión.
3. Al espirar, arrastra los dedos hacia abajo y hacia la parte posterior de las orejas y, haciendo presión, bájalos por las partes laterales del cuello, hasta llegar a los hombros.
4. Hunde los dedos en los hombros y, cuando estés listo, arrástralos con firmeza por encima de los hombros y hasta el pecho, pasando por el chakra del corazón, con una mano encima de la otra. Este ejercicio te hará recuperar la consciencia de ti mismo.
5. Permanece en esta posición durante varias respiraciones.

Una tercera técnica, sirve para relajarse totalmente, siempre y cuando otra persona ejerza presión en los puntos calmantes del triple calentador. La ansiedad, el enfado y el miedo desaparecen al entregarse a la manipulación del otro. No te preocupes demasiado por la precisión a la hora de tocar los puntos. Si usas las yemas de los dedos acertarás. Para sedar el triple calentador de otra persona (duración: aprox. 6 minutos):

1. Coloca los dedos en los «primeros» puntos al otro lado del cuerpo (*véase* figura 26, págs. 161-164). Un punto se encuentra justo por encima del codo, en una línea con el dedo anular. El otro está situado a la anchura de mano debajo de la rodilla, justo al lado de la tibia. Haz presión en este punto durante un máximo de 2 minutos.
2. Invierte la posición, haciendo presión en los «primeros» puntos del otro lado, también durante un máximo de 2 minutos.
3. Para los «segundos» puntos calmantes, coloca el dedo corazón en la articulación de la parte exterior del dedo meñique del pie. Al mismo tiempo, coloca los dedos de la otra mano a unos centímetros debajo de la articulación del dedo anular y el meñique de la persona. Haz presión durante 1 minuto.
4. Ahora cambia, y haz presión en los «segundos» puntos calmantes del otro lado, también durante aprox. 1 minuto.

Reprogramar el triple calentador para que deje de atacar a todo aquello que no entraña un peligro. Si eres alérgico a un alimento, una planta u otra sustancia que a la mayoría de la gente le resulta inocua, es posible retener el sistema inmunológico. Para este procedimiento, necesitarás algo de la sustancia alérgeno. Utiliza el sentido común (si no toleras el contacto de una sustancia con el cuerpo, tendrás que recurrir a un profesional para que te ayude a reprogramar la respuesta del organismo). Este método tiene tres versiones que se pueden combinar para conseguir un efecto acumulativo. El primero no requiere trabajar con una pareja. Empieza con el paso cruzado (*véase* pág. 107) o el cruce homolateral descrito en el apartado anterior, si las energías están en un estado homolateral, y la postura Wayne Cook (*véase* pág. 111); a continuación, sigue los siguientes pasos:

Variante 1 (duración: menos de 1 minuto):

1. Coloca la supuesta sustancia alérgena en el cuerpo.
2. Mientras respiras profundamente, practica los tres golpes (*véase* pág. 100) vigorosamente.
3. Golpetea los puntos del estómago, que se hallan en el hueso debajo de los ojos (*véase* figura 74).
4. Golpetea los puntos del triple calentador en el dorso de cada mano, entre los huesos que separan los dedos anular y meñique (*véase* figura 38c). Golpea cada punto con vigor durante entre 20 y 30 segundos.

Variante 2 (duración: aprox. 5 minutos):

1. Mientras que la otra persona hace presión en los puntos calmantes del triple calentador (*véanse* págs. 285-286), coloca la supuesta sustancia alérgena sobre el cuerpo.
2. Túmbate boca abajo y coloca el alérgeno debajo del estómago o sobre la espalda y deja que otra persona te realice una limpieza de la columna (*véase* pág. 119).
3. Termina, haciendo o repitiendo la variante 1.

Variante 3:

1. Coloca la sustancia alérgena en uno de los 14 puntos de alarma (*véase* figura 25, pág. 155) y pide a alguien que te haga el test de energía para

averiguar qué meridiano está afectado. Continúa con los 14 puntos de alarma.

2. Para cada meridiano que dé un resultado bajo, golpetea los respectivos puntos de refuerzo durante entre 15 y 20 segundos (*véase* figura 38).
3. Golpetea el estómago y los puntos del triple calentador mostrados en las figuras 37 y 38c.
4. Termina con los tres golpes (*véase* pág. 100).

Posiblemente, notarás unos resultados inmediatos o una mejoría en dos o tres días. Te sugiero que practiques estas técnicas cada día y que te vuelvas a hacer el test al cabo de unos diez días. Con estas técnicas, tardé 17 días en superar una alergia al trigo y a los cereales. Si tienes una salud delicada, quizás el cuerpo no sea capaz de superar una alergia. Posiblemente, el triple calentador esté demasiado amenazado, tal vez porque sus prioridades se encuentren en otro lado, o porque sabe algo que tú no conoces acerca de la sustancia con respecto a la composición química y energética del cuerpo. Si adviertes que no desaparece la sensibilidad a esa sustancia, confía en la sabiduría del cuerpo, que te está diciendo que esa sustancia, al menos temporalmente, no te resulta beneficiosa.

Reprogramar del triple calentador para que deje de atacar al organismo. El triple calentador rige la histeria. Con histeria o cólera, incluso podemos gritar a una persona querida o perder el control de cualquier otra manera. Imagínate el triple calentador como el jefe de la policía interna que está haciendo horas extras, 24 horas cada día, sin días de descanso, intentando protegerlo. Está haciendo todo para protegerte, sin embargo, en el caso de una enfermedad autoinmune, recibe continuos informes de que el peligro se está haciendo endémico. Pero el municipio (tú y los demás sistemas del organismo) está ignorando el problema. Sigues con el mismo estilo de vida de siempre, con el mismo trabajo, la misma pareja, los mismos hijos, los mismos factores de estrés, los mismos hábitos alimentarios y el mismo entorno contaminado. Así pues, el jefe de policía tiene que doblar sus esfuerzos. Pero el estado de alarma continúa y el comandante dice: «Lo siento, simplemente siga haciendo su trabajo». Finalmente, el jefe de policía pierde la paciencia. Ha dedicado su vida entera a cuidarte. En su combate de un proceso de deterioro se ha sentido completamente solo. Ha llegado al límite de sus fuerzas. Y se enfrenta al municipio. Y esto, finalmente, llama tu atención.

Para empezar a reprogramar el sistema inmunológico, lo primero que hay que cambiar es la propia actitud. Por ejemplo, la autocondenación activa a otras vías bioquímicas del cuerpo, además de la autocompasión. La compasión hacia uno mismo puede suponer un paso importante para reparar el trastorno autoinmune. En vez de culpabilizar al cuerpo por una alergia o enfermedad autoinmune, se puede ayudar al meridiano del triple calentador a aligerar su sujeción y entablar una colaboración consciente con él. No basta con decirle que deponga las armas. Esto sólo le enfurece más. Pero si lo enfrentamos a técnicas energéticas que están en sincronía con las necesidades del cuerpo, el triple calentador siente que no es el único que está luchando de nuestro lado y su pánico disminuye un poco. De hecho, la medicina energética ofrece un sistema de vigilancia mejor que el equipo del triple calentador de dos millones de años de antigüedad y podemos ayudarle a actualizar las estrategias y fomentar su sentido de seguridad. El mantenimiento del equilibrio y el patrón cruzado de las energías sirve como aviso para que el sistema inmunológico sepa que está operando una inteligencia superior, que le ayuda en su misión crucial.

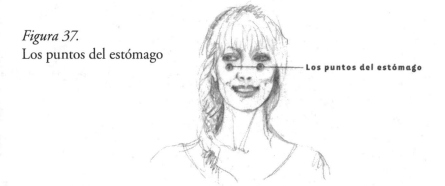

Figura 37.
Los puntos del estómago

Los puntos del estómago

Figura 38.
Los puntos de golpeteo de la acupuntura

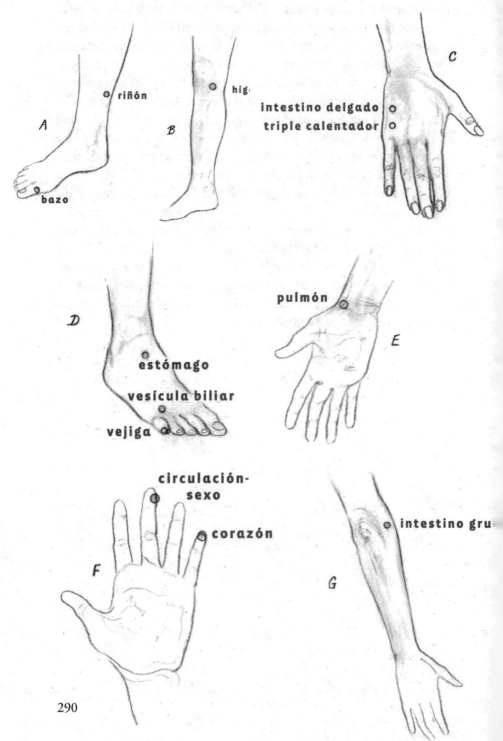

La sobrecarga emocional. Una mujer joven que portaba la carga de un secreto me vino a ver. Su secreto consistía en el miedo que tenía a perjudicar a sus hijos.

Su aura mostraba un elevado estrés en forma de una energía de color negro-púrpura. Esta energía envolvía su cuerpo y asfixiaba todas las demás energías. Se sentía aterrada y abrumada y era incapaz de ocuparse de las cosas más sencillas. Gritaba a sus hijos constantemente y, por la noche, se dormía llorando. El marido se sentía abrumado tan sólo con intentar ganar el dinero suficiente para mantener a su familia (ella y los tres hijos pequeños), de modo que tampoco podía pedirle ayuda. Así pues, reprimió su autoexpresión y, en mi opinión, incluso podía representar un peligro para sus hijos.

Hice presión en sus puntos neurovasculares durante un buen rato, tal vez 30 o 40 minutos, hasta que, finalmente, el pánico disminuyó y el estrés empezó a salir de su cuerpo. Le enseñé unos ejercicios para que los hiciera en casa con el fin de liberar el campo de fuerza y reforzar las reservas. Junto con la rutina diaria de energía de cinco minutos, empezaba las mañanas con conectar cielo y tierra (*véase* pág. 300). Cuando se sentía muy estresada, liberaba mediante espiraciones la rabia y ansiedad y, luego, sentada, alisaba la parte posterior de las orejas. Cada vez que tomaba un baño, ejercía presión en los puntos neurovasculares. Al final de cada día, su marido le era de gran ayuda al hacerle la limpieza de la columna y presionar en los puntos calmantes del triple calentador. Llevo años viéndola de forma esporádica. A partir del momento en que aprendió a utilizar las energías del triple calentador, dejó de sentirse miserable y temerosa, y yo me quedé tranquila porque sus hijos ya no corrían peligro.

Lucha, huida, inmovilización o calmar el triple calentador. Aunque no se puede, bajo ningún concepto, aprobar la violencia dirigida a un niño o a una pareja, la tendencia a los ataques violentos implica algo más que una simple falta de disciplina o de fuerza moral, y las medidas preventivas que no prestan atención a la totalidad de la dinámica sólo perpetúan el problema.

Cuando el triple calentador permanece en estado de alerta y el organismo es incapaz de liberarse de las hormonas del estrés a través de la respuesta de lucha o huida, el impulso suele centrarse en la vía más rápida posible, la de estallar inoportunamente. Esta respuesta psicológica tiene una base fisiológica tan fuerte que justifica cierta compasión hacia uno mismo y los demás.

Un juez que asistió a una de mis clases me envió a un hombre de veinticinco años que había pegado una sola vez a su esposa y a sus hijos, además de agredir a un vecino que intentó intervenir. Hasta ese momento, nadie le había visto tan siquiera enfadarse. Siempre había sido una persona agradable y dispuesta a ayudar. El juez me dijo: «Antes de sentenciarle, quería consultarle para ver si esto tiene algo que ver con el triple calentador». Y así era. El hombre respondió bien a la rutina que explicaré a continuación, y su sentencia consistió en dos sesiones más y una clase conmigo. No volvió a reincidir y, de vez en cuando, me pide todavía una sesión cuando cree que el estrés se le está yendo de las manos.

Cuando un cliente concierta una visita, y está desesperado, aterrado, abrumado, alterado o se muestra suicida, lo que hago generalmente es sedar el triple calentador y liberar los puntos reflejos neurolinfáticos al comienzo de la sesión. Esto facilita la descarga que necesita la persona, y le evita tener que gritar, explotar, salir corriendo o agredir a alguien. Una vez que el triple calentador está sedado, todos los demás meridianos quedan reforzados y el cuerpo responde como si la crisis hubiera cesado. Aunque la sedación del triple calentador frena su excesiva vigilancia, no reduce su actividad protectora.

Aliviar la sobrecarga emocional. Cuando sientas una sobrecarga emocional (duración: aprox. 2 minutos):

1. Empieza con uno o los dos ejercicios siguientes: la postura Wayne Cook (*véase* pág. 111) o conectar cielo y tierra (*véase* pág. 300).
2. Coloca los dedos de ambas manos de manera que se encuentren en el cuello, tocando la parte superior de los hombros. Hunde los dedos en él y luego sepáralos. Repite este ejercicio y ve subiendo por el cuello hasta la parte superior de la cabeza, para acabar con el estiramiento de la coronilla (*véase* pág. 115).
3. Coloca los pulgares debajo de las mejillas y los dedos corazón encima del caballete nasal. Empujando firmemente hacia arriba con los pulgares, separa los dedos corazón, estirando la piel hasta que alcancen el centro de la frente.

Cuando el triple calentador necesita un estímulo. A menudo, cuando parece que estamos enfermando, el mejor modo de actuar es aquel que fortalece el sistema inmunológico en vez de atacar a la enfermedad en sí. Cuando experimentamos estupor y fiebre, el triple calentador permanece activo. Activa el timo, el bazo y el sistema linfático para generar una respuesta inmune aguda, al mismo tiempo que impide que el gasto innecesario de energía física y emocional en cualquier cosa que no esté relacionada con la supervivencia y la curación. Sin embargo, en el caso de las enfermedades autoinmunes y ambientales, está activo cuando debería relajarse. En otras ocasiones, el triple calentador se retira de combates que precisan su participación. Posiblemente porque se ha colapsado debido al agotamiento. Tal vez haya estado luchando sin ninguna esperanza de triunfar y simplemente acaba rindiéndose. Quizás se está adaptando a la propia actitud de la persona, que se niega a poner límites frente a las personas o las excesivas obligaciones.

Las enfermedades de inmunodeficiencia. El sistema inmune puede, en efecto, alterarse al adaptarse al comportamiento de la persona. Algunas enfermedades inmunes presentan analogías exactas de la manera en que la persona se relaciona con el mundo. Las personas extremadamente desconfiadas, por ejemplo, suelen tener un sistema inmunológico excesivamente alerta. En el otro extremo se encuentra la gente que no sabe decir no y que suele tener un vigilante interno ineficaz. El sistema inmunológico, al adaptarse a su comportamiento, posiblemente no logre proteger a la persona. Al contrario de un sistema inmunológico hipervigilante, se trata de una enfermedad de inmunodeficiencia. Para fortalecer el triple calentador:

1. Libera las energías, haciendo la rutina diaria de energía (*véase* pág. 98).
2. Estira el cuerpo de la manera que te resulte más cómoda.
3. Haz presión en los puntos neurovasculares del triple calentador (*véase* figura 42, pág. 327) y en los puntos de refuerzo del triple calentador (*véase* figura 26, págs. 161-164).
4. Familiarízate con los puntos reflejos neurolinfáticos de la figura 9 (*véanse* págs. 123-124) y masajéalos.
5. Equilibra los chakras (*véase* capítulo 5).
6. Moviliza los circuitos radiantes tal como se describe en el siguiente apartado.

Si estas técnicas se practican cada día, se puede reforzar el sistema inmunológico y reconducir los hábitos para que resulte más eficaz.

Ocasiones en que hace falta fortalecer el triple calentador. Aunque la sedación de un triple calentador hiperactivo sirve para combatir la mayoría de las enfermedades, en ocasiones, la acción contraria, es decir, fortalecerlo, puede salvar la vida a alguien. Si la persona ha sufrido una crisis anafiláctica (una reacción inmunológica con riesgo de muerte), es preciso llamar a una ambulancia, pero hasta que llegue, es recomendable fortalecer el triple calentador. Esto puede, en algunos casos, detener la reacción. De hecho, en cualquier situación en que la intervención médica implique una inyección de adrenalina, como en el caso de un ataque de asma o una picadura de abeja, el fortalecimiento del triple calentador puede proporcionar adrenalina extra. Otro caso en que resulta necesario fortalecer el triple calentador es cuando un paciente se desmaya.

LOS CIRCUITOS RADIANTES

«La felicidad es nuestro estado natural», afirma el neuroquímico Candace Pert, en *Molecules of Emotion*. «La felicidad —nos dice, cuando habla de las endorfinas y otros neurotransmisores que provocan euforia— es innata.» Los circuitos radiantes son el homólogo de las moléculas. Cuando están activos, nos sentimos felices. Es mucho más que una forma superficial de alegría o felicidad. Es un sentimiento gratificante que surge desde el interior, independientemente de lo que esté ocurriendo alrededor. Este tipo de alegría surge de la acción de los circuitos radiantes cuando funcionan correctamente.

Mientras que el triple calentador moviliza el «ejército interno», los circuitos radiantes hacen lo propio con la «madre interna». Apoyan, inspiran, fortalecen y convencen a todos los órganos y sistemas energéticos para que funcionen como una familia estrechamente unida. A diferencia del triple calentador que nos protege utilizando el conflicto como recurso, los circuitos radiantes nos protegen partiendo del principio de armonía. Su idea de una buena defensa consiste en crear una comunidad radiante y bien avenida, incluidos los órganos, las glándulas, los vasos y las energías. En vez de depender de una intervención militar, la estrategia defensiva a la que recurren los circuitos radiantes se asemeja a la de la policía local, donde la tarea de los agentes consiste en ayudar a la comunidad local a ser fuerte y a formar una resistencia natural frente a la delincuencia.

Los circuitos radiantes cumplen el papel de las relaciones públicas y se encargan de que todos los sistemas trabajen para el bien común, repartiendo las energías donde sea necesario y preparando el terreno para una reacción coordinada frente a cualquier imprevisto que detecte el cuerpo. Cuando el cuerpo está en paz y contento, los circuitos radiantes fluyen con calma y todo funciona correctamente. Pero tan sólo con que se produzca una alteración interna, una necesidad de recuperar el equilibrio, los circuitos radiantes pasan a la acción, moviéndose en todas las direcciones, superando cualquier abismo para coordinar las energías entre los ritmos, los meridianos, los chakras, el aura, el nudo celta y la cuadrícula básica.

Los circuitos radiantes son «circuitos psíquicos». Si miramos a través de la lente de la evolución, advertiremos que los circuitos radiantes quizás hayan existido durante más tiempo que los meridianos. Esta afirmación está basada en mis propias observaciones de organismos más simples, como los insectos y algunos anfibios, y en los que no encontré meridianos, pero sí circuitos radiantes. Los circuitos radiantes son aparentemente anteriores, incluso, a las estrategias de defensa más agresivas del triple calentador. La estrategia holística que emplean los circuitos radiantes para proteger al organismo consiste en el mantenimiento de la integridad del cuerpo. El sistema de defensa agresivo del triple calentador es un desarrollo más especializado.

Las energías que penetran en los organismos que no tienen meridianos son más difusas. A medida que la evolución ha ido avanzando, los sistemas psicológicos han ido diferenciándose cada vez más y fue necesario que los sistemas energéticos se hicieran más especializados y concentrados. Los circuitos radiantes pueden desplazarse a cualquier parte, a diferencia de los meridianos, que trazan un camino hacia los respectivos órganos. Aunque los circuitos radiantes son más antiguos, los meridianos tienen una forma más definida, hecho que indica que se formaron en una fecha más temprana. Los sabios chinos debieron de asombrarse al descubrir más tarde una energía que conectaba los sistemas energéticos del cuerpo, pero que no seguía las vías de los meridianos, puesto que les dieron primero el nombre de *flujos extraños*. Se les ha denominado también los *alambres maravillosos* por su habilidad para encender los sentidos, y *circuitos psíquicos*, dado que son muy sensibles a los sentimientos y pensamientos de la persona. Si pensamos en algún lugar del cuerpo en particular, la energía de los circuitos radiantes inmediatamente se dirige hacia allí. Los circuitos radiantes son el puente energético entre el pensamiento y la actividad de los neurotransmisores. Los meridianos central y gobernador probablemente sean el eslabón evolutivo que conecta los circuitos radiantes y los meridianos. Dan saltos en el camino, al igual que los circuitos radiantes, pero son más eficientes, ya que cuentan con vías, al igual que los meridianos. Mientras que la acción primaria de los circuitos radiantes es la comunicación y la coordinación, los meridianos agregaron la función de transportar energías específicas a las zonas de destino, apoyando el desarrollo de órganos más especializados. Pero este avance tenía su precio. Los circuitos radiantes pueden encaminarse instantáneamente adonde quieran ir, mientras que los meridianos están ligados a unas vías específicas.

Al reunir eficacia y movilidad, el triple calentador y los meridianos del bazo también guardan una estrecha semejanza con su herencia por parte de los circuitos radiantes. Los meridianos central y gobernador supuestamente se desarrollaron en tándem con el sistema nervioso central, mientras que los meridianos del triple calentador y el bazo evolucionaron al unísono con un sistema inmunológico cada vez más sofisticado. Representan las estrategias autoprotectoras, a la vez complementarias y opuestas, de agresión y cooperación. Son opuestos, no sólo en cuanto a sus estrategias, sino también en su naturaleza. Cada uno de los 14 meridianos forma una pareja con una fuerza opuesta; cada meridiano yin está complementado por otro yang (*véase* figura 28, pág. 167), y el meridiano del triple calentador (yang) es el polo opuesto del meridiano del bazo (yin).

El circuito radiante pacífico con más ambición. A diferencia del meridiano del bazo, el triple calentador abandonó la conducta pacífica del emparentado circuito radiante. Es como si un buen día, hace muchísimo tiempo, a uno de los circuitos radiantes se le ocurrió que podía proteger el cuerpo atacando a los invasores externos. Esta estrategia tuvo éxito en los ámbitos en los que las estrategias pacíficas habían fracasado, e hizo que, por último, este circuito radiante ascendiera al rango del meridiano del triple calentador. Simultáneamente, como si se tratara de mantener el equilibrio, el circuito radiante pacífico con más ambición ascendió al rango del meridiano del bazo.

El meridiano del bazo rige el bazo y el páncreas, y también está relacionado con el timo, la linfa, los nudos de la linfa, las amígdalas y la médula ósea. Supervisa el suministro de sangre, el metabolismo y la homeostasis, la producción de anticuerpos y la distribución de nutrientes en el organismo. Existen diez circuitos radiantes: el flujo del cinturón, el flujo que penetra, los flujos del puente derecho e izquierdo, los flujos reguladores derecho e izquierdo y los cuatro meridianos que representan circuitos radiantes. Con su doble identidad como circuito radiante y meridiano, y sus responsabilidades con respecto al suministro de sangre, el metabolismo, la homeostasis, los anticuerpos y la nutrición, el bazo es el líder del cuerpo. Su táctica de protección consiste en mantener una defensa eficaz, fomentando un organismo vital. Y las mismas técnicas que fortalecen al bazo también apoyan a cada uno de los circuitos radiantes.

Si el bazo es la encarnación de la defensa pacífica, tal vez el lector se pregunte cómo puede intervenir en la fabricación de los glóbulos blancos. Pero, al igual que las mujeres que trabajan en una fábrica de armas o las enfermeras de la Cruz Roja en las zonas de guerra, la energía del bazo es un buen ciudadano dispuesto a colaborar en la empresa de la guerra. Sin embargo, su conducta es tan diferente del triple calentador que, a veces, parece que la evolución se permitió una pesada broma al considerar al bazo y al triple calentador como los dos representantes del sistema inmunológico. Efectivamente, si ambos consiguen unir sus energías, tanto la armoniosa como la bélica, por medio de un trabajo coordinado en equipo, representan una combinación poderosa que fomenta la paz, la salud y la felicidad en nuestras vidas. No obstante, los errores que a menudo ocurren son desastrosos.

Cómo recuperar el control cuando estás muy nervioso

Cuando sientas que estás perdiendo el control (duración: 5 minutos):

1. Haz el ejercicio de conectar cielo y tierra (*véase* pág. 300).
2. Haz presión en la frente, con las yemas de los dedos y con los pulgares en las sienes durante al menos un minuto (*véase* pág. 129).
3. Realiza el suavizante del triple calentador (*véanse* págs. 252-253).
4. Haz el ejercicio de expulsar el veneno (*véase* pág. 267) y la cremallera (*véase* pág. 121), respira profundamente y libera las tensiones.

Cuando percibe un peligro, el triple calentador se impone y consigue energía del meridiano del bazo. Esto tiene, inmediatamente, un efecto debilitador en el cuerpo, al afectar a los mecanismos que mantienen el metabolismo, la homeostasis, la nutrición y el suministro de sangre. A continuación, el triple calentador intenta forzar el bazo a utilizar la energía restante para la lucha. Pero el bazo, la «madre interior» sólo es partidario del amor y no de la guerra, y no está dispuesto a luchar. Sólo obedece al amor. Con respecto a esta táctica, no hemos evolucionado de manera inteligente. Cuando el meridiano del bazo se ve obligado a hacer lo que no sabe hacer bien, a costa de realizar las funciones que domina magníficamente, el cuerpo acaba siendo más vulnerable a posibles invasores. El triple calentador intuye esta vulnerabilidad, declara el estado de emergencia y procede a extraer aún más energía del bazo. La respuesta inmune, por tanto, puede tener el efecto de obstaculizar gravemente la resistencia del cuerpo.

Mientras que el triple calentador y el bazo normalmente logran realizar un trabajo adecuado en equipo, aunque a veces forzado, en los casos de una disfunción inmune, su colaboración patética puede acabar siendo nefasta. Pero como si se tratara de un entrenador, que conoce los puntos fuertes y débiles de cada jugador y que restablece una colaboración fluida, la intervención resulta mucho más fácil de lo que parece. Las técnicas que se han descrito en este capítulo ayudan a que el triple calentador se relaje y a que aumente su capacidad para saber en qué momento debe retirarse si sus compañeros saben hacer el trabajo mejor que él. No hace falta reprogramar el bazo, simplemente basta con hablarle con empatía y comprensión. Si logramos fomentar la energía del bazo, ella, a su vez, nos apoyará a nosotros.

El meridiano del bazo y los otros circuitos radiantes responden a los pensamientos de forma instantánea y escrupulosa. Son más susceptibles a las ideas, las imágenes y las creencias de la persona que cualquier otro sistema energético. Sin embargo, dependiendo del tipo de pensamientos, esto puede ser bueno o malo. La relación entre los pensamientos y los circuitos radiantes me recuerda a lo que Collin Wilson llamó «la teoría de la conciencia según Laurel y Hardy».[112]

Basándose en las diferencias entre los hemisferios derecho e izquierdo, compara nuestros dos «yos» interiores con el carácter dogmático y obstinado de Oliver Hardy (el gordo) y su complemento emocional y altamente sugestionable, Stan Laurel (el flaco):

Cuando abres los ojos un lunes por la mañana en que está lloviendo, es Ollie quien evalúa la situación, refunfuñando: «Maldito sea, es lunes y está lloviendo…». Stan lo ignora y (al ser sugestionable) se alarma. «Lunes y está lloviendo». Y para el flujo de energía. Si te cortas mientras te estás afeitando o derramas el café sobre la camisa o tropiezas y te caes sobre la esterilla en el pasillo, cualquier pequeño accidente le da motivo a Ollie para gruñir: «Es un día de estos…», mientras que Stan se vuelve casi histérico de pesimismo.

Por otro lado, imagínate a un niño que se despierta la mañana de Navidad. Ollie dice: «Estupendo, es Navidad», y Stan casi se pone a dar volteretas de alegría. Y, por supuesto, muestra gran energía, lo que le produce una sensación de bienestar. Cada cosa no hace más que reafirmar la alegría: los regalos de Navidad, las luces en el abeto, el olor a dulces... Como resultado, el niño experimenta, antes de que pase el día, una sensación casi mística de pura felicidad, la sensación de que la vida en sí es maravillosa.

La simbiosis entre los pensamientos conscientes y los circuitos radiantes puede resultar tan decisiva para la salud como para el estado de ánimo, según muestra este diálogo entre Laurel y Hardy. La eficacia del sistema inmunológico a veces depende de la habilidad de cada uno para hacer que Ollie venza a Stan. La respuesta del meridiano del bazo y los otros circuitos radiantes depende de la evaluación de la situación de cada uno. Es lunes, está lloviendo y será un día horroroso o bien ¡Es lunes, es Navidad y hoy será un día maravilloso! La química sigue a los pensamientos,[113] y los circuitos radiantes hacen de conexión energética.

La autohipnosis, la visualización guiada, las afirmaciones o los cambios de actitud pueden impactar en los circuitos radiantes y fortalecer el sistema inmunológico. Una reconexión con la naturaleza, una puesta de sol que nos deja estupefactos, sentarse al lado de un riachuelo o ver una tormenta, todo esto puede despertar a los circuitos radiantes. Las buenas noticias o la risa tienen el mismo efecto. El libro *Anatomía de una enfermedad o la voluntad de vivir*, de Norman Cousins, concedió a la risa el papel de una medicina y está ampliamente aceptado incluso dentro del ámbito médico.[114] El libro trata de la decisión de Cousins de encontrar una alternativa a la comida vacía, la fuerte medicación a base de antiinflamatorios y la irrupción constantes en el hospital para poder superar una enfermedad del tejido conectivo que estaba amenazando su vida. El régimen que diseñó y que resultó fructífero incluía una importante dosis de vitamina C, una dieta estable de *Candid Camera* (una serie de televisión americana de cámara oculta) y unos vídeos de los hermanos Marx. El cálculo que hizo Cousins fue: «Diez minutos de buenas carcajadas tienen un efecto anestésico y me garantizan, al menos, dos horas de sueño sin dolor». La risa da una señal al triple calentador de que todo va bien y que no hay peligro. La risa es un elixir que cura.

Cuando la risa, el placer o la alegría levantan el espíritu, los circuitos radiantes se ponen en marcha. Si estás desesperado, sin esperanza, pasando por un bajón después de que tu pareja, una vez más, te haya hecho responsable de su mal humor diciendo que tus defectos están arruinando la relación, y entonces te llama y dice: «Gracias al grupo de hombres, acabo de darme cuenta de que ha sido todo mi culpa; he estado subestimándote durante todo el tiempo que ha durado la relación; te quiero con locura; busquemos un consejero matrimonial, aquel terapeuta que te gusta tanto, para que pueda aprender a comprenderte mejor», de repente, tu estado de ánimo mejorará, el mundo entero adoptará otro aspecto y una energía asombrosa impregnará todo tu cuerpo. Así es como funcionan los circuitos radiantes.

Mantener el flujo de los circuitos radiantes. A veces, cuando trabajo con alguien, el hecho de que continúe el tratamiento está relacionado con los circuitos radiantes. Sé que si no tengo tiempo para hacer todo lo que quiero hacer con el paciente, si dejo fluir los circuitos radiantes, el médico interior puede llegar a obrar milagros. Dos ejercicios importantes para poner en marcha los circuitos radiantes son: el cielo penetra en tu corazón (*véase* pág. 50) y conectar cielo y tierra.

Conectar cielo y tierra. Además de activar el bazo y los circuitos radiantes, este ejercicio implica un estiramiento eficaz que libera las energías sobrantes y aporta nuevo oxígeno a las células. Abre los meridianos, expulsa energías tóxicas y estimula la circulación de energía en las articulaciones. La mayoría de la gente tiende a un exceso de energía. Es preciso liberar este excedente, ya que, de lo contrario, se convierte en un sedimento energético. Conectar cielo y tierra es un excelente ejercicio siempre que uno se sienta débil o amenazado por un catarro o la gripe. Si eres un sanador energético, este ejercicio ayuda a eliminar las energías que un cliente posiblemente pueda haberte transmitido. Creía que había inventado este ejercicio, pero más tarde advertí en otras culturas, como, por ejemplo, en Egipto, China y la India. El hecho de que se haya transmitido de una generación a otra, durante siglos, tal vez se deba a que poseemos un instinto que nos lleva a utilizar estos movimientos a fin de liberar las energías acumuladas y hacer sitio para otras nuevas (duración: menos de 2 minutos):

1. Frótate las manos y sacúdelas.
2. Coloca las manos sobre los muslos con los dedos extendidos.
3. Mientras inspiras profundamente, lleva las manos hacia los lados, moviéndolas en círculos.
4. Al espirar, junta las manos delante del pecho, como si estuvieras rezando.
5. Con otra inspiración profunda, separa los brazos y estira uno hacia el techo, con la mano abierta, como si estuvieras empujando

algo hacia arriba. Estira el otro brazo hacia abajo, también con la mano abierta y plana, como si estuvieras empujando algo hacia abajo. Levanta la mirada al techo, como se muestra en la figura 39. Permanece en esta posición todo el tiempo que te resulte cómodo.

6. Libera el aire por la boca, poniendo las manos de nuevo en la posición de rezo, a la altura del corazón.

7. Repite, alternando los brazos. Tras esta primera serie, haz, al menos, dos series más.

8. Cuando acabes con esta posición, deja que los brazos queden colgando y que el cuerpo se incline por la cintura. Permanece así con las rodillas ligeramente flexionadas durante dos respiraciones profundas. Estira lentamente la espalda y vuelve a la posición vertical.

Secarse. Me gusta buscar maneras de incorporar prácticas saludables a mi rutina diaria. Bajo la ducha se pueden estimular los meridianos y los circuitos radiantes, utilizando una toallita para lavarse o bien una toalla para secarse. Incluso sin saber cómo se deben seguir los meridianos, este masaje los hace fluir en la dirección correcta.

1. Empezando por la planta de un pie, deliberadamente y haciendo cierta presión, pasa la toalla por el lado interior de la pierna y el lado frontal del torso, siguiendo por el lado interior del brazo hasta salir por los dedos. Repite la operación en el otro lado.

2. Empezando por las manos, ve subiendo por el lado del brazo, baja por la espalda y el lado exterior de la pierna y acaba con la punta del pie. Repite la operación en el otro lado.

3. Termina secando o frotándote la cara, baja por el cuello y tira los dedos hacia la parte lateral del cuello.

Arrancar los circuitos radiantes. Al poner en marcha los circuitos radiantes, los siguientes cinco ejercicios bombean nueva energía vital por todo el cuerpo. Se pueden usar de manera individual o conjuntamente para recobrar la calma en las situaciones de estrés. Empieza por los tres golpes (*véase* pág. 100) y la cremallera (*véase* pág. 121).

1. *Conectar yin y yang* (duración: 1-2 minutos): a diferencia de los meridianos, los circuitos radiantes no cuentan con puntos de acupuntura propios. Pero al hacer presión en determinados puntos de acupun-

tura yin y yang, se estimulará todos los circuitos radiantes, lo que te aportará una buena dosis de energía sanadora. Mis puntos multiuso favoritos son el botón del vientre y el tercer ojo.

a. Coloca el dedo corazón de una mano sobre el botón del vientre y el mismo dedo de la otra mano entre las cejas, sobre el tercer ojo.

b. Con firmeza, arrastra los dedos lentamente hacia arriba, durante medio minuto. Esto pone en marcha los circuitos radiantes, fortalece el campo áureo y reajusta el sistema nervioso.

2. *Inundar el cuerpo de alegría* (duración: 15 segundos): ¿conoces la sensación de cuando sube de inmediato toda la energía, cuando entra alguien que te atrae? Con esa misma rapidez pueden activarse los circuitos radiantes. También las imágenes interiores pueden estimular a los circuitos radiantes.

c. *Intenta* sentirte feliz. Sonríe y el mundo te responderá. Preténdelo y el impacto sobre los circuitos radiantes puede ser inmediato. «Un corazón alegre», según los Proverbios 17:22, «fomenta la salud; deseca los huesos la tristeza de espíritu».

d. O *imagínate* que alguien que te hace sentir vivo y feliz te acaba de saludar.

3. *Inundar el cuerpo de color* (duración: 15 segundos o más): visualiza un color que te guste mucho. Imagínate que ese color está penetrando e impregnando cada célula de tu organismo. De nuevo, el efecto suele ser inmediato.

4. *Inundar el cuerpo de la energía del perdón* (duración: 1 minuto o más): recuerda una situación en que experimentaste resentimiento o enfado hacia ti mismo u otra persona. Las energías del resentimiento y enfado se almacenan en las células. Hasta que no los resuelvas, te sentirás enfadado y no podrás estar completamente sano. Pero, en un solo instante, si consigues imaginarte cómo sería perdonarte por completo a ti mismo (u a otro), los circuitos radiantes impregnarán de este sentimiento tu ser entero. Hazlo con frecuencia y verás cómo te transformará en una persona más compasiva y tolerante contigo mismo.

5. *Inundar el cuerpo de gratitud* (duración: el tiempo que quieras): recuerda algún hecho de tu vida que te haga sentir agradecido. La gratitud se halla entre los sanadores espirituales más profundos. Inunda el cuerpo de este sentimiento de gratitud. Da las gracias al corazón, los pulmones, los riñones y todos los órganos. Da las gracias a las piernas por transportarte. Adopta el hábito de evocar sentimientos de

gratitud varias veces al día. Con gratitud en el corazón, con fuerzas sanadoras en las manos y la rutina diaria de energía a tus espaldas, ya te encuentras en el camino hacia una salud mejor.

Los efectos sanadores del optimismo, el entusiasmo y el sentido de humor se han documentado en diversos estudios. Hace décadas que se conoce, por ejemplo, que el sistema inmunológico se debilita y que los tumores crecen con mayor rapidez en aquellos animales de laboratorio que se han expuesto a situaciones que les causaban un sentimiento de desamparo. En un estudio supervisado por el psicólogo Martin Seligman, en colaboración con el Instituto Nacional de Cáncer, los pacientes afectados por cáncer que encontraban una «explicación optimista» tenían un índice de supervivencia bastante superior a otros cuyas explicaciones eran menos optimistas.[115] En otro estudio, un grupo de sesenta y seis estudiantes visionó una película inspiradora sobre la Madre Teresa, mientras que otro grupo visionó un documental sobre las luchas de poder durante la segunda guerra mundial. Las mediciones químicas mostraron una respuesta inmune considerablemente alta en los estudiantes que visionaron la película inspiradora.[116] Otros estudios sobre la producción de anticuerpos también demostraron que cuanto más sentido de humor tenga una persona, tanto más resistente será su sistema inmunológico frente a los efectos del estrés. Aunque éste suele alterar el funcionamiento inmunológico, se ha demostrado que los individuos con un gran sentido del humor, medido a través de unas escalas psicológicas estandarizadas, se resultaban menos afectados por el estrés que los que tenían muy poco sentido del humor.[117] El sentido de humor acciona los circuitos radiantes.

En el capítulo «*The Circuits of Joy*» (Los circuitos de alegría), en nuestro libro *The Healing Power of EFT and Energy Psychology* (El poder curativo de EFT y la psicología energética), se presentan más técnicas eficaces para activar los circuitos radiantes.

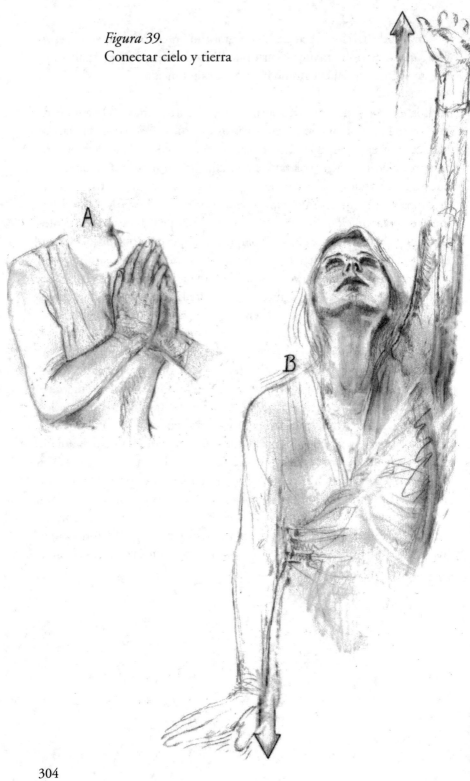

Figura 39.
Conectar cielo y tierra

El arquetipo de triple calentador/bazo

Durante treinta años, me he llamado en broma «arquetipo de triple calentador/bazo». Al advertir la enorme importancia de un desequilibrio en ellos, encontré la clave para comprender los mecanismos del cuerpo, y esto me proporcionó un importante alivio. En mi salud, parecía haberse encendido una luz, después de haber permanecido a oscuras. Sentía una alegría y una gratitud profundas.

Ningún otro patrón energético puede llegar a desgastar la persona tanto como un desequilibrio entre el triple calentador y el bazo. Es como un balancín que toca el suelo en el extremo del triple calentador, mientras que el bazo está suspendido en el aire y no queda energía para trabajar. Esto hace que se pierda el equilibrio en todos los demás sistemas del cuerpo. Da lugar al caos a nivel metabólico, químico y hormonal. Afecta especialmente a los sistemas inmunológico y nervioso, lo que produce la impresión de que las reacciones del cuerpo son incoherentes y que no existe autoayuda posible. Algunas personas son genéticamente propensas a este desequilibrio. Y yo soy una de ellas.

El bazo y el páncreas, los órganos principales del meridiano del bazo, inician el proceso metabólico para todo el cuerpo. Cuando están privados de energía de forma continua, se deterioran todos los procesos metabólicos. Y el peso corporal, el nivel de energía y las posibles disfunciones como la diabetes y la hipoglucemia no dependen solamente de cómo metabolizamos los alimentos y quemamos las calorías. También dependen de cómo se metabolizan los sentimientos, las ideas, las preocupaciones y las decisiones. Los desequilibrios de triple calentador-bazo son también los responsables de las preferencias por determinados alimentos, así como del fenómeno de las dietas yoyó, la obsesión por la comida, la ansiedad, la falta de lucidez, los cambios en el estado de ánimo, el síndrome premenstrual, las alergias, la mayoría de las enfermedades autoinmunes, las sensibilidades a los productos químicos y las infecciones recurrentes. En ocasiones, el triple calentador tratará los productos químicos, incluso en las comidas más sanas, como si se tratara de invasores, con un aumento del tamaño de los glóbulos blancos y causando hinchazones. Mi hija menor, Dondi, a veces, tras ingerir una comida hipocalórica, parece engordar varios kilos. Se le hincha la cara y se tiene que quitar los zapatos porque le quedan pequeños. El test de energía a menudo le ha ayudado a evitar esta situación.

En mi caso particular, el desequilibrio entre el triple calentador y el bazo genera una serie de contradicciones en el organismo. Las frutas y las verduras me engordan y pueden llegar a provocarme una reacción hipoglucémica. El mismo efecto tiene cualquier alimento que ingiera después de las 15:00 horas. A veces, cuando me quedo estancada y, haga lo que haga, no consigo perder peso, un donut en el momento idóneo puede desencadenar el metabolismo y comienzo a perder peso. Es un milagro metabólico. Mi cuerpo no sigue las reglas.

Sin embargo, no existe un ejemplo más evidente del desequilibrio de triple calentador-bazo que el síndrome premenstrual (SPM). Los principios del SPM son tan complejos como el síndrome en sí mismo. Incluso las mujeres pueden tener dificultades para entender los efectos de un SPM grave. Les gustaría que fuera falso, para no dar una excusa a los hombres para impedir que las mujeres accedan al poder. ¡Qué tal si el comandante provocara una guerra a causa del SPM! El SPM se ha tomado como prueba de que las mujeres son menos capaces de ocupar posiciones de poder que los hombres. He escuchado comentarios de mujeres que ocupaban posiciones de liderazgo que afirmaban que las mujeres que han sido objeto de un abuso presentan un SPM grave. La disposición genética, sin embargo, juega un papel importante en este síndrome, al igual que otros desequilibrios del triple calentador-bazo. Aunque los antecedentes de abuso pueden complicar cualquier síndrome físico, la invención de «razones» falsas para explicar un SPM grave no aporta nada ni facilita la curación. A las mujeres con un SPM grave se les dice que «están haciendo daño a la emancipación de las mujeres». El hecho de que estigmas como éste continúen resulta doloroso.

Por mi parte, quiero manifestar públicamente que el SPM tiene algo de maravilloso, puesto que insiste en que nos movamos a nuestro propio ritmo en vez de permanecer en el marco establecido por la sociedad. El hecho de vivir cada mes, durante unos pocos días, según el ritmo natural interno supone una corrección importante en nuestro alejamiento con respecto a la naturaleza. El SPM nos sumerge en nuestro interior, momento en que la verdad de cada una puede emerger. Cualquier cosa que hayamos estado enterrando o reprimiendo surge en ese momento del mes. Es como un suero de la verdad del que no podemos escapar y, si le hacemos un lugar, como hacen las tradiciones nativas de *moon hut* (cabaña de la luna), nos volvemos más sabias. De lo contrario, podemos acabar sintiéndonos locas de atar. En vez de intentar encontrar a un presidente cuyas hormonas se adapten a la tarea, ¿por qué no modelar la tarea para sacar provecho de alguien cuyas hormonas le proporcionan la gama completa de experiencias vitales? Las decisiones políticas en la mayoría de los lugares del mundo precisan desesperadamente más compasión y sabiduría orientada a la familia.

Sin embargo, cuando el SPM presenta una gravedad excesiva a causa de un extremo desequilibrio de triple calentador-bazo, resulta prácticamente insoportable. Nada me afectó tanto como el hecho de conseguir un equilibrio en la conjunción triple calentador- bazo durante los años de la premenopausia. De la misma manera que el cuerpo necesita sueño, este desequilibrio precisa una rehabilitación diaria. La sedación del triple calentador y el refuerzo del bazo resultan imprescindibles. Y el test de energía para los alimentos y las hierbas medicinales, especialmente durante los días del SPM, eran incluso más cruciales. Muchos de los remedios promocionados no me producían ningún resultado. A través del test de energía, sin embargo, descubrí la progesterona, que es la sustancia natural más eficaz que he tomado nunca. Para la mayoría de las mujeres que sufren un SPM grave, la progesterona (no los progestágenos sintéticos) obra milagros, puesto que fortalece el bazo y ejerce un efecto calmante sobre el triple calentador. Junto con el *moon hut*, los ejercicios energéticos, la decisión de abstenerme con respecto a decisiones importantes, ya que probablemente más tarde tendría que modificar los compromisos que he contraído en ese momento, y la progesterona, el SPM puede transportarme a un mundo interior, y cada vez salgo renovada, con más energía y conectada con mis raíces espirituales.

DE LA EXPLICACIÓN A LA APLICACIÓN

Hemos llegado al final de este recorrido por los nueve sistemas energéticos principales que son los pilares de una buena salud. En la parte final de este libro, el lector aprenderá cómo aplicar todo lo que hemos estado explicando hasta el momento para combatir enfermedades, mitigar dolores, hacer frente a las energías electromagnéticas circundantes y cambiar los hábitos energéticos dentro del organismo.

TERCERA PARTE

Ensamblar todo

Al transformarse, alterarse e implicarse en el tratamiento [las energías] son mayores y más coherentes.

— JACK SCHWARZ
Manual de meditación

CAPÍTULO 9

LA ENFERMEDAD

EL BOTÓN DE «RESET» DEL CUERPO

Si la evolución a través de la selección natural consigue modelar mecanismos tan sofisticados como el ojo, el corazón y el cerebro, ¿por qué no ingenió también formas para prevenir la miopía, los ataques cardíacos y la enfermedad de Alzheimer? [...] ¿Por qué no seleccionó genes que pudieran perfeccionar nuestra resistencia a los daños y que pudieran mejorar la capacidad de reparación, erradicando de este modo el envejecimiento? La respuesta común que afirma que la selección natural simplemente no es lo suficientemente poderosa por lo general es falsa. En realidad [...] el cuerpo representa un conjunto de cautelosos compromisos.

— RANDOLPH NESSE Y GEORGE WILLIAMS
¿Por qué enfermamos?

Si la evolución ha creado un cuerpo humano que es «un conjunto de compromisos cautelosos», la medicina energética ayuda a que estos compromisos tengan éxito en el mundo actual. La medicina energética nos enseña a ayudar al cuerpo para que salga adelante en el proceso vital. En este momento del proceso, cada órgano, glándula y sistema energético del cuerpo está intentando averiguar cómo aprovechar un plan de dos millones de años de antigüedad en el mundo actual, abarrotado de gente y con una tecnología sofisticada. Difícilmente será posible supervisar cada actividad del sistema nervioso autónomo ni erradicar las enfermedades. Lo que podemos hacer es involucrarnos de forma consciente, enfrentándonos a todos los retos que el cuerpo encuentra en este recorrido. La enfermedad, como el doctor Bernie Siegel observó irónicamente, es el botón de reset de la naturaleza. Apaga los circuitos y ofrece una oportunidad para reiniciar el programa sobre una pantalla en blanco. Aunque los intentos del cuerpo por adaptarse al entorno hayan acabado por obturar el sistema, que es una manera de manifestar la enfermedad, es posible recuperar el sistema, siempre y cuando se limpien, fortalezcan y equilibren las energías.

La medicina energética parte de la regla general de que si se mejora la colaboración entre cuerpo, mente y espíritu, es posible trascender las estrategias automatizadas del cuerpo fruto de la evolución. Las estrategias instintivas suelen ser eficaces siempre que las circunstancias en las que se desarrollaron no hayan cambiado; sin embargo, las circunstancias que afectan a nuestra salud están modificándose a una velocidad vertiginosa.

Un mes antes de escribir este capítulo, mientras me encontraba en Tasmania, fui testigo de algo excepcional y conmovedor, único en el mundo. Al alba, miles de pequeños pájaros, la población entera de las pardelas de pico fino, vuelan hacia la Antártida. En algún momento del vuelo, su sistema de orientación interno, aparentemente, les señala que el destino está demasiado lejos. En masa, dan la vuelta y regresan a la playa de la que partieron, para llegar poco después de caer la noche, agotados, chocando el uno con el otro, cayendo o efectuando un aterrizaje forzoso. Finalmente, señalan el camino de regreso a su casa en la arena, donde pasan la noche, para volver a emprender la misma misión imposible al día siguiente. Y así día tras día. Existe sólo un lugar más en el mundo en el que se encuentran estos pájaros: la Antártida. Parece que la expedición desventurada de esta ave marina supone un intento de regresar a su patria, su lugar de origen en un pasado remoto. No se han dado cuenta de que, debido al desplazamiento de las placas tectónicas, ha aumentado la distancia entre Tasmania y la Antártida desde los tiempos en los que se desarrolló su instinto de regresar a casa.

Desearía poder explicar el problema a estas pequeñas criaturas desdichadas para que pudieran cambiar sus desafortunados hábitos. De la misma manera, muchas veces deseaba poder explicar al triple calentador de muchos de mis clientes que no era oportuno tratar cualquier cosa desconocida como si fuera un enemigo, provocando una respuesta inmune de emergencia o de lucha o huida. Sin nuestra intervención consciente, las estrategias que fueron diseñadas hace millones de años para garantizar la salud del cuerpo pueden acabar siendo tan ineficaces como el impulso de la pardela de pico fino de regresar a la Antártida.

Cuando enfermamos, el cuerpo está listo para adoptar una nueva estrategia con el fin de conservar su equilibrio interno. La medicina energética es el arte de asistir y dar soporte a esta empresa. La única manera que tiene la pardela de pico fino de reagruparse consistiría en aportar un nuevo nivel de conciencia a su fracaso diario. Probablemente, esta ave está destinada a repetir su maratón fútil y agotador durante todo la vida. Nosotros no.

El apoyo social y la educación pueden ayudar al cuerpo a enfrentarse a la enfermedad de forma más eficaz.[118] Cada vez que conseguimos recuperar el equilibrio del cuerpo energético gracias a tests y remedios como los que propone este libro, lo estamos empujando suavemente hacia un mejor plan de vida.

En el caso de enfermedades como la diabetes, el cáncer o los problemas cardíacos, hay que ser consciente de que las técnicas de autoayuda en ningún caso pueden reemplazar la atención médica profesional cuando es necesaria. Sin embargo, mucho antes de que los problemas de este tipo tornen agudos es posible detectar armándolas alteraciones simplemente vigilando el equilibrio de los meridianos y los chakras. Un peligro en cualquier parte del cuerpo quedará reflejado en los chakras y los meridianos correspondientes. Con independencia de lo que se precise para restablecer el equilibrio (posiblemente será necesario trabajar también con otros sistemas como el aura, el nudo celta, los ritmos y la cuadrícula básica), trataremos el problema central. Podemos evitar gran parte del sufrimiento con medidas preventivas relativamente simples. Y si, a pesar de ello, surgen enfermedades (algo que ocurrirá, a pesar de lo precavidos que hayamos sido, debido a la genética, al ambiente, a los accidentes o al tiempo) todavía existen muchas cosas que podemos hacer para crear un campo energético que potencie la curación.

UNA ESTRATEGIA PARA LA RECUPERACIÓN

Los tests de energía y las medidas que se han presentado hasta ahora son las herramientas básicas para preparar un terreno propicio para la salud y la curación. Si se aplican de forma rutinaria, darán resultado. Sin embargo, en el caso de las enfermedades y las dolencias crónicas, tal vez sea preciso ir más allá de las rutinas y encontrar estrategias más complicadas.

Este capítulo ofrece una estructura básica para saber los pasos que deben seguirse si los problemas persisten. Ayuda a contrarrestar las miles de amenazas a la salud y la vitalidad, mientras el cuerpo va trabajando con el medio y un estilo de vida que desafían su capacidad. La lógica es sencilla: *si cada día nos aseguramos de que las energías están en orden y de que fluyen libremente, el cuerpo dispondrá de una poderosa medicina para enfrentarse a prácticamente cualquier enfermedad.*

PRELIMINARES: DESENREDAR LAS ENERGÍAS, ESTABLECER EL CAMPO, ABRIR LAS VÁLVULAS, CREAR UN DIAFRAGMA LIBRE Y DESPEJAR LAS LINFAS

No le demos más vueltas. Cuando uno está enfermo no tiene ganas de hacer nada. Carece de energía o bien de confianza. Procuraré, por tanto, que esta sección sea lo más sencilla posible. Si se superan los obstáculos y se hacen estos ejercicios, la diferencia será notable y se conseguirá más fuerza. Es posible usar movimientos simples, así como las propias manos, para crear un ambiente que fomente la curación. Aunque estas técnicas en particular no han sido objeto de ningún estudio científico, yo misma he sido testigo de su eficacia y en un gran número de individuos. Además, existen numerosos ensayos que apoyan los principios generales en que se basan.

En uno de esos estudios, se realizaron incisiones idénticas en los hombros de veintitrés estudiantes. Tras haber recibido el tratamiento del masaje terapéutico, que consiste en que el sanador coloca las manos sobre el lugar donde se realizó la incisión, pero sin tocar el cuerpo, las incisiones se redujeron en un promedio de un 93,5 %. En el grupo control, al que también se le realizaron incisiones, pero sin el tratamiento posterior por parte del sanador, las heridas se redujeron sólo un 67,3 % en el mismo período de tiempo.[119] Al examinar una serie de experimentos en la investigación del toque terapéutico, el investigador William Collinge concluyó: «Las técnicas que consisten en calmar, despejar y equilibrar, así como en otras formas de trabajar sobre el campo energético, pueden acelerar la curación de heridas, reducir dolores agudos y crónicos (incluso en el caso de quemaduras) y aliviar otros problemas».[120]

Los métodos energéticos para tratar las enfermedades resultarán más eficaces una vez que las energías estén liberadas, que la intención sea clara y firme, que las válvulas se abran y se cierren correctamente, que el diafragma esté libre y las glándulas linfáticas estén despejadas.

Los pasos que se explican a continuación, y que pueden realizarse añadiendo de 5 a 15 minutos a la rutina diaria de energía, tratan todos los puntos mencionados. Cuando se practican cada día, representan un apoyo importante para la curación.

Cómo proteger las mamas

El incremento del cáncer de mama hace que muchas mujeres se sientan impotentes frente a los caprichos de esta enfermedad. Una perspectiva energética sobre el cuidado de las mamas puede no sólo superar los problemas antes de que se conviertan en síntomas, sino también prevenirlos.[121] Resulta esencial, por ejemplo, que la linfa fluya libremente y que sea capaz de salir de las mamas. Sin embargo, los sujetadores apretados o los que llevan un aro de plástico tienden a obstruir los ganglios linfáticos por debajo de los pechos. Unas cuantas técnicas de masaje muy sencillas que se aplican cada vez que se quita el sujetador pueden ayudar a mantener el flujo en las mamas.

1. Un conjunto de puntos linfáticos de reflejo siguen una media luna por debajo de cada mama a lo largo de la línea de un aro de sujetador (los puntos del hígado, debajo de la mama derecha, se muestran en la figura 9b; *véase* pág. 123). Los puntos del estómago, debajo del pecho izquierdo, se ilustran en la figura 9d. Masajea cada uno de estos puntos con intensidad (duración: de 15 a 20 segundos).

2. Otro par de puntos linfáticos de reflejo se sitúa a la altura de los pezones (el punto de circulación-sexo en la figura 9c). Coloca el dedo corazón o pulgar debajo de cada mama y levanta el pecho. Estos puntos pueden estar doloridos; un masaje liberará las toxinas y permitirá que la energía penetre en la mama (duración: 15 segundos).

3. Masajea los puntos a lo largo del meridiano del bazo en las zonas laterales de las mamas (*véase* figura 40). Esto permite que cualquier energía obturada o toxina liberada encuentre un lugar por donde salir. Masajea los puntos con una mano mientras, con la otra, masajeas los puntos linfáticos del intestino grueso, que pasan por la parte externa de las piernas. Ve bajando en ambas zonas, con un movimiento de rotación, un lado del cuerpo a la vez (duración: 45 segundos).

4. Una limpieza periódica de los meridianos del estómago (*véase* figura 23, pág. 150) y de circulación-sexo (*véase* figura 17, pág. 147) es también beneficiosa para las mamas. El meridiano del estómago pasa por medio de cada pecho. El meridiano de circulación-sexo, al ser el polo opuesto, empieza en el lado exterior de cada pezón. Realiza la limpieza de cada meridiano al seguirlo una vez hacia atrás y otra hacia delante, repitiendo la operación tres veces (duración: menos de 1 minuto).

5. Haz la limpieza de los chakras para cada mama, aplicando las mismas rotaciones en sentido contrario a las agujas del reloj y, después, en el sentido de las agujas, que usamos para que circulen las energías de los chakras (*véase* pág. 213). Con frecuencia, se siente una energía creciente en la mano al masajear en sentido contrario, lo que significa que estamos eliminando energías duras. Sacude las manos para deshacerte de la energía y termina el masaje en el sentido de las agujas del reloj, para estabilizar las energías (duración: aprox. 1 minuto).

Si encuentras un nudo que no desaparece después masajearlo durante unos días, no pierdas tiempo y acude a tu médico.

Liberar las energías. La rutina diaria de energía (capítulo 3) es una buena manera de liberar las energías. Además, puedes practicar el cruce homolateral (*véase* pág. 283), el nudo celta (*véase* pág. 225), conectar cielo y tierra (*véase* pág. 300) y la conexión (*véase* pág. 125). La conexión fortalece todas las energías y ofrece una protección frente a las enfermedades de otras personas. Si estás bastante enfermo, hacer presión en los puntos de la conexión durante 3 o 4 minutos, o bien si pides a otra persona que te ayude, refrescará el sistema entero.

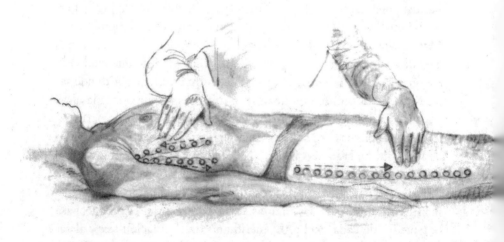

Figura 40.
Los puntos de drenaje del bazo y el intestino grueso

La firme intención de curarse. Antes de enfrentarse a una enfermedad, es preciso definir una intención clara para la recuperación. Hazte la siguiente pregunta: «¿En qué consiste el cambio más esencial para recuperar la salud?». Las posibles respuestas a la pregunta, siempre formuladas en presente, pueden ser las siguientes: «El tumor está desapareciendo», «Tengo un cuerpo muy fuerte», «Tengo un sistema inmunológico estupendo».

Una vez que tengas una afirmación sencilla que exprese en qué consiste para ti un cambio importante, hazla tuya con una respiración profunda (*véase* pág. 120). Tras practicar esta rutina cada día durante una semana, vuelve a hacerte la misma pregunta. Con frecuencia, se observa que nuestra comprensión de la enfermedad va cambiando con el tiempo, y si volvemos a plantear la pregunta acerca del cambio más esencial necesario, podemos ayudar a seguir y facilitar el desarrollo de la comprensión. Si surge una nueva respuesta, ajusta la afirmación de la cremallera. Sigue haciéndote la pregunta regularmente.

La apertura de la válvula ileocecal. Una válvula, que parece alterar el cuerpo, es la encargada de la respuesta frente al estrés. Se trata de la válvula ileocecal, que se sitúa en los intestinos delgado y grueso, en el lado derecho del cuerpo, y que está regida por el meridiano del riñón. Se abre y se cierra rítmicamente para procesar los productos de desecho, no sólo de los alimentos que consumimos, sino también de las hormonas y otras sustancias químicas que se vierten continuamente al torrente sanguíneo.

Una alteración en la función de la válvula ileocecal puede tener como consecuencia una serie de alteraciones en la salud. Muchas veces he visto problemas relacionados con esta válvula que ocultaban patologías más graves. Si no se eliminan las toxinas, pueden volver a introducirse en el organismo y, posiblemente, hacer que surjan problemas en todo el cuerpo, cuando, en realidad, el origen se halla en el funcionamiento alterado de la válvula. Problemas digestivos, dolores lumbares, una acumulación de toxinas en los riñones, bronquitis e incluso eczemas pueden desaparecer al restablecerse el funcionamiento correcto de la válvula ileocecal. Cuando no funcionen otros remedios, merece la pena revisar y reprogramar la válvula ileocecal. Afortunadamente, resulta bastante fácil de reprogramar y se puede hacer el test de energía para ver si es necesario. Sin embargo, no es indispensable hacer el test antes de reprogramar la válvula, aunque siempre resulta útil, de la misma manera que un buen masaje siempre resulta beneficioso. En cambio, si es necesario, los beneficios pueden ser considerables. Para reprogramar la válvula ileocecal (duración: menos de 30 segundos):

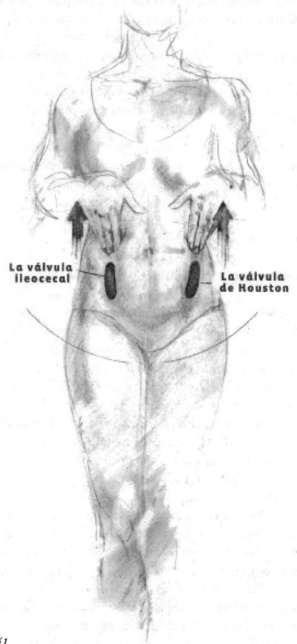

La válvula ileocecal

La válvula de Houston

Figura 41.
La reprogramación de la válvula ileocecal

1. Coloca la mano derecha sobre el hueso derecho de la cadera con el dedo meñique en la esquina interior (*véase* figura 41). La mano se encuentra ahora encima de la válvula ileocecal.

2. Coloca la mano izquierda en el punto correspondiente en el borde interior del hueso izquierdo de la cadera. Ésta es la válvula de Houston. La reprogramación de ambas válvulas crea un equilibrio entre ellas.

3. Masajea, mientras ejerces presión y, lentamente, arrastra los dedos de cada mano unos 12 o 15 centímetros hacia arriba, inspirando profundamente.

4. Con la espiración, sacude las manos para deshacerte de la energía, y recupera la posición inicial. Repite esta operación cuatro veces.

5. Para terminar, arrastra los dedos hacia abajo una sola vez mientras ejerces presión.

6. Concluye con los tres golpes (*véase* pág. 100).

El test de energía para determinar si la válvula ileocecal necesita una reprogramación consiste en colocar la mano derecha, plana y firme, sobre la válvula y examinarla usando el test indicador general (*véase* pág. 102). La imposición de la mano sobre la válvula se llama localización de circuitos. De hecho, el mismo procedimiento es aplicable a cualquier parte del cuerpo, imponiendo o la mano entera o tres dedos juntos en la zona en cuestión. A continuación, haz el test de energía de páncreas-bazo (*véase* pág. 82) o bien el test indicador general. Un resultado bajo significa que existe un problema energético en esa zona.

Si después de haber realizado la reprogramación de la válvula ileocecal, el test sigue dando un resultado bajo, se puede recurrir a una técnica más avanzada en posición horizontal. Hunde los dedos de ambas manos en la válvula ileocecal y levanta la rodilla derecha, muy despacio y de forma consciente, acercándola al torso, hasta formar un ángulo de 90 grados. Muy lentamente, estira la pierna, mientras sigues hundiendo los dedos en la válvula. Posiblemente sea incómodo, pero tiene el efecto de modificar instantáneamente la energía en una válvula inerte.

La liberación del diafragma. Hace unos cuantos años, advertí que después de tratar hernias de hiato, desde la parte central del cuerpo, se producía un aumento repentino de energía que se extendía en todas las direcciones. Solían tener lugar cambios positivos en todo el cuerpo. Los cambios que observaba parecían estar relacionados con una mayor distribución de oxígeno. El diafragma es una división muscular fina y fuerte entre pecho y abdomen. Literalmente sopla el oxígeno por todo el cuerpo, como un fuelle. La técnica para tratar la hernia de hiato proporciona lugar para el oxígeno y la energía, empuja al campo áureo hacia fuera y, a veces, confiere al cliente un sentimiento similar al estado de excitación que experimenta un corredor.

De hecho, queda reforzado el funcionamiento de cada célula, glándula y órgano. Frente a una sobrecarga de estrés, sin embargo, el diafragma se torna muy conservador con respecto a la distribución de oxígeno. Esto nos hace más vulnerables a muchas enfermedades, desde los problemas cardíacos hasta el cáncer. El cáncer, por ejemplo, no puede desarrollarse en una zona con el oxígeno necesario. Por tanto, adapté la técnica de hernia y la convertí en un método más general para liberar el diafragma. Este simple ejercicio, que cualquiera puede hacer en menos de un minuto, estimula, instantáneamente, la distribución de oxígeno por todo el cuerpo. Algunos a veces se quedan sorprendidos cuando sienten el poder del oxígeno y cómo penetra en una parte del cuerpo que normalmente no sienten. La técnica mejora también la circulación, hace vibrar el campo energético y reactiva el «flujo del cinturón», el circuito radiante que mantiene la conexión entre las partes superiores e inferiores del cuerpo.

Es un buen ejercicio para practicar cada día, pero resulta especialmente útil cuando uno no se siente bien. Aunque no hace falta hacer un test de energía, se puede realizar la localización de circuitos para determinar si el diafragma está recibiendo una cantidad adecuada de energía: junta el pulgar, el índice y el corazón de una mano y húndelos en el diafragma, justo debajo de la parte inferior de la caja torácica. Pide a otra persona que te haga el test de energía del otro brazo. Para liberar el diafragma (duración: aprox. 1 minuto):

1. Apoya la mano izquierda debajo del centro de la caja torácica y coloca la mano derecha encima. Con las manos extendidas, junta los codos al cuerpo, como si quisieras abrazar el torso.
2. Inspira profundamente y empuja el cuerpo hacia las manos mientras vas resistiendo con ellas. Retén la respiración y empuja con fuerza. Aunque este ejercicio no tiene una duración determinada, cuanto más retengas la respiración y empujes (siempre procurando no marearte), mejor.
3. Suelta el aire de forma natural y relaja las manos. Haz este ejercicio dos veces más.

4. Mientras inspiras, pon la mano derecha, con los dedos extendidos, en el lado izquierdo de la cintura. Al espirar, arrastra los dedos hasta el ombligo, haciendo presión. Repite esta operación varias veces.
5. Repítelo unas cuantas veces más con la mano izquierda cruzando el lado derecho.

Los puntos neurolinfáticos. Si la linfa no fluye bien, la energía tampoco lo hace. Aunque la linfa, a diferencia del sistema circulatorio, no dispone de una bomba interna para mantener su ritmo, la respiración, el ejercicio físico y el estiramiento actúan como si de una bomba se tratara.

El golpeteo o el masaje de los puntos reflejos neurolinfáticos (*véase* figura 9, págs. 123-124) también bombea la linfa y libera la linfa que ha quedado obturada. Cuando uno está enfermo, el flujo de la linfa queda obstruido parcialmente, porque nos movemos menos y, mientras que la linfa combate la enfermedad, las glándulas y los nódulos linfáticos se llenan de toxinas. Por ese motivo, en el caso de cualquier patología o alteración, el golpeteo o el masaje de los puntos reflejos neurolinfáticos no sólo resulta de gran utilidad, sino que también es una buena preparación para cualquier otro tratamiento. Si acumulamos un exceso de toxinas, somos más vulnerables a cualquier enfermedad; en cambio, si las liberamos gracias al masaje neurolinfático, la linfa puede expulsarlas.

El masaje de los puntos reflejos neurolinfáticos se puede hacer sin la ayuda de nadie, aunque siempre resulta más agradable poder estirarse y que te masajeen. Además, la otra persona podrá manipular todos los puntos que están en la espalda. Si estás enfermo y solo, y no tienes la fuerza para masajear todos los puntos reflejos neurolinfáticos frontales, hay dos conjuntos de puntos que suelo recomendar, porque estimulan la circulación de la linfa por todo el organismo. Son los puntos del meridiano central y del intestino grueso (duración mínima: 1 minuto):

1. Los puntos reflejos neurolinfáticos del meridiano central se sitúan en el lado exterior del pecho. Para encontrar estos puntos, empieza a masajear los K-27 debajo de los rincones de la clavícula (*véase* figura 3, pág. 84). Continúa el masaje mientras avanzas hacia los lados por debajo de la clavícula. Llegarás al orificio donde la clavícula se une con el hueso del hombro.
2. Haz un masaje profundo. Sigue los semicírculos donde los brazos están pegados al cuerpo (*véase* figura 9f). Tómate el tiempo que haga falta. Estos puntos se sitúan en el meridiano central, y dado que éste

también es un circuito radiante, al masajearlos, el sistema linfático al completo quedará estimulado.

3. Los puntos reflejos neurolinfáticos del intestino grueso están en la zona lateral de las piernas, por encima de las rodillas (*véase* figura 9e). El masaje en estos puntos estimula la linfa y ayuda a que el intestino grueso libere las toxinas. Estos puntos forman una línea recta desde el nudo, en la parte superior de la pierna (el fémur), hasta la parte lateral de las rodillas. En posición horizontal, avanzando hacia abajo, se pueden masajear ambos lados de las piernas, lenta y deliberadamente y con mucha presión. Flexiona las piernas para que puedas alcanzar los puntos inferiores al lado de las rodillas. Si no tienes mucha fuerza en las manos, busca un objeto como, por ejemplo, el mango de un cepillo con el que puedas hacer presión en los puntos.

El masaje en los puntos linfáticos suele tener un efecto beneficioso inmediato, aunque en muy pocas ocasiones, uno se siente primero ligeramente peor antes de mejorar, ya que el masaje libera las toxinas que se hallaban atrapadas en el torrente sanguíneo. Si esto sucede, interrumpe el masaje durante un momento, ya que de esta manera darás al organismo el tiempo necesario para eliminar las toxinas liberadas y, luego, retoma el masaje. Como verás en la sección siguiente, una variante consiste en concentrarse en algunos puntos linfáticos específicos que requieren una atención especial.

Cómo dar un baño energético a un feto. Cada vez que hago una limpieza de los chakras en una mujer embarazada, siento cómo el niño responde. Las energías del feto son distintas a las de la madre y su respuesta me proporciona alegría.

Una mujer ya había salido de cuentas y el feto estaba en una posición de nalgas. La madre estaba aterrorizada. No quería que le practicaran una cesárea. Me preguntó si podía encontrar algo en su energía que explicara que su hijita Melisa no pudiera colocarse en la posición correcta. La energía de Melisa parecía sana, pero no tenía ninguna prisa por salir. El único problema que pude detectar era que los músculos abdominales de la madre estaban muy presionados a causa del estrés.

Relajé esa zona haciendo una limpieza de los chakras sobre el vientre. Después de aprox. 2 minutos de haber hecho círculos en sentido contrario a las agujas del reloj, parecía que la energía de Melisa se estaba sintonizando con la mía, tomando el ritmo de mi mano. Después de otros quince minutos, empezó a darse la vuelta, como si estuviera siguiendo la energía de mi mano, hasta quedar cabeza abajo, con la posición ideal para nacer. Había otra persona en la habitación que estaba dando saltos y gritando: «¡Veo cómo se está dando vuelta!». Al salir de mi despacho, la madre fue directamente al hospital, donde dio a luz a un hermoso bebé. Aunque no siempre se puede contar con esta técnica para prevenir que el bebé venga de nalgas, desde entonces he tenido varias experiencias con resultados casi idénticos. Después de describir este método en mi libro anterior, un buen número de mujeres y matronas me han explicado que gracias a esta técnica tuvo lugar una reubicación del feto, lo que hizo posible un parto natural.

LA RUEDA DE LOS MERIDIANOS

Los meridianos son como la piedra de Rosetta, pero en la salud. Controlan el equilibrio energético minuto tras minuto y facilitan una clave para descifrar el lenguaje energético de la enfermedad. El proceso de la enfermedad resulta alterado por las correcciones en el sistema de los meridianos. En el capítulo 4, expliqué que el equilibrio y la fuerza en los meridianos se recuperan mediante las técnicas de seguir, limpiar, torcer y estirar los puntos de alarma asociados a cada meridiano, masajeando los puntos reflejos neurolinfáticos, haciendo presión y golpeteando en los puntos específicos de acupuntura, que se sitúan en el final de cada meridiano. Retomaremos este tema. Las siguientes técnicas se consideran unas herramientas adicionales para recuperar el equilibrio y la fuerza de cualquier meridiano.

La rueda de los meridianos (*véase* figura 28, pág. 167), por más simple que parezca, ofrece un gran número de información útil. Incluye doce meridianos. Como ya he dicho anteriormente, en realidad, existe un solo meridiano largo que asciende a la superficie doce veces, además de los meridianos central y gobernador, que, al ser circuitos radiantes, están conectados a partes iguales con todos los segmentos de ese meridiano largo. La rueda muestra cómo cada uno de los doce segmentos desemboca en el siguiente. La energía fluye normalmente en el sentido de las agujas del reloj. La rueda marca también el período de dos horas en que las energías del meridiano alcanzan su cúspide.

Una buena metáfora para entender la disposición de los meridianos es la de una corriente subterránea que asciende a la superficie doce veces. Si se contaminan los meridianos adyacentes tanto río arriba como río abajo, la ecología del meridiano a menudo resulta afectada e incluso un meridiano que se encuentra a una distancia de varios segmentos puede sufrir alteraciones. Si la corriente es alta en un segmento, puede estar baja en el que está en el lado opuesto de la rueda.

Si estás enfermo, fíjate en qué meridianos están desequilibrados, sirviéndose del test de energía de los puntos de alarma (*véase* pág. 153). Usa las técnicas que aprendiste en el capítulo 4 para equilibrar cada uno de estos meridianos. Si estas técnicas no consiguen reforzar el meridiano, es probable que el problema no resida en el meridiano mismo, sino en su relación con otro. Los tres candidatos más susceptibles de sufrir alteraciones son:

1. *El meridiano al que alimenta*: el meridiano que sigue inmediatamente en la rueda (en el sentido de las agujas del reloj). Piensa en un río. Si la corriente queda obturada río abajo, es posible que la energía esté dando marcha atrás y, por tanto, da un resultado bajo. Pero la fuente del problema no es necesariamente el meridiano, sino sólo la zona donde aparece el problema.

2. *El meridiano que lo alimenta*: el meridiano que lo precede inmediatamente en la rueda. Si el flujo queda bloqueado río arriba, el meridiano no recibe la energía que necesita y, por tanto, da un resultado bajo. Pero, de nuevo, el problema no necesariamente tiene su origen en el meridiano en el que se manifiesta.

3. *El meridiano complementario*: el meridiano que está directamente en el lado opuesto de la rueda. El universo se organiza en polaridades, día y noche, caliente y frío, yin y yang, y cada meridiano cuenta con una fuerza opuesta. La dinámica de atracción (repulsión de estas energías polarizadas) asegura nuestro equilibrio. En el capítulo 8 hemos visto cómo la relación de balancín entre los meridianos del triple calentador y el bazo equilibra las estrategias bélicas y pacíficas del sistema inmunológico. La mitad de los meridianos son yin y la otra mitad, yang. La rueda flotante de los meridianos muestra cómo cada meridiano yang cuenta, en el lado opuesto, con un meridiano yin, que es su polaridad. Cuando uno de ellos presenta un exceso de energía a menudo es a costa del otro.

Los puntos reflejos neurolinfáticos específicos. Si un meridiano está desequilibrado de forma constante, primero examino la linfa para asegurarme de que circula por todo el cuerpo. Si la linfa está bloqueada, las energías también lo estarán. Primero, se masajean los puntos linfáticos que se hallan sobre el meridiano en cuestión durante unos 15 segundos (*véase* figura 9, págs. 123-124). Si el masaje no consigue fortalecer el meridiano (se mide con un test de energía), hay que masajear los puntos linfáticos que se encuentran en los meridianos que se citan a continuación.

1. *El meridiano que lo alimenta*: el meridiano que (en el sentido de las agujas del reloj) se encuentra justo antes en la rueda (duración: de 12 a 15 segundos). Si este masaje no consigue fortalecer el meridiano, masajea los puntos en:
2. *El meridiano al que alimenta*: el meridiano que le sigue en la rueda (duración: de 12 a 15 segundos). Si este masaje no fortalece el meridiano, masajea los puntos linfáticos en:
3. *El meridiano que lo complementa*: el meridiano que está en el lado opuesto en la rueda (duración: de 12 a 15 segundos).

Estas pruebas y remedios son rápidos y suelen ser duraderos. Una vez restablecido el flujo de un meridiano, es posible fijarlo en su lugar aplicando el nudo celta (*véase* pág. 225), haciendo ochos sobre el torso, la cabeza y las piernas.

Si las correcciones realizadas no son duraderas, una secuencia de técnicas simples, que se explican a continuación, muestra cómo, por medio de un simple proceso de eliminación, es posible encontrar una técnica que fortalezca el meridiano.

La técnica del «gusano medidor». En el capítulo 4, hemos aprendido cómo se sigue cada meridiano. Cuando un meridiano particular está débil, primero se tiene que averiguar su vía (*véanse* figuras 10-23). A continuación, aplicaremos el mismo método básico que ya usamos en el capítulo 4 para seguir el meridiano, con la diferencia de que esta vez haremos presión en la vía del meridiano en lugar de alisarla.

1. Empieza buscando el diagrama que muestra cómo se sigue el meridiano escogido (*véanse* figuras 10-23).
2. En vez de pasar simplemente las manos por la vía del meridiano, como hicimos en el capítulo 4, arrastra los dedos a lo largo de su

trayecto al igual que un gusano medidor, haciendo presión con cada «paso».

3. Trabaja con especial atención cada punto que esté blando y dolorido. Respira profundamente mientras vas avanzando a lo largo del meridiano.

Puntos neurovasculares específicos. La circulación sanguínea es un algo esencial en cualquier enfermedad. Tanto la enfermedad como el estrés la alteran. Hace falta muy poca energía para hacer presión en los puntos neurovasculares; sin embargo, esta técnica consigue estimular la circulación sanguínea. Para encontrar los puntos neurovasculares, podemos seguirlos como si formaran un sendero por la cabeza, según aparecen numerados en la figura 42 (los números 1-4 están sobre la línea central de la cabeza; 5-13 están tanto sobre el lado derecho como sobre el izquierdo de la cabeza). Una vez familiarizado con este camino, busca el punto o los puntos específico(s) que corresponda(n) al meridiano que está desequilibrado (duración: de 2 a 3 minutos por cada meridiano):

1. Localiza los puntos neurovasculares asociados a ese meridiano (*véase* figura 42).
2. Haz una ligera presión con las yemas de los dedos en estos puntos durante 2 o 3 minutos. Al usar varios dedos, te aseguras de que abarcas todos los puntos correctos.
3. Será más eficiente aún si combinas los puntos neurovasculares específicos con los puntos principales de estrés (número 6 en la figura 42).

El círculo oscuro en la parte inferior de la cabeza en la figura 42 es un punto de reflejo neurolinfático que se puede masajear para abrir la energía y la circulación de la sangre de los puntos neurovasculares. Tal vez prefieras masajear estos puntos antes de ejercer presión en los puntos neurovasculares.

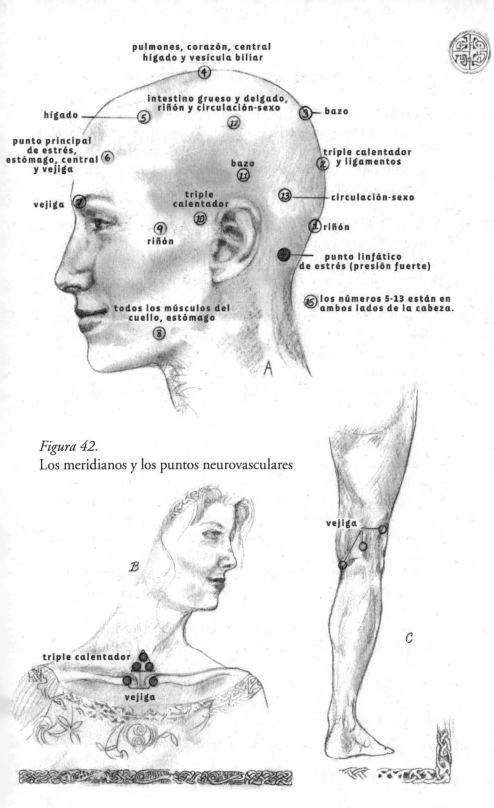

pulmones, corazón, central
hígado y vesícula biliar
④

intestino grueso y delgado,
riñón y circulación-sexo
⑤ hígado ③ bazo
⑫

punto principal
de estrés,
estómago, central ⑥
y vejiga

triple calentador
② y ligamentos

bazo
⑪

triple
calentador ⑬ circulación-sexo
⑩

vejiga ⑦ ① riñón

⑨
riñón

punto linfático
de estrés (presión fuerte)

⑮ los números 5-13 están en
ambos lados de la cabeza.

todos los músculos del
cuello, estómago
⑧

A

Figura 42.
Los meridianos y los puntos neurovasculares

B

vejiga

triple calentador

vejiga

C

327

Cómo recuperar la paz después de una pesadilla

Las pesadillas suponen un choque para la psique, pero, al igual que los terremotos, también juegan un papel importante en su equilibrio. Si te despiertas a causa de una pesadilla, las siguientes técnicas reajustarán las energías del organismo, lo que te permitirá la comprensión del sueño o bien te ayudará a dormirte de nuevo.

1. Estira la piel de la frente y, a continuación, realiza el estiramiento de la coronilla (*véase* pág. 115).
2. Haz la conexión (*véase* pág. 125).
3. Haz presión en los principales puntos de estrés neurovasculares en la frente (*véase* número 6 de la figura 42).
4. Con las manos abiertas, lenta y deliberadamente, tira las energías hacia abajo por las piernas, empezando en los lados de las caderas. Extrae la energía de los pies y, finalmente, frótate los pies y los dedos de los pies.
5. Si estás dispuesto a salir de la cama, haz el ejercicio de conectar cielo y tierra (*véase* pág. 300).

Si tu hijo se acaba de despertar por una pesadilla o tiene miedo de tenerlas, después de abrazarlo y consolarlo, puedes ayudarle a realizar los primeros cuatro de estos ejercicios para después hacer juntos el ejercicio de conectar cielo y tierra. Mientras vas haciendo presión en los puntos neurovasculares, descríbele un recuerdo bonito o cántale una canción. En lugar de negar la pesadilla, crearás un almacén de tesoros en la psique del niño. Todo esto servirá como recordatorio inconsciente de que estás con él y que compartes su disgusto por la pesadilla. Cuando el niño se vuelva a dormir, se sentirá más seguro y protegido y menos solo.

LA NAVAJA COMO ÚLTIMO RECURSO: CUANDO UNA INTERVENCIÓN QUIRÚRGICA U OTROS PROCEDIMIENTOS MÉDICOS INVASIVAS SEAN NECESARIOS

Las medicinas energética y convencional se complementan mutuamente. Los procedimientos invasivos tales como una intervención quirúrgica o los rayos X pueden salvar la vida de una persona, al obrar milagros de curación que nuestros antepasados no podrían haberse imaginado. La medicina energética, además de prevenir la necesidad de recurrir a medidas drásticas, puede aumentar la probabilidad de que, cuando son necesarias, proporcionen el resultado esperado. Si las energías están en equilibrio, fluyendo y funcionando de manera armoniosa, la tolerancia del cuerpo con respecto a intervenciones invasivas será mayor y menor la probabilidad de que se cree una reacción defensiva fútil.

Cuando una persona sabe que le espera alguna intervención agresiva, como una operación o la quimioterapia, suele existir una motivación especial para tomar medidas menos drásticas que potencien la salud. En el resto de este capítulo se explica cómo sacar el máximo partido a ello. Se organiza alrededor de tres temas: 1) el fortalecimiento del sistema completo para aumentar su resistencia; 2) las medidas que deben tomarse inmediatamente antes y después de la intervención, y 3) la mejoría de la capacidad autocurativa del cuerpo, una vez se haya realizado la intervención.

Fortalecer y aumentar la resistencia del sistema entero. Se trata de un momento en el que debes tomarte muy en serio tus deberes de la medicina energética. La mejor defensa contra procedimientos médicos invasivos consiste en optimizar la salud de cada sistema del cuerpo, y, en particular, del sistema inmunológico. Aunque muchas veces he visto cómo esta medida en sí evitó una intervención drástica, con demasiada frecuencia, la enfermedad ya se encontraba en un punto en que unas medidas más drásticas resultaban inevitables. A continuación, haré un breve resumen de una estrategia básica:

1. Haz la rutina diaria de energía (*véase* pág. 98) dos o tres veces cada día antes de la hospitalización. Si estás enfermo, es probable que las energías estén siguiendo un patrón homolateral (*véase* el procedimiento para el test de energía en la pág. 284). En caso de que sea necesario, haz el cruce homolateral (*véase* pág. 283) incluso antes de hacer la rutina diaria de energía.
2. Además de la rutina diaria de energía, realiza los «preliminares», descritos con anterioridad en este capítulo (*véanse* págs. 313-322), para liberar las energías, potenciar la curación, abrir la válvula ileocecal, liberar el diafragma y masajear los puntos neurolinfáticos.
3. Añade también las técnicas para mejorar el sistema inmunológico, incluido el suavizante del triple calentador (*véanse* págs. 285-286), limpiando el meridiano del bazo (*véase* pág. 160) y haciendo presión en los puntos de refuerzo de digitopuntura. No puedo dejar de recal-

car la importancia de un buen funcionamiento del sistema inmunológico para mantener la resistencia del meridiano del bazo.

4. Masajea los puntos linfáticos (*véase* pág. 159) regularmente. A ser posible, pide a un amigo que te haga una limpieza de la columna (*véase* pág. 120) una o dos veces al día.

5. Pon especial atención en el ejercicio de la conexión (*véase* pág. 125). Sólo se precisan 20 segundos. Este ejercicio refuerza la conexión esencial entre los meridianos central y gobernador, y cuando esta conexión se fortalezca, alimenta todos los demás sistemas energéticos del cuerpo. Repite la conexión varias veces al día para enseñar al cuerpo a mantener sólida esta conexión.

6. Haz el test de energía para los alimentos y busca el suplemento que necesites para asegurarte de ingerir los nutrientes que beneficien la salud y la resistencia del organismo. Puedes informarte acerca de los suplementos en una tienda de salud y nutrición o bien a través de internet, pero si es posible no hagas caso a los consejos de personas ajenas al tema. Las necesidades nutricionales no sólo son únicas en cada individuo, sino también propias de cada período de la vida. ¡Hazte un experto en el test de energía o busca a alguien que lo sea y haz el test de los alimentos que ingieres!

7. Aunque puedes hacer muchas cosas para ti mismo en cuanto a la salud, tal vez éste sea un buen momento para consultar a un profesional de la medicina energética. Una persona capaz de equilibrar los meridianos, limpiarte los chakras, tejerte el aura, fortalecer los circuitos radiantes y determinar si los medicamentos están en armonía con las energías del cuerpo puede representar un gran apoyo antes y después de una intervención médica invasiva.

No es mi intención asustarte, sino que, por el contrario, tengo la esperanza de poder motivarte y convencerte para que, en vez de sentirte derrotado por necesitar ayuda médica, sepas que puedes afrontar la situación con fuerza y confianza. La advertencia, a la vez, sirve como prevención. Según una estadística realmente preocupante, muchísimas personas cada año que contraen una infección durante su estancia en un hospital y algunos de ellos fallecen a causa de ella.[122] De unas veinte personas hospitalizadas, una de ellas se contagia de una infección en el hospital. Puesto que es prácticamente imposible para los hospitales evitar que algunos pacientes queden expuestos a microbios potencialmente peligrosos, tal vez la pregunta más evidente que se plantea sea: «¿Qué es lo que hace que las otras 19 personas no se infecten?». La fuerza del sistema inmunológico y la vitalidad general son nuestras primeras líneas de defensa contra las bacterias y los virus oportunistas. La rutina descrita con anterioridad potenciará la vitalidad y el funcionamiento del sistema inmunológico.

Además, me gustaría comentar algo sobre la actitud personal.[123] Podemos emplear nuestro miedo natural para tomar estas medidas positivas en términos energéticos, entre otras cosas. Más allá de eso, el miedo no es constructivo y puede privarnos de la energía necesaria para afrontar los desafíos inminentes. Si estás muy preocupado, sigue las siguientes instrucciones:

1. Haz el estiramiento de la coronilla (*véase* pág. 115).
2. Coloca los pulgares sobre las sienes y las yemas de los dedos sobre la frente. Firme y ligeramente, haz presión durante 2 o 3 minutos, mientras sigues recordando el miedo o la preocupación.
3. Golpetea en 12 puntos, mientras tratas cada uno de ellos, inspira dos veces y continúa recordando el sentimiento de miedo o preocupación. Los primeros 11 puntos se encuentran en la cara y en el torso, como muestra la figura 46 (*véase* pág. 375), e incluyen (en esta secuencia): la vejiga, la vesícula biliar, el triple calentador, el intestino delgado, el estómago, el gobernador, el central, el riñón, el pulmón, el hígado y el bazo. Termina con el golpe en el timo (*véase* pág. 100).

Este método, tomado del campo de la psicología energética, resulta sorprendentemente útil para reducir el miedo, la ansiedad y otras reacciones psicológicas no deseadas. Soy la coautora de *The Healing Power of EFT and Energy Psychology*, un bestseller sobre este tema que ofrece instrucciones sustanciales sobre este método y facilita también una serie de ejercicios para activar las energías de la alegría y la esperanza. Son las energías de las que hablé en el capítulo 8. Al potenciarlas (*véanse* págs. 294-304), transitamos por el camino más corto para conseguir una actitud mental positiva, precisamente el estado que hace falta antes de someterse a una intervención invasiva. De la misma manera que la felicidad se contagia de una persona a otra, la energía de la felicidad también se transmite por el organismo. Los meridianos, los chakras, el aura y los otros sistemas energéticos resuenan con los circuitos radiantes vibrantes, al igual que las células y los órganos. ¿Qué te parece?

Las medidas de la medicina energética que se deben tomar inmediatamente antes y después de una intervención quirúrgica u otras intervenciones invasivas. Todo lo que se ha dicho antes debe aplicarse y continuarse en la medida de lo posible. Si tienes la posibilidad de concertar una visita con un especialista de la medicina energética, identifica los meridianos y los chakras que son más propensos verse afectados y préstales especial atención; para ello, limpia y equilibra los meridianos y los chakras de manera regular. Intensifica el trabajo con el meridiano del bazo. Si es posible encontrar a alguien de confianza que pueda hacerte el test de energía para las comidas y los fármacos, este procedimiento te facilitará una información muy valiosa (aunque insisto en que no debes automedicarte sólo a partir de un test de energía, a no ser que domines a la perfección este método, y aun así hay que entender los resultados del test de energía como sólo una fuente de información entre otras posibles). Para tratar los miedos y las preocupaciones, practica el golpeteo energético. Y visualiza, además, los resultados de la intervención, que serán ideales. Es más que una mera sugestión positiva. Existen cada vez más evidencias que indican que este tipo de golpeteo, acompañado de pensamientos positivos e imágenes, puede cambiar la química del cuerpo de manera favorable. El trabajo con las válvulas ileocecal y de Houston (*véase* pág. 317) puede ayudar con las náuseas y los problemas digestivos. Durante varios días antes y después de la intervención, es recomendable prestar especial atención al fortalecimiento del aura (*véase* pág. 232), haciendo ochos y el nudo celta. El capítulo 10 ofrece sugerencias para el tratamiento de los dolores.

Mejorar la capacidad autocurativa del cuerpo después de la intervención. De nuevo, se aplican todas las sugerencias para el refuerzo y la resistencia de los sistemas del organismo. Si bien requieren cierto esfuerzo y es preciso administrar las energías y no dejar que los ejercicios se conviertan en una fuente de estrés, no sólo ayudarán a la curación, sino también a conservar la salud. En la sección destinada a preguntas y respuestas de mi página web, www.innersource.net., encontrarás, además, sugerencias para la aplicación de la medicina energética en casos específicos.

AÑADIR LOS CHAKRAS AL MÉTODO CURATIVO

En este capítulo se ha explicado cómo se determina qué meridianos están relacionados en una enfermedad y cómo se limpian y refuerzan. Aunque se ha hecho especial hincapié en los meridianos, los chakras también están vinculados cuando se está enfermo. Dado que los meridianos alimentan a los chakras y éstos a los meridianos, la corrección de cualquiera de los dos sistemas beneficia al otro. El equilibrio de ambos sistemas aporta un poder curativo adicional. Especialmente en el caso de que la corrección de uno o más meridianos no sea duradera, o si una enfermedad persiste aunque los meridianos estén fuertes, es recomendable el equilibrio de los chakras (capítulo 5). Al tratar una enfermedad crónica, tal vez sea útil releer el apartado sobre el sistema inmunológico (capítulo 8) y escoger los tratamientos que se aplican. Con una sola intervención consciente al día para mejorar las energías, podemos activar las fuerzas curativas y generar un impulso que ayudará al sistema entero a recuperar el equilibrio. El capítulo siguiente trata del dolor, la manera más insistente de la que dispone el organismo para llamar la atención de la mente consciente sobre la salud.

CAPÍTULO 10

EL DOLOR

EL CONCEPTO DEL AMOR DURADERO DE LA NATURALEZA

La enfermedad es el médico más atento que existe; respecto a la bondad y la sabiduría, sólo hacemos promesas, mientras que obedecemos al dolor.

— MARCEL PROUST
En busca del tiempo perdido

Al igual que se dice que el mejor servicio de amor que se puede prestar a un adicto que se está destruyendo a sí mismo es ser duro y no ceder a sus hábitos destructivos, el dolor es la forma corporal del amor duro. Nos obliga a reconocer cualquier síntoma de daño o desgaste.

El dolor es el recurso más antiguo de la evolución para implicar a la mente consciente en la salud y la seguridad del organismo. En ninguna otra ocasión se hace tan evidente la interdependencia de cuerpo y mente. El dolor es más que una señal de peligro. Es una señal de peligro con dientes. Insiste en que solucionemos el problema y en que encontremos los medios para ello. Por más motivado que se esté para alcanzar un estado energético óptimo y superar cualquier enfermedad, al sufrir dolores, el deseo de lograrlo se tornará ardiente. Según afirmó Proust de forma tan sucinta: obedecemos al dolor.

A muchos de nosotros, sin embargo, nos da vergüenza admitir que sufrimos dolores. Si el dolor nos consume, tenemos la sospecha persistente de que somos débiles a nivel psicológico, además de moralmente inferiores o que nos falta cualquier otra cosa. Otras emociones problemáticas también complican el dolor físico. El dolor nos hace sentir aislados, desamparados y fuera de control. Como nos obligamos a suprimir esa sensación física, recurrimos de manera inmediata a los analgésicos. Pero existen alternativas más constructivas de responder al dolor.

335

Cómo sentirse alegre con mayor frecuencia

Es posible establecer una reprogramación del sistema nervioso para estar más alegre y ser positivo en la vida. La próxima vez que te sientas bien, entusiasmado, conectado, estimulado o experimentes cualquier otra clase de felicidad, «inculca» esta energía en el tercer ojo, el punto que se halla entre las cejas, justo encima del caballete nasal. Golpetea a un ritmo constante durante 10-12 segundos.

Los métodos para trabajar con los circuitos radiantes que se enseñaron en el capítulo 8, como los de llenar el cuerpo de alegría, de perdón y de gratitud (*véanse* págs. 302-303), pueden llegar a modificar ciertos hábitos del sistema nervioso, de manera que seamos más optimistas en cuanto a ánimo y aspecto.

La naturaleza del dolor

Una de las grandes ventajas de la medicina energética es que los dolores a menudo disminuyen a medida que las energías bloqueadas se van liberando, y estimular la energía resulta mucho más fácil de lo que se piensa, de manera que se reduce el dolor. Aunque las técnicas que emplean el masaje, el golpeteo y la presión en determinados puntos de acupuntura pueden ser tan eficaces como el trabajo con agujas, la acupuntura es el método que más se ha estudiado. La Organización Mundial de la Salud menciona más de cincuenta enfermedades con las que la acupuntura resulta eficaz[124] y el Instituto Nacional de la Salud (INS) en el año 1997 afirmó: «Los datos a favor de la acupuntura tienen tanto peso como los que soportan diversas terapias occidentales».[125] Uno de los descubrimientos del INS más relevantes para el tema que se trata en este capítulo consiste en que durante las sesiones de acupuntura con frecuencia se liberan péptidos opioides, hecho que explica, al menos en parte, la eficacia de la acupuntura (y de otras formas de la medicina energética) para mitigar el dolor en el caso de la fibromialgia, las molestias postoperativas, los dolores menstruales, el codo de tenista y el lumbago. Un caso más dramático se presentó en la serie de televisión de Billie Moyers *Healing and the Mind*, donde, gracias a una anestesia inducida por medio de la acupuntura, un paciente permaneció despierto y consciente durante una operación de cerebro, de tal manera que incluso era capaz de entablar una conversación.[126]

Antes de aprender cómo se reduce el dolor, conviene saber algo sobre sus aspectos fisiológicos y psicológicos.[127] El dolor implica una interacción compleja de factores fisiológicos y psicológicos, y, en cada cultura, las personas responden de forma distinta. David Brester, el ex director del departamento de control del dolor de la Universidad de California, en Los Ángeles, afirma lo siguiente: «El dolor es una sensación, una percepción, una emoción, una cognición, una motivación y una energía».[128]

Imagínate que, durante la noche, estás caminando por la calle, te resbalas con una piel de plátano y te tuerces un tobillo. A continuación, se pone en marcha toda una serie de cosas. Se activan las células nerviosas responsables de identificar cualquier daño o peligro. Estos sensores están distribuidos por toda la piel y el tejido que envuelve los huesos, los órganos, los vasos sanguíneos, la fascia y los músculos. Estas células nerviosas envían impulsos que, en conjunto, forman un «cuadro interno» de la lesión.

Al torcerse el tobillo, las fibras nerviosas que conducen los impulsos de dolor producen dos tipos de sensaciones: un dolor intenso y corto, justo en la rodilla, y un dolor lento, persistente y difuso. El dolor agudo facilita información sobre la ubicación y la gravedad de la lesión y estimula un reflejo, de manera que los músculos se contraigan y que uno traslade el peso para proteger el tobillo. Los circuitos protectores de este tipo entablan una conexión con el sistema nervioso a la hora del nacimiento. Estas sensaciones a corto plazo también se envían a los centros superiores del cerebro. Mientras tanto, las sensaciones a largo plazo advierten de la necesidad del cuidado y protección de la zona lesionada.

El componente de *sufrimiento* en el dolor (junto a las emociones de miedo, ansiedad y enfado que lo acompañan) interactúa con el temperamento y el aspecto de cada uno. Si la persona sigue sufriendo dolor un año después de la caída, esto puede indicar que la lesión nunca se curó del todo y todavía requiere atención, o bien que el dolor se ha convertido en crónico.

El dolor crónico es una de las cosas de la naturaleza menos fáciles de perdonar. El sistema nervioso falla, transmite a la persona una información incorrecta y una falsa alarma. El dolor crónico puede privarnos de nuestra vitalidad y dejarnos indefensos. Los especialistas en medicina del dolor hablan de la «terrible tríada» del dolor crónico: el sufrimiento, el insomnio y la depresión. Además de la angustia que experimenta la víctima y la dificultad que supone para la familia, el dolor crónico puede conducir a la debilidad, la dependencia con respecto a fármacos y otros actos desesperados. Los costes anuales del dolor crónico en países como Estados Unidos se calculan en alrededor de 50 millones de dólares.

Mientras que parte del misterio consiste en encontrar la forma de eliminar el dolor, la otra parte reside en el hecho de que tantas técnicas, aparentemente no relacionadas, den resultado, mientras que los resultados de otras intervenciones, inicialmente exitosas, duren tan poco. Entre las terapias que han demostrado ser eficaces en el tratamiento de los dolores crónicos figuran: la acupuntura, los antidepresivos y los medicamentos antiepilépticos, la aspirina, las inyecciones de beta-endorfina, la estimulación eléctrica en la piel o el cerebro, el ejercicio, los analgésicos narcóticos, la desconexión de las fibras nerviosas a través de la cirugía, los métodos psicológicos como la hipnosis, la relajación, la meditación, el biofeedback, la modificación del comportamiento y las curaciones como placebo. Muchos de los tratamientos eficaces aumentan las endorfinas y las proteínas naturales del organismo que, al ser parecidas a la morfina, eliminan el dolor. Con respecto a otros, se cree que su acción consiste en evitar el acceso que permite que las señales de dolor lleguen al cerebro. La cirugía destruye los nervios que transmiten las sensaciones de dolor. Con todo, aún no se sabe mucho acerca de este tema. ¿Por qué motivo, por ejemplo, vuelve el dolor a menudo seis meses o un año después de la operación que eliminó el mecanismo físico del dolor?

El dolor del miembro fantasma, que se trató en el capítulo 2, indica que existe un complemento energético del dolor físico. El «miembro» del cuerpo energético, aparentemente, emite señales de dolor que el cerebro registra de alguna manera. Esta relación entre el cuerpo energético y el físico hace posible que un test de energía revele los problemas antes de que se puedan detectar mediante un test estándar. Los sanadores con frecuencia se dirigen directamente a la zona de dolor sin que el paciente les indique dónde le duele. En un estudio realizado por algunos profesionales del Noncontact Therapeutic Touch, se midieron de forma independiente los campos energéticos de cincuenta y dos pacientes con dolor crónico. Se produjo un alto consenso entre los profesionales y los pacientes con respecto a la localización del dolor.[129]

Un corolario de la expresión «la materia sigue la energía» es «la sensación refleja la energía». Nuestro bienestar depende de las energías. Al adoptar un enfoque energético en el tratamiento del dolor, no sólo se evitan los efectos secundarios, que casi siempre acompañan a los tratamientos invasivos analgésicos, sino que además se tratan problemas más esenciales. Las mismas técnicas energéticas que calman el dolor también producen la curación. Los puntos calmantes para liberar las energías bloqueadas o caducas, por ejemplo, sirven tanto para mitigar el dolor como para crear espacio para las energías sanadoras.

Cómo superar los problemas digestivos

Si el estómago se resiente después de una comida, haz un masaje, subiendo y bajando a lo largo de la parte interior de los muslos (los puntos linfáticos del intestino delgado), haciendo presión con los dedos. Si con esto no basta, prueba las siguientes técnicas, paso a paso (duración: aprox. 30 segundos cada uno):

1. Estira el abdomen con las manos o inclinándote hacia atrás.
2. Haz una limpieza de la válvula ileocecal (*véase* pág. 317).
3. Con firmeza, masajea los puntos linfáticos del intestino grueso en el exterior de la parte superior de los muslos (*véase* figura 9e, pág. 124).
4. Con firmeza, masajea los puntos linfáticos del intestino delgado, que se sitúan a lo largo del borde de la caja torácica (*véase* figura 9c, pág. 123), empezando por el centro de la caja torácica, y ve bajando por los bordes.

LAS TÉCNICAS ENERGÉTICAS PARA REDUCIR EL DOLOR

En la primera clase de curación energética que impartí, la coprofesora, Hazel Ullrich, quiso demostrar una técnica que acabábamos de aprender en el programa de enseñanza de profesores de *touch for health,* llamada la «persecución del dolor». Preguntó si había alguien entre los alumnos que sufriera dolores crónicos. Había una mujer que sufría dolores cada vez que se levantaba o sentaba, algo que era evidente para todos. Sin embargo, no quería ofrecerse como voluntaria, hasta que finalmente comentó que no quería que los profesores fallaran. Llevaba años con ese dolor y había quedado decepcionada por muchas terapias prometedoras. Hazel respondió: «Esto le ayudará. No importa lo que piense. No es de esas cosas que implican una actitud positiva».

Con esto, la señora consintió en ser el conejillo de Indias. Un test de energía mostró que el dolor se situaba sobre el meridiano de la vejiga, el meridiano más largo del cuerpo. Hazel siguió el dolor a lo largo del meridiano. Tardó mucho tiempo y, cuando el dolor finalmente alcanzó el final del meridiano, empezó a manipular con fuerza y sin parar. Se nos ocurrió que se podía hacer presión en los puntos calmantes del meridiano de la vejiga. Hazel lo hizo y el dolor desapareció por completo. La señora se puso casi histérica de emoción, lloraba y no podía recobrar el aliento. No podía creer que ya no tenía dolores. Era la primera vez en años. El cambio era evidente para todos. Antes no podía ponerse recta del modo en que le dolía la espalda. Ahora, no sólo estaba erguida, sino que además tenía mucho más margen para moverse. Desde entonces, he aplicado y enseñado la técnica de persecución del dolor (*véase* pág. 347) miles de veces y siempre he obtenido unos resultados alentadores.

Otros métodos que se presentan en este capítulo incluyen «la exhalación del dolor», el golpeteo, el estiramiento, los pellizcos, la técnica de absorber el dolor, sedar los meridianos relacionados al dolor, el tratamiento del dolor difuso y el golpeteo en la zona. Cada uno se explica de forma sucinta y siguiendo una complejidad creciente, para que encontrar la técnica adecuada resulte lo más fácil posible. En el capítulo siguiente, se enseñan las técnicas para mitigar el dolor por medio de imanes. Esto y una buena camilla son todos los útiles que preciso.

Exhalar el dolor. La respiración estimula la energía. Al concentrarnos en la respiración, es posible adquirir cierto control sobre el dolor. La técnica de respiración de Lamaze ha ayudado a millones de mujeres a superar los dolores del parto y se puede aplicar a cualquier situación. El procedimiento es simple. Inspira por la nariz, con la boca cerrada, como si estuvieras oliendo una rosa. Espira por la boca, como si estuvieras apagando una vela. Procura que cada respiración sea más lenta que la anterior. Al espirar, liberas algo de la energía relacionada con el dolor. Conviene tener un recordatorio simple, ya que cuando el dolor aparece, la mente no se encuentra en su estado más lúcido. El principio que se enseña con el fin de sobrellevar los ataques agudos de dolor es sencillo: huele la rosa, apaga la vela.

El golpeteo, el estiramiento, los pellizcos y la técnica de absorber el dolor. Todos tenemos el instinto de tocar y masajearnos cuando nos lastimamos. ¡Es un instinto al que debemos prestar atención! Las siguientes técnicas se pueden aplicar en cualquier lugar y, a veces, bastan para solucionar el problema.

El golpeteo. Para tratar los músculos doloridos, como en el caso del dolor de hombro, golpetea la zona. Utiliza los dedos o bien algún objeto con muchos pequeños salientes, como, por ejemplo, un cepillo de pelo con cerdas de nylon. Sigue golpeteando el tiempo que haga falta, durante un minuto o bien hasta que notes que algo se ha liberado y que la energía puede circular libremente. Como el cuerpo está acostumbrado al latido del corazón y los capilares, el golpeteo es un lenguaje que entiende y al que responde.

El estiramiento. Siempre que la zona alrededor del dolor no sea una herida abierta, el estiramiento puede aportar alivio. El dolor concentra un exceso de energía en un solo lugar. Al estirar la zona afectada unos 2 o 3 centímetros alrededor del dolor, algo de esa obturación se deshace. A continuación, hunde los dedos en la zona del dolor y estira el músculo en cada dirección.

Los pellizcos. Al pellizcar ligeramente la piel, se envía una señal al cerebro que dice que el dolor ya no es necesario. Hay que tener en cuenta que esto no puede hacerse con una herida abierta. Lleva el pulgar y el índice a la zona de dolor y, muy ligeramente, pellizca la piel una vez. El pellizco tiene un efecto renovador y desencadena lo que se llama el mecanismo de los husos musculares. El pellizco ligero envía una señal al sistema nervioso, haciendo que se libere la energía atascada en la zona del dolor.

Absorber el dolor. Coloca la mano izquierda en la zona del dolor de la persona a la que quieres ayudar. Siente cómo esta mano, que absorbe energía, extrae el dolor. A continuación, lleva la mano derecha hacia abajo, alejándola del cuerpo. Siente cómo el dolor fluye a través de la mano derecha. Si, en lugar de eso, notas que la energía se queda atrapada en el cuerpo, detente inmediatamente y deshazte de la energía, sacudiendo las manos. Si alguna vez sientes que la energía de la otra persona se ha quedado atrapada en ti, coloca los brazos encima de los codos bajo la corriente de agua fría. Normalmente, es posible absorber el dolor de otro sin que se quede atrapado en uno mismo y, en mis clases, pude ver que esta técnica parece algo instintivo. Como los alumnos de una clase se trataban el uno al otro, he podido comprobar cómo algunos nunca habían oído hablar del método de absorber el dolor, y al identificar una zona dolorosa en su compañero, bajaban automáticamente el brazo derecho, alejándolo de su propio cuerpo.

Sedar el dolor. La técnica que uso con más frecuencia para calmar el dolor consiste en hacer presión en los puntos calmantes de acupuntura asociados a la zona del dolor. La sedación de un meridiano libera la energía sobrante, al mismo tiempo que calma el meridiano o el músculo. No debilita, sino que renueva la circulación de energía. El mapa de los músculos y los meridianos (*véase* figura 43) muestra los 14 meridianos y los músculos correspondientes. Para hacer presión en los puntos calmantes de acupuntura (duración: aprox. 4 minutos):

1. Sirviéndote de la figura 43, identifica un músculo que esté en la zona del dolor.
2. Busca el nombre del meridiano que corresponde al músculo.
3. Consulta la figura 26 (*véanse* págs. 161-164) para encontrar el diagrama que corresponde al meridiano. Observa los puntos calmantes con el nombre «primero» y «segundo».
4. Con firmeza, pero sin hacer fuerza, haz presión en los puntos calmantes con el nombre «primero» durante 2 o 3 minutos.
5. Haz presión en los puntos con el nombre «segundo» durante 1 o 2 minutos.

Suponiendo que el dolor esté en el lado izquierdo del cuerpo y, después de consultar la figura 43, vemos que el músculo que atraviesa la zona del dolor está regido por el meridiano del estómago. En la figura 26 veremos que para el primer punto calmante en el meridiano del estómago tendremos que hacer presión en el dedo índice y el segundo dedo del pie en el lado izquierdo del cuerpo. Para alcanzarlos, siéntate en una posición cómoda y lleva la mano izquierda al segundo dedo del pie, coloca el pulgar y el dedo corazón alrededor del dedo del pie, dejando que el dedo índice sobresalga. Con la mano derecha, haz presión en los puntos en el dedo índice. Después de 2 o 3 minutos, pasa a los segundos puntos, en la parte superior del pie izquierdo. Si el dolor está en el lado derecho, simplemente da la vuelta a estas instrucciones.

Aliviar el dolor de muelas. La misma estrategia que usábamos para sedar el meridiano que rige el músculo en la zona del dolor se puede emplear para tratar el dolor de muelas. Consulta el mapa dental (*véase* figura 44). Cada diente está identificado por el meridiano que lo gobierna. Al sedar estos meridianos, no sólo se calmará el dolor, sino que también se iniciará un proceso de curación. He enseñado esta técnica a numerosos clientes que venían a consultarme por un problema en concreto, pero que también tenían dolor de muelas a causa de una caries aún no tratada. En más de un caso, al acudir al dentista para que les pusiera un empaste, ya no existía la caries. ¡Los dientes se pueden curar! El dentista me había dicho que tenía caries en tres muelas, que se curaron tras haber sedado el meridiano de la muela afectada cada día durante unas cuatro semanas. Como mínimo, la aplicación de esta técnica puede calmar un dolor de muelas hasta que se pueda ir al dentista.

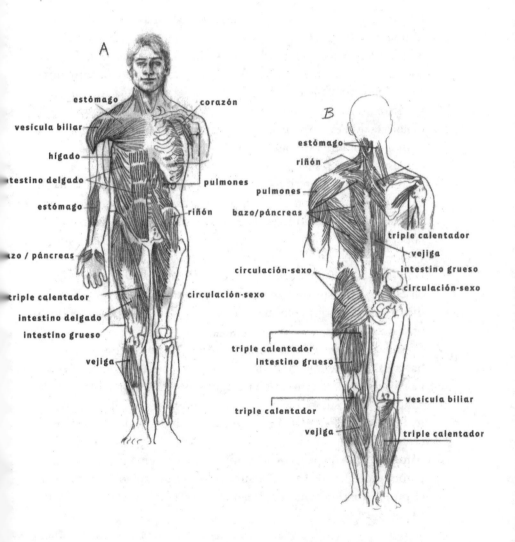

Figura 43.
El mapa de los músculos y los meridianos

Una técnica de curación hopi para el dolor difuso. Existe una práctica hopi que resulta ideal para tratar los dolores dispersos por zonas más extensas del cuerpo, especialmente si se deben a una enfermedad autoinmune como la fibromialgia o el lupus. También sirve para otras clases de dolor difuso, como, por ejemplo, el dolor de espalda o de músculos. La técnica sencillamente envía un mensaje al cerebro en el que le dice que acabe con el dolor (duración: de 2 a 3 minutos):

1. La persona debe tumbarse boca arriba. Haz una limpieza de la columna (*véase* pág. 119)
2. Enrosca los dedos y coloca los dedos de una mano en el lado de la columna que está más cerca de ti. Puedes empezar por la parte inferior, si pretendes que la energía suba; empieza por la parte superior si la persona suele sufrir dolor de cabeza.
3. Coloca la otra mano, con los dedos enroscados, encima de la primera mano, atravesando la columna, de forma que se quede entre los dos conjuntos de dedos enroscados.
4. Realizando cierta presión con los dedos, pasa las manos a lo largo de la columna. Al mismo tiempo, irradia energía a través de los dedos, como si fueran rayos láser, hacia el interior de la espalda de la persona.
5. Una versión alternativa consiste en apoyar ambos pulgares en el lado de la espalda que quede más cerca de ti y todos los demás dedos en el lado opuesto de la columna, siguiendo la línea en cualquier dirección. Después, colócate al otro lado de la persona y repite el proceso.
6. En lugar de subir y bajar por la columna en línea recta, se pueden hacer espirales a lo largo de la misma. Con los dedos de una mano, haz espirales en el sentido de las agujas del reloj sobre el lado de la columna que esté más lejos de ti, y, con los dedos de la otra mano, realiza espirales en el sentido contrario sobre el lado que esté más cerca.
7. Antes de acabar, pellizca y levanta la piel encima de la columna, empezando por la cintura y subiendo por la espalda. Detente en el punto donde no haya suficiente piel suelta para pellizcar y levantar.

A

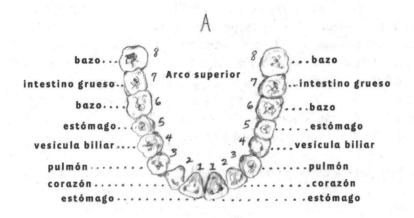

Arco superior

bazo...	8	8	...bazo
intestino grueso..	7	7	..intestino grueso
bazo....	6	6	....bazo
estómago..	5	5	.....estómago
vesícula biliar....	4	4	....vesícula biliar
pulmón.......	3 2 1 1 2 3	.......pulmón
corazón..........	........corazón
estómago............	.........estómago

B

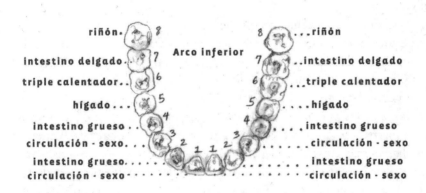

Arco inferior

riñón.	8	8	...riñón
intestino delgado..	7	7	..intestino delgado
triple calentador..	6	6	...triple calentador
hígado...	5	5	....hígado
intestino grueso ..	4	4	....intestino grueso
circulación - sexo...	3 2 1 1 2 3	......circulación - sexo
intestino grueso.....	.......intestino grueso
circulación - sexo......	.....circulación - sexo

Figura 44.
El mapa dental

345

Un día, en una clase en Australia, realicé una demostración de la limpieza de los chakras. Advertí que los circuitos en las energías de la mujer que se había ofrecido como voluntaria estaban desconectados. Se quejaba de que le dolía todo el cuerpo y la energía en el sistema nervioso tenía una característica particular que me resultó familiar. Le pregunté si padecía fibromialgia. Me lo confirmó. Le pedí que se diera vuelta y le hice el tratamiento que se ha descrito anteriormente. Al final de la sesión, el dolor había desaparecido. No se sorprendió, ya que conocía la técnica. En cambio, la que se sorprendió fui yo, puesto que pensaba que había inventado la técnica, pero ella me explicó que con excepción de alguna pequeña variación, era idéntica a una técnica de curación hopi que se había transmitido por vía oral y que había aprendido de un anciano hopi.

El golpeteo en la zona afectada. El golpeteo en la zona afectada se basa en la reflexología podal, que alberga todo el cuerpo en las zonas que se muestran en la figura 45. Con el golpeteo en la zona afectada, se localizan los puntos en los lugares de dolor. Esta técnica resulta sumamente útil para el dolor localizado, a diferencia del dolor difuso. Calculo que entre un 70 y un 80 % de las personas que conozco y que han probado el golpeteo en la zona afectada ha experimentado, como mínimo, cierto alivio.

Las zonas se encuentran tanto en la parte frontal como en la parte posterior del cuerpo. Las partes más blandas, que se hallan en el lado frontal y en el interior de los miembros, se consideran yin. En los brazos y las piernas, las zonas yin son aquellas donde el vello no crece tan fácilmente. La figura 45 muestra que las zonas yin del cuerpo incluyen la planta de los pies, la palma de las manos, el lado interior de los brazos y las piernas, la parte frontal del cuello y la cara. Las partes del cuerpo con la piel más áspera, principalmente en el lado posterior, se consideran yang. El lado yang del cuerpo incluye también la parte superior de los pies y de las manos, la parte exterior de los brazos y de las piernas, así como la parte posterior de la cabeza y la nuca. Para hacer golpeteo en la zona (duración: aprox. 2 minutos):

1. Localiza la zona del dolor (el espacio entre las líneas) en la figura 45.
2. Busca el número que corresponde a la zona del dolor. Si está debajo de la cintura, golpetea el tobillo (A en el diagrama). Si el dolor se encuentra en la parte superior de la cintura, golpetea la muñeca (en el diagrama).

3. Si el dolor está en la parte frontal del cuerpo (yin), golpetea la parte interior del tobillo o de la muñeca (yin). Si el dolor se halla en la parte posterior del cuerpo (yang), golpetea la parte exterior del tobillo o la muñeca (yang).
1. Busca el punto en los tobillos o las muñecas, señalado en el diagrama, que corresponde al dolor. A3 significa que el dolor está en la zona 3, debajo de la cintura.
2. Golpea el punto unas 10 veces. Detente durante unos 10 segundos y vuelve a golpearlo durante otros 90 segundos. Con esto debería bastar. El golpeteo sin interrupción calma los impulsos lentos y persistentes, mientras que, al interrumpirlo, se calman los impulsos rápidos e intensos.
3. El dolor suele calmarse poco a poco durante los siguientes 10 minutos después del golpeteo. Si la mayor parte del dolor ha desaparecido, pero no todo, golpetea la misma zona en el lado opuesto del cuerpo.

Se puede hacer el test de energía para asegurarse de actuar en el punto correcto, aunque golpear el punto equivocado tampoco supone ningún peligro. Si no estás seguro, si el dolor se halla en la zona 1, 2 o 3 de la parte interior del tobillo, haz el test de energía mientras vas tocando cada punto. Tendrás un resultado bajo en la zona que necesita el golpeteo, y, por el contrario, alto en las otras dos.

La persecución del dolor. Si sufres algún dolor crónico y el dolor se encuentra sobre la línea de un meridiano, esta técnica resultará útil. Podemos imaginarnos que estamos exprimiendo el dolor del meridiano, como si fuera un tubo de dentífrico. Es posible llevar a cabo esta técnica solo, aunque siempre resulta agradable que otra persona nos ayude (duración: de 5 a 30 minutos):

1. Identifica el meridiano donde se encuentra el dolor (*véanse* figuras 10-23).
2. Coloca el dedo de una mano en el centro del dolor y el otro dedo de la otra mano en el inicio del meridiano. Presiona con fuerza con ambos dedos.
3. El dolor siempre tiene un punto gemelo (al menos un punto equivalente en cuanto a sensibilidad sobre el meridiano), aunque tal vez no seas consciente de ello hasta que no lo estimules. Dejando el dedo sobre el lugar dolorido, avanza lentamente con la otra mano a lo lar-

go del meridiano, a pequeños tramos de la anchura de un dedo hasta encontrar un lugar donde sientas dolor.

4. Una vez ubicado, haz presión simultáneamente en ese punto y en el punto donde sientas dolor. En uno de los puntos, el dolor, normalmente, se desvanece en menos de tres minutos. Esto ocurre porque estás abriendo un canal para que la energía que estaba bloqueada pueda volver a fluir.

5. Retira el dedo del punto que ya no duele. Si es el segundo punto, sigue arrastrando el dedo hacia el punto original, en tramos de la anchura de un dedo. Si, en cambio, es el punto original el que deja de doler, separa un dedo del otro a una distancia de la anchura de un dedo, hacia el final del meridiano. De nuevo, aprieta con bastante firmeza. Continúa hasta que encuentres un segundo punto dolorido. A continuación, repite el paso 4.

6. Finalmente, uno o bien un conjunto de dedos llegará al final del meridiano. Si los dedos se encuentran el uno al lado del otro, lleva el dedo del punto que no duele a la anchura del dedo hacia el extremo opuesto del meridiano de donde partió.

7. Por último, un dedo llegará al final del meridiano. Una vez allí, «persíguelo» con el otro dedo, en pasos de la anchura de un dedo.

8. Continúa hasta que hayas reseguido el dolor hasta llegar a un extremo del meridiano. Si el dolor se queda «estancado», ejerce presión en los puntos calmantes de acupuntura en el extremo del meridiano (*véase* figura 26, págs. 161-164).

Estas técnicas (que incluyen la respiración, el golpeteo, el estiramiento, el pellizco y la presión), cuando se aplican por separado o juntas, pueden proporcionar un alivio sustancial para una gran variedad de afecciones.

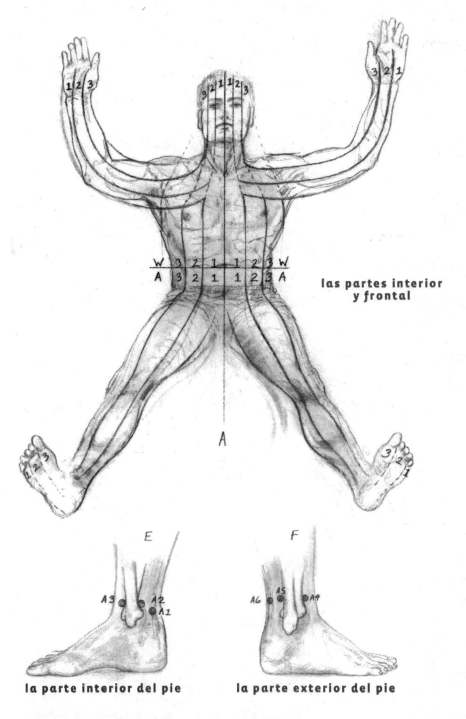

las partes interior y frontal

la parte interior del pie

la parte exterior del pie

Figura 45.
Las zonas de dolor

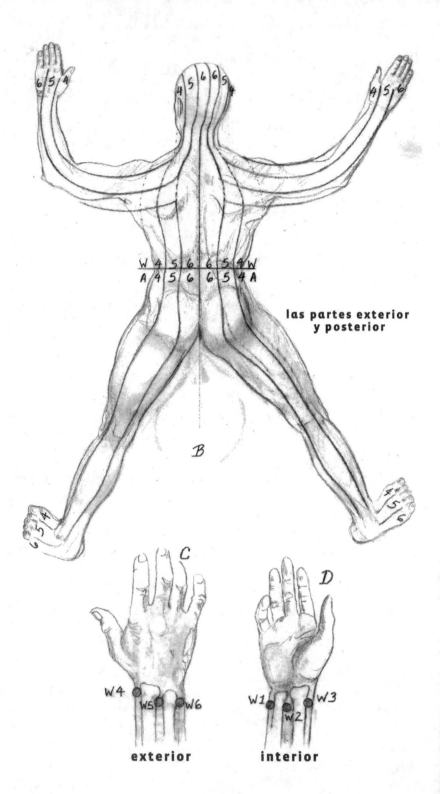

las partes exterior
y posterior

B

C

exterior

D

interior

La intrincada relación entre el dolor físico y el emocional

El dolor físico puede dar lugar al dolor emocional. Y el dolor emocional puede generar el dolor físico. La interacción entre estos dos puede ser complicada y confusa.

Mi hija Tanya sufría desde hacía varios días un dolor intenso en los ovarios. Hiciera lo que hiciera, nada conseguía calmárselo; incluso, en ocasiones, se doblaba y retorcía de dolor. Como quiso por azar, justo en ese momento tuve que hacer escala en la ciudad en la que ella vivía en ese momento y vino a verme al aeropuerto. Sospechaba que existía algún problema de mayor importancia con su organismo, tal vez una enfermedad grave. Misteriosamente, todos los remedios que deberían haberle calmado el dolor no dieron resultado. Sentadas en un aeropuerto muy transitado y con poco tiempo, empecé a hacerle tests de energía. Este test se puede hacer en cualquier parte. Examiné los puntos de alarma. Cada uno de ellos dio un resultado bajo, hecho que me indicó que todos los meridianos estaban alterados y que tenía que examinar más en profundidad para encontrar el origen del problema. Al examinar los ritmos, el invierno dio bajo, mientras que los otros estaban bien. Esto redujo el problema a los dos meridianos que están gobernados por el invierno: la vejiga y el riñón. Y puesto que el riñón rige los ovarios, decidí hacer presión en los puntos calmantes del meridiano del riñón.

Cuando coloqué los dedos sobre estos puntos, me quedé aterrorizada. El miedo es la emoción de estrés del invierno y le comenté lo que estaba experimentando. Ella me dijo que no había nada que la asustara. Su cara estaba pálida y tenía unas ojeras oscuras. En pocos minutos, el color había vuelto a su cara y las ojeras se aclararon. Al seguir haciendo presión, empezó a sentir olas de miedo que salían de su cuerpo. En un abrir y cerrar de ojos, reconoció que, bajo el estrés, estaba experimentando mucho miedo a quedarse atrapada para siempre bajo un montón de cosas estresantes con las que estaba luchando en ese momento. El miedo había bloqueado la energía alrededor de los ovarios. Mientras seguí haciendo presión en los puntos, el miedo, que había llegado a su conciencia, se fue liberando poco a poco. Cinco minutos después, las energías empezaron a fluir a lo largo del meridiano y el dolor desapareció por completo. Ya no tenía miedo ni dolor, y había recuperado la confianza y yo pude continuar mi viaje.

Tanto si el origen del dolor es físico como emocional, a veces es posible liberarse de él en muy poco tiempo (duración: de 10 a 15 minutos):

1. Primero, determina cuál de los cinco ritmos está desequilibrado, usando el test indicador general (*véase* pág. 102) pasando la mano en cada una de las cinco direcciones desde el centro del cuerpo.
2. Consulta la figura 35 (*véase* pág. 259) para buscar la emoción de estrés del ritmo y los meridianos gobernados por él.
3. Determina cuál de los meridianos de este ritmo está alterado. Si te identificas con la emoción de estrés indicada, averigua si está relacionada contigo (miedo, enfado, etcétera hacia uno mismo) o más bien hacia el exterior (miedo por el mundo, enfado contra otros, etcétera). Si se trata de una emoción interior, se corresponde con el meridiano yin, y, si se dirige al exterior, es yang. Otra posibilidad consiste en hacer el test de energía de los meridianos que pertenecen al ritmo, usando los puntos de alarma (*véanse* págs. 153-166).
4. Una vez identificado el meridiano, haz presión en los puntos de refuerzo y calmantes (*véase* figura 26, págs. 161-164).
   a. Haz presión en los puntos calmantes si el dolor implica congestión, tristeza, sentimientos reprimidos o dificultades de liberar o relajarse.
   b. Haz presión en los puntos de refuerzo si es necesario evocar fortalecimiento o fuerza. Si el meridiano en cuestión es el corazón o el bazo, usa sólo los puntos de refuerzo.
5. Por lo general, conviene hacer presión en los puntos neurovasculares (*véase* pág. 129) cuando los sentimientos están relacionados.

Los sentimientos son el producto de la bioquímica, así como, naturalmente, del estilo cognitivo, las percepciones y los eventos de la vida de una persona. El trabajo con el estrés de un meridiano que está implicado en el dolor físico o emocional genera una bioquímica más favorable para superar el dolor.

LA PREGUNTA DE UN NIÑO

Aunque éste sea el capítulo más breve del libro, para algunos será el más importante. Me solía preguntar: «¿Por qué nos hace sufrir dolores el mismo Dios que creó la alegría y el éxtasis?». ¿No podrían Dios o la naturaleza haber encontrado un sistema de aviso menos duro para llamar nuestra atención? Y, por supuesto, existen muchas señales. Antes que aparezca el dolor de la enfermedad hay señales en el cutis, la digestión, el humor, el nivel de energía y otros síntomas menores, todos ellos mucho menos agresivos que el dolor. Si pudiera elegir, la mayoría de la gente, con mucho, preferiría saber cómo interpretar las energías sutiles como un indicador de problemas potenciales en vez de tener que depender del dolor. Es extraño que nuestra cultura no nos enseñe, desde la infancia, a interpretar este indicador y tomar las medidas necesarias. Entonces, el dolor se podría reservar únicamente para los casos de emergencia. Al igual que las acciones feroces y protectoras de una madre, ante cualquier amenaza, con su fuerza inequívoca e imperiosa, es capaz de salvarnos la vida. El dolor como último recurso no siempre se puede evitar. Pero si entendemos el cuerpo como un sistema energético y cuidamos de su equilibrio y vitalidad, hay muchas cosas que se pueden hacer para que nos amenace con menos frecuencia.

CAPÍTULO 11

NADAR EN CORRIENTES ELECTROMAGNÉTICAS

EL SACAR PARTIDO DE UN ECOSISTEMA ALTERADO

Nuestro mundo moderno empezó hace poco más de cien años, cuando Thomas Edison enseñó por primera vez su lámpara eléctrica... Actualmente, estamos inmersos en un mar de energía fruto, casi por completo, del hombre.

— ROBERT BECKER
Corrientes cruzadas

En el centro de la Tierra, hay hierro fundido que va girando y creando un campo magnético que rodea al planeta. Este campo interactúa con unas partículas atómicas de alta energía procedentes del Sol. Juntos, forman un campo geomagnético que protege la Tierra de la fuerza pura de las energías solares. Sin este armazón no habría vida, e incluso las fluctuaciones menores dentro de esta capa afectan tanto a la conducta como a los sistemas biológicos. Las fluctuaciones extremas, tales como cuando los polos Norte y Sur intercambian su lugar (hecho que ha ocurrido numerosas veces a lo largo de la historia de la Tierra, pero no desde la existencia del hombre), coincidieron con la extinción de muchas especies. En el interior del armazón geomagnético de la Ttierra, no sólo hemos aprendido a generar y manipular fuerzas magnéticas, sino también a saturar la atmósfera con frecuencias fruto del hombre que ahora llenan el espectro electromagnético al completo. Nuestra evolución tuvo lugar dentro de un ecosistema electromagnético muy diferente del actual.[130]

Mientras que se debaten con gran efusión los peligros de la contaminación eléctrica, está claro que la energía electromagnética en el medio influye en los meridianos, los chakras y los demás sistemas energéticos. También es evidente que su impacto puede ser tanto favorable como desfavorable. Este capítulo muestra cómo se pueden minimizar los daños y aprovechar las fuerzas magnéticas.

CREAR UN MEDIO QUE FOMENTE LA SALUD

El cuerpo precisa el campo electromagnético de la Tierra. Una enferme-dad que apareció en Japón, entre unos trabajadores industriales que pasa-ban muchas horas dentro de unos edificios metálicos, aislados del campo magnético natural de la Tierra, y conocida con el nombre de síndrome de deficiencia del campo magnético, incluía síntomas como el insomnio, una escasa energía y dolores generales. La aplicación de unos campos magnéticos artificiales consiguió aliviar estos síntomas.[131] Un síndrome similar se observó en los cosmonautas rusos que, después de más de un año en el espacio, habían perdido más del 80 % de la densidad de los hue-sos. El problema se resolvió al introducir campos magnéticos artificiales potentes dentro de la nave espacial.[132]

No solemos tener en cuenta el efecto que los campos magnéticos tie-nen sobre los tejidos biológicos. Las limaduras de hierro, las cucharas de acero y las agujas de las brújulas parecen estar constituidas de una sustancia completamente distinta de la carne humana. Resulta, sin em-bargo, que, además del hierro contenido en la sangre, todos los seres vivos albergan cristales diminutos de magnetita, un mineral magnético natural compuesto de óxido de hierro negro. Esta magnetita registra, continua-mente, cambios en nuestra relación con el campo electromagnético de la Tierra y nos ayuda a orientarnos en este campo.[133] La magnetita es la piedra imán que los prehistóricos usaban para sus pociones curativas y sus ceremonias. Los cristales de magnetita en el cuerpo son tan pequeños que sólo se pueden ver a través de un microscopio electrónico.

La concentración de cristales de magnetita que se midió en el cerebro humano es bastante más baja que la que se registró en aves, abejas y peces. Según los científicos, la magnetita en los animales les ayuda a orientarse. Las magnetitas que están dentro de las bacterias, de hecho, las convierten en «agujas de brújulas flotantes que se orientan en el campo magnético de la Tierra».[134] La concentración relativamente baja en los seres humanos explica tal vez por qué, dependiendo exclusivamente de nuestra intuición, no somos capaces de orientarnos del mismo modo que las aves o las abe-jas; sin embargo, es lo suficientemente potente como para explicar los efectos que los campos magnéticos naturales y artificiales tienen sobre la salud.

Los gobiernos y la industria se han mostrado poco dispuestos a re-conocer el potencial impacto adverso que los campos electromagnéticos artificiales ejercen sobre la salud. Debido a mi trabajo, sin embargo, soy a menudo testigo de las secuelas que generan en la vida humana. Aunque estos campos no resultan perjudiciales para la mayoría de la gente, para algunos individuos sensibles pueden tener efectos nefastos. Antiguamente, se enviaba un canario al interior de una mina para asegurarse de que no hubiera gases tóxicos. Si el canario dejaba de cantar, sabían que había muerto y que el pozo estaba contaminado. Las personas que son especialmente sensibles a los campos electromagnéticos han servido de «canarios». Sin embargo, el problema va incrementándose.

Cientos de estudios, realizados a lo largo de las tres últimas décadas, investigan el efecto que tienen los campos electromagnéticos sobre la salud y dan lugar a sentimientos cruzados. Al igual que ocurre con los desiguales resultados de la investigación sobre los peligros del tabaco, ciertos intereses creados influyen en los resultados. Un informe muy divulgado y con gran repercusión, publicado en 1996 por una comisión de la prestigiosa Academia Nacional del Consejo Nacional de Investigación, concluyó que los campos electromagnéticos no representaban ningún riesgo para la salud.[135] Menos conocido, sin embargo, es otro estudio de la comisión que demuestra que los niños que viven cerca de las líneas de transporte eléctrico presentan elevados índices de leucemia. Cuando se les preguntó por otras posibles causas que no fueran los campos electromagnéticos, «los miembros del comité dijeron que no lo sabían».[136] Los descubrimientos del Consejo Nacional de Investigación se han criticado por haber destruido algunos de los estudios existentes más importantes que revelan los peligros que representan los campos electromagnéticos para la salud. Otro informe publicado por la Agencia de Protección Ambiental de EE.UU. (APA) halló una relación entre los campos electromagnéticos y el cáncer. Aparentemente, la Fuerza Aérea y la Casa Blanca intentaron destruir este informe porque «podría resultar innecesariamente alarmante para el público», pero algunos miembros del personal de la APA se alarmaron tanto que filtraron una copia del esbozo de los resultados a la prensa. El informe eliminado afirmaba:

Los estudios que muestran que la leucemia, la linfoma y el cáncer del sistema nervioso en niños expuestos a campos magnéticos generados por sistemas de distribución residencial de electricidad de 60 Hz, y que fueron confirmados por unos resultados similares en adultos, incluida también la exposición a las frecuencias eléctricas, presentan un patrón constante que, si bien no lo prueba, indica que existe una relación causal.[137]

Mientras que los campos eléctricos y magnéticos (CEM) «existentes dentro de la naturaleza resultan armoniosos y beneficiosos con respecto a la vida [….] los CEM artificiales tienen un tamaño entre 100 y 200 veces mayor que hace sólo dos generaciones».[138] La descarga de los CME artificiales puede endurecer las membranas celulares, alterar el ADN e «influir negativamente en la producción de hormonas y los procesos neurológicos [lo que lleva a] un envejecimiento acelerado, una concentración elevada de glucemia, así como de lípidos, una tensión alta, un mayor número de alteraciones en la regulación neuronal, y pone en peligro los sistemas central, cardiovascular e inmunológico».[139] Los efectos en la salud pueden ser nefastos. Por ejemplo, se ha demostrado que la gente cuyo trabajo implica una exposición a niveles elevados de CME, como los técnicos encargados del tendido y mantenimiento de cables telefónicos, presentan una incidencia de ciertos tipos de cáncer hasta seis veces mayor que el promedio.[140]

Un estudio de 2002 sobre los CME, publicado por el Instituto Nacional de Ciencias de la Salud Ambiental (INCSA) del Instituto Nacional de Salud, tras haber revisado los resultados por parte de algunas organizaciones conservadoras, como la Asociación Médica Americana y la Sociedad Americana de Cáncer, que daba pocos motivos para alarmarse, concluyó: «Aunque los científicos todavía están debatiendo sobre el posible peligro de los CME para la salud, el INCSA recomienda una educación continuada para reducir el nivel de exposición».[141] A pesar de que las organizaciones industriales y gubernamentales, con una apuesta en el status quo, sigan negando la relación entre la exposición electromagnética y ciertas enfermedades, páginas como www.emfpollution.com facilitan links con artículos que resultan alarmantes y convincentes, al mismo tiempo que ofrecen una versión diferente.

No me cabe la menor duda de que la exposición constante e inevitable a los campos electromagnéticos creados por el hombre tiene efectos perjudiciales subclínicos para mucha gente, al agotar y alterar sus energías, lo que provoca o agrava un gran número de enfermedades. Los aparatos de vídeo, los teléfonos celulares, los tendidos eléctricos, los transformadores, las mantas eléctricas, las lámparas fluorescentes y los hornos microondas son todos posiblemente perjudiciales. Los intentos por combatir este problema se han convertido en un desafío cada vez mayor dentro de mi propio trabajo. Aunque sigue siendo un campo en gran parte inexplorado, puedo ofrecer algunas estrategias si tienes la sospecha de que los campos electromagnéticos (tanto si son de procedencia humana como si proceden de los depósitos minerales de la Tierra) están perjudicando tu salud.

CONTRARRESTAR EL MAGNETISMO CON IMANES

Las corrientes eléctricas penetran en cada célula y tejido del organismo. Dondequiera que existan corrientes eléctricas, se generan campos eléctricos y magnéticos. Los campos eléctricos se deben a la presencia de partículas cargadas, como los electrones, mientras que los campos magnéticos se generan a partir del movimiento de estas partículas, como ocurre con una corriente de electrones.[142] Hasta hace poco, no se podía medir el campo magnético del cuerpo humano, pero ahora existen nuevos instrumentos lo suficientemente sensibles como para poder llevar a cabo esta tarea. John Zimmermann, del Bio-Electro-Magnetics Institute, observó las ventajas que supone el trabajo con los campos magnéticos del cuerpo a diferencia de trabajar con los campos eléctricos: la información adquirida es más precisa; los campos magnéticos pasan por los huesos y todos los demás tejidos de forma prácticamente inalterable, mientras que las corrientes eléctricas quedan bloqueadas por los huesos; además, para obtener información sobre el campo magnético de una persona, no se requiere ningún contacto. A diferencia de los rayos X, las tinturas, las sustancias radioactivas y la exposición a corrientes eléctricas, las ecografías son totalmente inofensivas.[143]

Existen cada vez más indicios de que los campos magnéticos están relacionados con el proceso de curación. La radiación electromagnética que emana de las manos de un sanador aumenta notablemente cuando están proyectando energía curativa a un paciente.[144] La aplicación de energía electromagnética en el tratamiento de células dañadas bajo condiciones controladas hace que éstas se regeneren, un principio que se ha utilizado para acelerar la recuperación de huesos fracturados.[145] Incluso los testimonios presentados en los medios públicos, donde se muestran casos de atletas y otros famosos que, gracias al uso de imanes, han conseguido calmar sus dolores y aumentar su rendimiento, están apoyados por pruebas científicas que demuestran que los imanes realmente poseen propiedades curativas (*véase* www.magnetictherapy.com).

Por ejemplo, un estudio del Baylor College of Medicine demostró que la magnetoterapia puede reducir los dolores. Cincuenta pacientes a los que les diagnosticaron el síndrome de pospolio y que sufrían dolores musculares o artritis se dividieron en dos grupos. A un grupo se le aplicó imanes activos durante 45 minutos en la zona del dolor, mientras que en el otro grupo se utilizó un objeto inerte como placebo en la zona donde tenía dolor. Ni el paciente ni el médico sabían si su objeto tenía un campo magnético activo. El índice de dolor de los pacientes tratados con el imán activo disminuyó un promedio de un 4,4 sobre 10 en el cuestionario sobre dolores de McGill. El índice para el grupo de placebo se redujo un promedio de 1,1.[146] Un resumen de los estudios, publicado por el Council of Magnetic Therapists (Consejo de magnetoterapeutas), sugiere que los imanes han producido mejorías en un gran número de dolencias, incluidas la tendinitis, la circulación sanguínea, la neuropatía diabética, los quistes óseos, la hipertensión, la atrofia del nervio óptico, la parálisis facial y la curación de fracturas.[147]

Aunque llevaba años empleando los imanes de un modo terapéutico, la primera experiencia que me hizo ver que los imanes podían ser más que sólo una estrategia marginal de curación fue cuando me consultó una mujer con coronariopatía. Sufría hipertensión y fibrilación y su corazón tenía latidos irregulares. Un electrocardiograma mostró que su corazón estaba gravemente afectado y el doctor temía que tuviera propensión a sufrir un infarto de miocardio. Al pasar el dedo, muy ligeramente, por su meridiano del corazón, tuvo tanto dolor que casi saltó de la camilla. La energía a lo largo del meridiano, especialmente en la sección entre el codo y la parte superior del brazo (donde empieza el meridiano), era tan espesa que no podía fluir bien. Conseguí despejarla hasta cierto punto, pero sabía que una mejoría sólida requería un trabajo continuado. Mi agenda no me permitía tener otro cliente habitual, de modo que le ofrecí lo mejor que tenía en mis manos. Incluía una serie de ejercicios energéticos para liberar las energías alrededor del corazón, y con más esperanza que confianza, pegué con celo cuatro imanes en cuatro puntos de acupuntura diferentes sobre el meridiano del corazón. Le aconsejé que llevara los imanes durante medio día, a lo largo de una semana, y que los quitara de inmediato ante cualquier alteración.

Me llamó unos días más tarde para comentarme que el doctor y su marido estaban sorprendidos de lo bien que la veían. El médico quería saber más sobre el tratamiento. No sólo había desaparecido el dolor en la zona del corazón, sino que también las fibrilaciones, los latidos irregulares y la tensión estaban descendiendo. Aunque no puedo recomendar de forma general el uso de imanes para tratar problemas cardíacos y jamás pondría un imán directamente sobre el corazón, creo que es un campo que merece la pena investigarse.

También he obtenido buenos resultados con imanes a la hora de calmar dolores, liberar energías bloqueadas y ayudar a la curación de fracturas. Debido a su cualidad protectora con respecto a los campos electromagnéticos que provocan enfermedades, pueden llegar a salvar la vida de una persona.

Algunos principios básicos. El uso terapéutico de imanes no se reduce a pegar unos cuantos sobre el cuerpo o colocar un parche magnético sobre una zona problemática. Es muy importante tanto la fuerza del imán como el polo que está en contacto con la piel y la zona en que éste se coloca. Si se calculan mal estos factores, el uso de imanes puede llegar a ser perjudicial en vez de beneficioso. Por ejemplo, en un estudio, se colocó a varias personas mirando hacia el norte en un campo magnético y el resultado fue nerviosismo y confusión, al mismo tiempo que se inhibió la actividad eléctrica del cerebro. Los sujetos que estaban orientados hacia el este, sin embargo, estaban calmados.[148]

Ante el número creciente de empresas que promocionan las maravillas de la magnetoterapia, parece que es más el sentido de los beneficios que la educación lo que rige el campo. Por desgracia, muchos de los objetos comerciales que están a la venta para la magnetoterapia, como las coderas, las pulseras, las tiras para los tobillos, las fajas para la espalda y las almohadillas, contienen imanes que se distribuyen de forma arbitraria, sin tener en cuenta la importancia de la polaridad o bien se disponen de tal manera que el lado sur está en contacto con la piel. El lado sur de un imán puede ayudar, por ejemplo, a los atletas y otros deportistas a estimular la circulación, pero también puede provocar más dolor, fomentar las infecciones y promover el crecimiento de tumores. Un conocimiento básico de los imanes y de cómo usarlos resulta imprescindible.

Otro aspecto complicado en relación con el trabajo con los imanes consiste en el hecho de que la fórmula que puede resultar útil un día puede dejar de funcionar una vez que éstos hayan cambiado el campo magnético. Si se es consciente de este dilema es posible contrarrestarlo. Por ejemplo, si un imán que ha ayudado a sentirnos mejor empieza a hacernos sentir mal, podemos darle vuelta. Así se equilibrará el efecto contraindicado, normalmente en un minuto. Después hay que retirar el imán. Si, por equivocación, colocamos el lado sur en lugar del lado norte sobre la piel, el dolor y la incomodidad aumentarán de inmediato.

Cómo hacer el test de la polaridad de un imán. Las palabras «norte» o «sur» en un imán pueden ser engañosas, puesto que existen dos sistemas contradictorios de etiquetar los imanes. Uno, que se usa principalmente en la navegación y en la industria, identifica como norte el lado que señala el norte usando el imán como brújula. Es decir, en la navegación, el sur se considera el norte, porque señala este punto. Pero, puesto que los *opuestos* se atraen, es en realidad el sur el que señala el norte magnético de la Tierra. De acuerdo con esto, los físicos llaman el lado que señala el norte el lado sur, lo que resulta más preciso en términos técnicos. El último se está convirtiendo también en el estándar dentro de la magnetoterapia, y será el que se usará en este libro.

La manera más fácil de averiguar cuál es el lado norte y sur de un imán es usando una brújula. El lado de la aguja que señala el norte magnético de la Tierra también señalará el lado norte del imán. Para marcar el lado norte del imán, se puede usar pintura al óleo o esmalte de uñas.

Si no se dispone de un compás, es posible hacer el test de energía para medir el efecto que tiene el imán tiene en el organismo, y así determinar cuáles son los lados norte y sur. Colócate el imán sobre la oreja izquierda y pide a alguien que te haga el test de energía. Perderás energía cuando el imán te toque la piel con el lado norte. En realidad, el imán no te está debilitando, pero, puesto que el lado norte atrae energía, lo que hace es absorber la energía de las extremidades. Con el sur advertirás una especie de estimulación, al enviar energía a las extremidades. Más tarde, tal vez tengas la oportunidad de usar un compás para comprobar el resultado del test de energía.

Cómo sanar una fractura de brazo o de pierna

Determina los lados sur y norte de tres imanes redondos, siguiendo las instrucciones anteriormente mencionadas. Sujétate uno de los imanes sobre el cuerpo, de manera que el norte toque la piel justo encima de la fractura. Pega el norte del segundo imán sobre la piel por debajo de la fractura. Y pega el sur del tercer imán a unos centímetros arriba de la fractura, hacia la cabeza. Esto crea un circuito cerrado de energía que reduce el dolor y ayuda a reparar los huesos. Deja que el cuerpo recupere su estado magnético normal; para ello, quítate los imanes durante varias horas cada día.

Los imanes se pueden usar como complemento de otras técnicas contra el dolor presentadas en el capítulo anterior, y se aplican los mismos principios que si se trabajara con las energías electromagnéticas en el ambiente.

Existen algunas contraindicaciones a la hora de trabajar con imanes. No se debe colocar un imán sobre un marcapasos o sobre el vientre durante el embarazo. El lado sur del imán, que estimula el crecimiento y la circulación, no debería ubicarse en la espalda de la persona (tiende a provocar dolores e indigestión), ni sobre una zona donde se sufra infección, hinchazón o se tenga un tumor; tampoco deben utilizarlos las personas con diabetes.

LOS IMANES COMO CALMANTES DEL DOLOR

Un hombre se acercó a mí después de la primera sesión de un seminario de tres días. Había venido para aprender todo lo posible para cuidar a su esposa, que estaba sufriendo terribles dolores del miembro fantasma de una pierna amputada. Creía que no podría concluir el seminario si no aprendía alguna técnica que sirviera para aliviar dolores. Intenté explicarle una técnica más bien compleja, aunque eficaz, pero acabó confundiéndose y le entró pánico. Por último, le di un imán diminuto, marqué el lado norte con pintalabios y le dije que pegara ese lado en el muñón de la pierna de su mujer. Al día siguiente, no sólo volvió, sino que también explicó al grupo lo útil que le había resultado el imán.

Lo primero que se debe tener en cuenta al pegar un imán al cuerpo es la fuerza del imán. Mi sugerencia es que empieces con un imán pequeño que tenga un campo de fuerza débil. En cuanto a la exposición a campos magnéticos, *más* no implica necesariamente mejor. Normalmente, se pueden encontrar imanes de escasa fuerza, que miden menos de un centímetro de diámetro, en tiendas de regalo, tiendas de productos naturales o electrónicos. Ten en cuenta que las tiendas de productos naturales a veces ofrecen imanes pequeños que, sin embargo, resultan bastante eficaces. Ante la duda, consulta con un entendido en el tema. Una vez familiarizado con los efectos de estos imanes pequeños, tal vez querrás experimentar con imanes mayores.

Otra cosa que debes tener en cuenta es cuál de los polos hay que poner en contacto con la piel. Cada célula del cuerpo es una pila en miniatura; el polo positivo es como el lado sur de un imán y el polo negativo, como el norte. Al aumentar el nivel de actividad, se genera más energía positiva y las células del cuerpo empiezan a parecerse más al lado sur de un imán.

Dado que la polaridad de norte tiene una carga negativa, el lado norte de un imán, pegado en la piel, puede reducir la concentración de una carga positiva en las células, con el resultado de calma en la persona. El lado norte suele ser también el lado con un mayor poder curativo. Su tendencia es restablecer el equilibrio. Proporciona una energía de calma y de recuperación y se aplica generalmente para el tratamiento de dolores, hinchazones e infecciones; reduce la tensión sanguínea e inhibe el crecimiento de tumores. Además, se usa para tratar esguinces, huesos fracturados, artritis y dolor de muelas.

El lado sur de un imán provoca crecimiento. Para bien o mal, activa, estimula e incrementa, tanto si se trata de la tensión sanguínea o como de un cáncer. Por esta razón, resulta más complicado trabajar con el lado sur de un imán. No se puede saber lo que se está activando. El lado sur estimula y amplifica las energías, dispersa los fluidos e incrementa el flujo del torrente sanguíneo. Debido a su efecto sobre la producción de insulina, *el lado sur de un imán no debería colocarse en personas con que padezcan diabetes*. Yo suelo limitar el uso del lado sur al tratamiento de quemaduras, huesos fracturados, esguinces, coágulos o para crear un circuito cerrado en conjunción con el lado norte (como se explica en «Cómo sanar una fractura»). Además, utilizo el lado sur de un imán para estimular una zona durante aprox. 30 segundos para restablecer el equilibrio después de que el lado norte haya estado pegado al cuerpo durante un tiempo. Si tu experiencia difiere en ese sentido (tal vez el lado sur siga siendo beneficioso durante muchas horas), hazle caso. Es posible que las polaridades energéticas del cuerpo estén invertidas o que se inviertan de vez en cuando, lo que puede invertir también el efecto de cada lado del imán.

En tercer lugar, hay que considerar la localización del imán. Coloca el lado norte en la piel, directamente sobre la zona donde tengas dolor, excepto que haya una herida abierta u otra contraindicación. En este caso, colócalo inmediatamente debajo de la zona del dolor (es decir, alejándolo de la cabeza y acercándolo a los pies). No pongas el lado sur del imán directamente sobre la zona donde tengas el dolor. Es posible, sin embargo, colocar el lado sur por encima del mismo (hacia la cabeza). Esto puede activar la circulación de la sangre, la digestión y la energía en general. Para crear un circuito cerrado que ayude a la curación de huesos fracturados, esguinces o coágulos, el lado norte de un imán se coloca encima de la lesión, el lado sur del otro sobre la zona afectada y el lado norte de un tercer imán por debajo. La excepción a la regla de que nunca se debe poner el lado sur de un imán directamente encima de la zona dolorida se aplica en el caso de una quemadura. Primero, coloca el lado norte debajo de la quemadura (alejándote de la cabeza) para aliviar el dolor y combatir la infección. Una vez que se haya formado una costra, si el lado sur se coloca sobre la quemadura, se puede acelerar la curación de la piel, pero si el dolor empieza a aumentar, dale vuelta al imán durante unos segundos. Después retíralo y prueba de nuevo con el lado sur.

También se puede alternar entre los lados norte y sur de un imán. Por ejemplo, supongamos que queremos colocar el lado sur sobre el estómago para aliviar una indigestión, pero que también tenemos cierto dolor en la zona. Podemos colocar el lado norte sobre el estómago hasta que haya desaparecido el dolor y luego darle vuelta para que el lado sur pueda tratar la indigestión. Para un dolor de cabeza, ponemos el lado norte encima de la cabeza para sedar la congestión energética y, una vez que se sienta cierto alivio, aplicaremos el lado sur durante unos 30 segundos para activar la energía.

Utiliza un celo de tipo parche para sujetar el imán en la piel. Es imposible indicar cuánto tiempo hay que dejar el imán sobre el cuerpo, por tanto, es preciso estar atento, fiarse de la intuición y hacer el test de energía para estar seguro. Puedes quitarte el imán en cuanto el dolor se calme; quizás no lleve más que un minuto. Aunque también puedes llevarlo puesto toda la noche. Es posible colocarlo durante unos pocos minutos, varias veces al día, para modificar el campo de un dolor crónico. Cuando el dolor desaparece, se debe retirar el imán. Como regla general, nunca se debe llevar el lado norte pegado durante más de 12 horas, o el lado sur durante más de 30 minutos.

Cómo calmar el dolor de artritis

Coloca el lado norte de un imán pequeño y débil sobre la zona dolorida y sentirás alivio. Si pegas el lado norte de un imán sobre un punto neurolinfático de acupuntura blando o dolorido y lo dejas durante seis u ocho horas, se abrirá el meridiano correspondiente y sanarán los sistemas a los que rige.

EL USO DE IMANES PARA CONTRARRESTAR
LOS CAMPOS ELECTROMAGNÉTICOS

¿Cómo podemos saber si un problema de salud está provocado o agravado por un campo electromagnético? Los efectos de estos campos son a menudo imperceptibles hasta que aparecen síntomas evidentes, como, por ejemplo, una irritación repentina, dolor, problemas del sistema nervioso, tumores o leucemia. Pero existen síntomas menos graves que son molestos para mucha gente que nunca llega a asociar el problema con una fuente electromagnética. He visto cómo la productividad de una persona que trabajaba en una oficina descendía de forma drástica al poner fluorescentes, y conozco a un alumno cuyas notas empeoraron al cambiarse a una escuela en la que se usaba este tipo de iluminación. También he observado una mejoría importante de los problemas de conducta en clase cuando se pudo convencer a un profesor para que dejara que el alumno se sentara al lado de la ventana para tener luz natural y se apagara el fluorescente que tenía justo encima de la cabeza.

Otros campos electromagnéticos pueden producir también alteraciones. Un cliente que tenía algunos conocimientos de yoga interpretó la sensación de energías que ascendían por la columna como una experiencia de Kundalini, convencido de que estaba experimentando un gran avance espiritual. La misma sensación que produce una experiencia verdadera de Kundalini en alguien que no está adecuadamente preparado, una invasión externa de energía electromagnética puede provocarle la impresión de haber enloquecido.[149] Mi cliente llegó a la conclusión de que no estaba preparado para esta apertura y que necesitaba ayuda para detenerla. Sin embargo, lo que ocurría era que había estado en contacto con nuevos campos electromagnéticos en su trabajo. Y el problema se resolvió al mostrarle cómo podía identificar y autoprotegerse de los campos invasivos.

Un claro indicio de que hay campos eléctricos externos que nos perjudican es cuando, de forma repetida, nos dormimos o perdemos la conciencia o, sin motivo alguno, nos sentimos aletargados, ya que las frecuencias electromagnéticas tal vez están situando nuestras energías en un patrón homolateral (*véase* pág. 283). Si nuestras energías no se están cruzando o si siguen volviendo a un patrón homolateral, esto casi siempre se debe a una de las cinco razones siguientes: (1) la persona está enferma; (2) tiene mucho estrés; (3) una reacción alérgica; (4) un desequilibrio hormonal; o (5) el ambiente está alterando las energías. Un simple cuestionario suele identificar el motivo. También se puede hacer un test de energía del entorno para determinar si hay energías discordantes que nos están afectando y localizarlas. Observa si hay lugares que te agotan o te dejan incapaz de pensar con claridad. Haz el test de energía cuando estés en esos lugares y cuando permanezcas fuera de ellos. Presta atención al posible efecto de un tendido eléctrico, a transformadores, a antenas parabólicas, a aparatos de vídeo, a teléfonos celulares, a enchufes, a mantas eléctricas, a hornos microondas y a las luces fluorescentes. Algunos edificios o partes de edificios están edificados sobre depósitos subterráneos de minerales o de agua o se encuentran en un vórtice de energía que también puede tener un efecto adverso sobre las energías de una persona.

Si consigues identificar zonas en el entorno que te causan problemas electromagnéticos, evítalas, si es posible. Una mujer joven, que tenía un ciclo menstrual extremadamente irregular y que sufría fuertes dolores, se mudó a una cabaña en el bosque, sin ningún tipo de servicios. Expuesta sólo a la luz natural y sin electricidad, el ciclo se reajustó espontánea e inesperadamente y los dolores desaparecieron. Aunque la mayoría de nosotros está atado a un estilo de vida que está repleto de tecnología, se pueden usar imanes y otros objetos que conectan a tierra para contrarrestar muchos de los efectos negativos de los campos electromagnéticos.

Cómo aliviar un músculo tras sufrir un calambre

Aunque existan muchas causas posibles para que acaezca un calambre, desde una carencia de magnesio hasta un esguince, es posible tratar la dimensión energética del problema, siempre y cuando se experimente con un imán pegado sobre la zona del calambre. Sujeta el lado norte (*véase* pág. 361) de un imán pequeño y débil en la zona del calambre durante más de 30 segundos. Si no sientes mejoría inmediatamente, inténtalo con el lado sur. Un calambre implica dos procesos opuestos. Hay dolores que se tratan con el lado norte del imán y hay un problema de circulación que se debe tratar con el lado sur del imán. Tal vez sea necesario aplicar uno de los polos durante un tiempo y después el otro; la intuición o un test de energía puede facilitar un biofeedback.

Empieza con el lugar donde duermes. Al examinar nuestro entorno por posibles problemas electromagnéticos, debemos mirar primero la cama, el lugar en que más tiempo pasamos de forma seguida. Con un test de energía, averigua si te sientes debilitado cuando entras en la cama. El problema puede deberse a la cama en sí. Posiblemente necesites otro colchón. Pero, si el resultado es alto al principio, pero bajo al cabo de una hora, a menudo se debe a un campo electromagnético. Si éste es el caso, es posible protegerse del campo, instalando una conexión a tierra. Pide a alguien que sepa trabajar con electricidad que envuelva los muelles interiores de metal en el somier de la cama con un extremo de un alambre de cobre sin cubrir y que conecte el otro extremo a una toma de tierra de la instalación eléctrica de la casa. Otra posibilidad consiste en colocar una almohada magnética encima o debajo del colchón. Es importante saber que el test de energía puede ayudar a determinar la mejor solución para cada caso individual. La mayoría de fabricantes de estas almohadas recomienda que se duerma con el lado norte mirando hacia arriba para crear de esta manera un revestimiento protector o una barrera electromagnética. No obstante, a algunas personas les va mejor una combinación de imanes mirando al norte y al sur o bien de imanes «concéntricos». De nuevo, lo que es beneficioso no sólo varía de una persona a otra, sino que también puede hacerlo de un día al otro. Algunas personas presentan efectos secundarios con las almohadas magnéticas. Debemos recurrir libremente al test de energía al efectuar intervenciones importantes en nuestro campo energético.

Hacer girar un imán sobre el cuerpo. La cantidad de energía que absorbemos del medio varía de una persona a otra. Se puede hacer el test de energía para comprobar si se está absorbiendo una cantidad de energía que suponga un problema para el organismo. Necesitarás un imán pequeño y redondo, atado a un cordón o un hilo de seda dental. Los imanes que utilizo para este fin miden aprox. 2 o 3 centímetros de diámetro y tienen un orificio en el centro. Para hacer el test:

1. Pide a un amigo que te haga un test de energía del meridiano del bazo (*véase* pág.). Anota el resultado relativamente alto o bajo, pero, de momento, no hagas nada para corregirlo.
2. El amigo sujetará el cordón a unos 5 centímetros por encima del imán, entre el pulgar y el índice de una mano, y hará girar el imán, frotando el pulgar y el índice.
3. Con el imán, girando en una dirección en sentido de las agujas del reloj, el amigo acercará el imán desde una distancia de la longitud de un brazo hacia tu pecho. Luego, repite el test de energía.

4. Ahora, con el imán girando en sentido contrario a las agujas del reloj, pide a tu amigo que aleje el imán de tu pecho a una distancia de la longitud de un brazo delante de ti. Repite el test de energía.

Si el meridiano quedó reforzado al girar el imán en el sentido de las agujas del reloj y acercándolo a ti (proporcionándote energía), esto significa que el cuerpo quería absorber más energía y, probablemente, el problema no procede de una absorción excesiva de energías del entorno. Si el meridiano se reforzó al girar el imán en el sentido contrario (absorbiendo energía), el cuerpo tenía que deshacerse de energías y es posible que sufras un exceso de energía electromagnética.

Para eliminar ese exceso de energía, utiliza el mismo imán, haciéndolo girar en sentido contrario a las agujas del reloj, mientras tú o la otra persona lo vais alejando de tu cuerpo. Mientras lo sujetas lejos del cuerpo, deja que gire en el sentido de las agujas del reloj. Aunque no exista ninguna regla estricta, si el test de energía detectó una absorción excesiva de energía, sugiero que extraigas la energía de cada chakra, con el imán girando en sentido contrario a las agujas y alejándolo del chakra. Después, determina intuitivamente o usando el test de energía qué otra parte del cuerpo necesita una reducción de energía y usa el imán para extraerla. Es probable que ocurra lo mismo con las manos y los pies. Es una manera simple pero intensa de eliminar las energías tóxicas del cuerpo y la mayoría de la gente nota su efecto.

Pegar imanes sobre el cuerpo para protegerlo de los campos electromagnéticos. Se pueden pegar imanes en el cuerpo no sólo con fines analgésicos y curativos, sino también con el objetivo de crear un campo como barrera magnética para mantener alejadas a otras energías. Escoge unos imanes pequeños y débiles, que no superen los 6 milímetros de diámetro. Aunque será necesario que experimentes con los imanes para averiguar en qué lado del cuerpo colocarlos y qué fuerza usar, empieza con cuatro imanes colocados de la manera siguiente:

1. Sobre ambas manos, coloca un imán pequeño sobre el punto blando debajo del pulgar, tocando la piel con el lado norte.
2. Coloca unos imanes adicionales en la planta de cada pie, donde se encuentran los puntos vitales (*véase* figura 24, pág. 153), de manera que la piel esté en contacto con el lado norte.
3. Los imanes modificarán las energías durante la noche. Si adviertes alguna incomodidad durante la noche, retira los imanes.

4. Para seguir el experimento, otra estrategia consiste en pegar los imanes en los extremos de la cama o colocarlos debajo de la misma.

Aunque la mayoría de la gente no necesita imanes para protegerse cuando están durmiendo, si eres una persona muy sensible a los campos electromagnéticos durante la noche, esta estrategia básica puede, a largo plazo, salvarte la vida. Si te despiertas con un dolor inexplicable o mentalmente confuso, deberías considerar la posible influencia de campos electromagnéticos; además, los métodos que se explican en este apartado son inocuos Tendrás que experimentar para encontrar la disposición que más te convenga en tu entorno particular, así como cada noche, al menos hasta que entiendas los patrones que te están afectando. Al seguir experimentando, aprenderás mucho sobre tus propias energías y las de tu alrededor. A menudo, tendrás que combinar los lados norte y sur de un imán, tal como se ha descrito. El lado sur sobre la piel estimula los músculos, los tendones y la circulación sanguínea, pero una estimulación excesiva puede provocar insomnio, aumentar posibles hinchazones y/o fomentar el desarrollo de microorganismos. El lado norte, por otro lado, impide las infecciones y cualquier crecimiento anormal, al mismo tiempo que reduce el dolor y las molestias.

Tendemos a absorber la mayor cantidad de energía a través de las manos y, en menor grado, de los pies; por tanto, éstas son las zonas que más protección necesitan. Si los imanes proporcionan un alivio parcial pero no completo, una opción consiste en colocar imanes adicionales en la parte posterior de las muñecas, por debajo y por encima de los codos y/o detrás de las rodillas. Experimenta y sigue tu instinto. Si parece que cada noche penetran energías invasivas por la columna y te causan dolores, pega el lado norte de un imán diminuto sobre la piel en la base del coxis. Dale la vuelta ante cualquier síntoma de incomodidad durante la noche, ya que es posible que las polaridades del cuerpo cambien. Retíralo por la mañana. Algunos de mis clientes se despertaban regularmente con dolor de cabeza y afirmaban que éstos desaparecían al sujetar unos imanes diminutos sobre las mejillas o en el punto de unión entre la nuca y la parte posterior de la cabeza. Otra variación consiste en colocar el lado norte del imán sobre la piel en un lado de la mano, el pie, la muñeca o el tobillo y el sur sobre el otro lado. Las pulseras magnéticas, del mismo modo que las coderas y las rodilleras, se pueden comprar y pueden resultar útiles para crear un campo más equilibrado y protector alrededor de la persona, especialmente cuando se sabe que hace falta invertir las energías. De nuevo, permanece atento a las sensaciones que tengas y verifícalas con un test de energía.

La orientación en que trabajamos y dormimos. ¿Influye la orientación en las energías? Un arquitecto me consultó porque tenía problemas de concentración. Le encantaba su trabajo y nunca antes había tenido problemas de productividad, pero cada vez que se acercaba a su mesa de dibujo experimentaba un malestar y una pérdida de energía que le debilitaban. Me comentó también que cuando estaba en su oficina sentía siempre frío, pero que al salir se encontraba mejor.

Esto me llevó a pensar que el edificio estaba enfermo. Concerté una cita con él en su oficina. Observé atentamente sus energías al entrar en el edificio. Su aura se mantenía fuerte, los meridianos seguían fluyendo correctamente y las energías no adoptaron un patrón homolateral. Al contrario de lo que había esperado, todo indicaba que el edificio no era negativo para su persona. Luego, sin embargo, observé que al acercarse a su mesa de dibujo, su campo áureo se colapsaba y debilitaba, el flujo de los meridianos reducía su velocidad y las energías abandonaban su patrón cruzado. Parecía estar en una nube de energías confusas. Para mostrarle lo que estaba viendo, le hice un test de energía mientras miraba en direcciones diferentes. Dio un resultado alto en todas las direcciones a excepción de una, que era justamente la misma en la que estaba orientada la silla al lado de la mesa. Al colocarse en esta dirección, el test de energía marcaba una pérdida de fuerza, lo que confirmaba mis observaciones. Ni él ni sus colegas, que estaban presenciando la extraña demostración, entendían todo esto. Pero yo tenía una posible explicación para lo que estaba ocurriendo.

La científica canadiense Frances Nixon investigó la relación que existía entre el eje energético del cuerpo y el de la Tierra.[150] Llegó a la conclusión de que, debido a la enorme diferencia entre el interior del vientre y el mundo exterior, el cuerpo genera un campo magnético (una vivaxis) que actúa como un puente energético entre el vientre y el entorno exterior. El choque que supone entrar en el nuevo medio electromagnético hace que el cuerpo produzca este campo energético protector, creando un lazo que alinea de forma electromagnética la dirección física del niño en el momento del parto con las energías del planeta. Esto protege al niño y lo orienta durante los primeros tres meses de vida. Este campo desaparece de manera natural al cabo de tres meses. Pero si el estrés u otros factores hacen que se mantenga activo durante la infancia y la edad adulta, la persona posiblemente conservará una vulnerabilidad a lo largo de toda la vida con respecto a la dirección en la que estaba orientado cuando nació, es decir, en el momento en que el sistema energético sufrió el primer choque con respecto a las energías electromagnéticas del ambiente.

Sea cual sea el origen de esto, es un hecho que algunas personas se debilitan al orientarse hacia una dirección específica. Cuando el arquitecto miraba su mesa de dibujo, varios de los meridianos que seguían fuertes en cualquier otra dirección se debilitaron. Mientras permanecía de pie y miraba en esa dirección, reforcé cada uno de los meridianos usando la técnica que explicaré a continuación para desmagnetizar el campo de la vivaxis. Además, le recomendé bañarse cada día añadiendo al agua un paquete de 220 gramos de bicarbonato de sodio para estabilizar este cambio. Mientras que el cambio de dirección de la mesa parecía resolver el problema, la desmagnetización de su vivaxis suponía una corrección más básica. Le sugerí, como prueba, que moviera la mesa a la posición original después de este primer tratamiento. Aunque primero no era reacio, ya que experimentaba alivio gracias a ese cambio de orientación, finalmente accedió y no mostró ninguna molestia.

La técnica de la vivaxis me recuerda a la limpieza que hay que hacer periódicamente en una cinta mecánica porque se ha magnetizado excesivamente. Supongo que necesitamos esta técnica porque estamos expuestos a muchos campos magnéticos artificiales. Si el campo de la vivaxis de una persona está restando calidad de vida o interfiriendo en la salud (y un test de energía lo confirma), existe una rutina bastante simple para desmagnetizar el campo que puede resultar muy beneficiosa.

Una mujer joven, que tenía tres hijos pequeños, acudió a mi consulta a raíz de un estado de agotamiento continuo. Aunque lo ideal habría sido una niñera a jornada completa, su presupuesto no se lo permitía, de modo que le enseñé una serie de técnicas para conservar la fuerza y reducir el estrés. En una segunda sesión, me comentó que los ejercicios habían funcionado durante un tiempo, pero que notaba que cada vez que tenía que preparar la comida se volvía a sentir agotada.

Me preguntaba si su vulnerabilidad residía en su campo de vivaxis. Fui a su casa. Tenía una cocina alargada. La cocina, el fregadero y el lugar en el que preparaba la comida estaban todos, el uno al lado del otro, a lo largo de la misma pared, de forma que siempre estaba orientada hacia la misma dirección cuando preparaba las comidas. Seguramente, éste era su lado vulnerable. Tras un tratamiento para desmagnetizar el campo, seguido por una semana de baños de bicarbonato de sodio para estabilizar su campo de la vivaxis, desapareció el problema de la cocina.

La desmagnetización del campo de la vivaxis. Si trabajamos con el campo de la vivaxis, podemos hacer el test de energía para comprobar si una orientación en particular nos agota o altera energéticamente. Si es así, la intervención más simple consiste en evitar mirar hacia esa dirección durante mucho tiempo. Se puede cambiar la orientación del escritorio, la disposición en el lugar del trabajo o la dirección en que se encuentra la cabeza cuando dormimos. El consejo que proporcionan muchos expertos de energía de dormir con la cabeza orientada al norte puede resultar algo negativo si la dirección vulnerable de la vivaxis es el norte. Además de concienciarnos de los efectos que tiene la orientación, en caso de que el test de energía muestre una vulnerabilidad en el campo de la vivaxis, podemos tomar una serie de sencillas medidas para desmagnetizarlo. Para hacer el test de un problema magnético en el campo de la vivaxis (duración: de 1 a 2 minutos):

1. Masajea los K-27 (*véase* pág. 100) y, con vigor, haz un paso cruzado (*véase* pág. 107) para estar seguro de que los meridianos no están orientados en sentido inverso.

2. Con los pies juntos, pídele a un amigo que te haga el test indicador general (*véase* pág. 102). Con los pies juntos, gira unos 20 grados (1/18 de un círculo entero). Vuelve a hacer el test. Gírate de nuevo. Haz el test. Harás el test 18 veces para completar el círculo. Si obtienes un resultado bajo mientras estás orientado hacia una dirección en particular, será ésta la dirección vulnerable del campo de la vivaxis. Éstas son las posibilidades:

   a. Un resultado bajo para todas las direcciones significa que existe un problema energético que necesita rectificarse antes de poder hacer el test del campo de la vivaxis. Equilibra los campos de fuerza con la rutina diaria de 5 minutos del capítulo 3 y fortalece el campo áureo con el nudo celta (*véase* pág. 225). Repite el test.

   b. Un resultado bajo para una dirección y alto para las 18 restantes indica que has encontrado la dirección vulnerable del campo de la vivaxis. Nunca he visto a nadie que diera un resultado bajo en más de una dirección, excepto que esto se produjera en todas las direcciones. Pero también es posible que el resultado sea ligeramente más bajo al estar orientado hacia la dirección opuesta a la vulnerable de la vivaxis.

   c. Si el resultado es alto en las 18 direcciones, el campo de la vivaxis no está excesivamente magnetizado.

De la misma manera que se pueden usar imanes para protegerse de los campos electromagnéticos negativos, también se pueden emplear para fortalecer el campo protector que rodea nuestro cuerpo. Además de fortalecer el aura escaneando, mullendo y ensamblándolo (*véanse* págs. 221-226), podemos mejorar su resistencia. Tomamos un imán redondo y lo hacemos girar, colgado de un cordón, por encima de los extremos de los meridianos. Si detectamos una dirección vulnerable del campo de la vivaxis, podemos corregirlo con los siguientes pasos (duración: aprox. 1 minuto):

1. De pie o tumbado, oriéntate hacia la dirección en la que has obtenido un resultado bajo.
2. Gira el imán por encima de ambos extremos de cada uno de los 14 meridianos (*véase* figura 46), a unos 2 o 3 centímetros por encima del meridiano. Estos puntos se encuentran en las yemas de los dedos de la mano y del pie, en el lado externo de los pezones, arriba y hacia las partes laterales exteriores de cada pecho a una distancia de la anchura de una mano, junto a las sienes, en la parte inferior de los pómulos, al lado de los orificios nasales, debajo de los ojos y entre las cejas.
3. Sujeta el cordón entre el pulgar y el índice a unos 5 centímetros por encima del imán. Mueve los dedos para hacer girar el imán en una dirección hasta que se detenga. Luego, gíralo en la otra dirección. Dale la vuelta en cada dirección unas cinco veces, para concluir con un giro en el sentido de las agujas del reloj.
4. Este procedimiento desmagnetizará el campo de la vivaxis. Para verificarlo, repite el test.
5. Se pueden estabilizar los cambios al verter un paquete de 220 gramos de bicarbonato de sodio en la bañera cada día durante una semana y bañarnos con esta agua.

El tratamiento del agua potable. En unos experimentos controlados, dirigidos por Bernard Grad, varios sanadores efectuaron una imposición de manos sobre unos paquetes de agua con los que se pretendía germinar granos de cebada. Este tratamiento se realizó con la mitad de los paquetes. Unos técnicos de laboratorio, que no sabían cuáles se habían tratado y cuáles no, colocaron las semillas en el agua. Las semillas que crecieron en el agua tratada presentaron un crecimiento más vigoroso, una altura mayor y más clorofila. Además, Grad descubrió que el tratamiento del agua con un imán común también aceleraba el crecimiento de las plantas.[151]

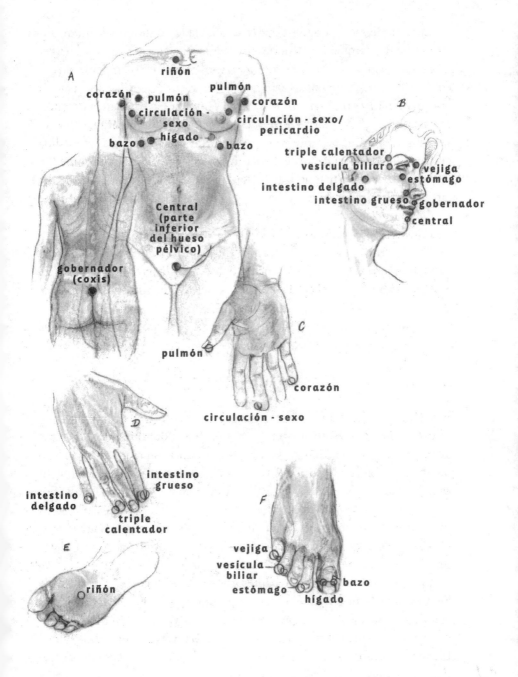

Figura 46.
Los puntos iniciales y finales de los meridianos

El tratamiento del agua potable con el lado norte de un imán, supuestamente, cambia la estructura molecular del agua y, según se ha demostrado, conlleva una serie de beneficios, entre ellos impedir que el colesterol se deposite en las paredes de los vasos sanguíneos y mejorar la digestión, así como el suministro de sangre a los diferentes órganos, incluido el corazón. Estoy convencida de que este tratamiento resulta beneficioso para mucha gente y que, entre otras cosas, facilita una medida adicional de protección contra los campos electromagnéticos en el medio.

Una manera de magnetizar el agua potable consiste en colocar una jarra de cristal con agua encima de un imán grande con el lado norte apuntando hacia arriba. Déjala en esta posición durante un mínimo de 10 minutos y un máximo de 24 horas.

Otra técnica, que resulta ideal para estimularse por la mañana, consiste en apoyar o pegar el lado norte de un imán sobre un lateral de un vaso de agua y el sur sobre el otro lado durante unos cinco minutos antes de tomar el agua.

Los puntos se encuentran a ambos lados del cuerpo, con excepción de los meridianos gobernador y central.

UNA ACTITUD EXPERIMENTAL

A menudo, hace falta una experiencia personal para poder conocer algo. Utilizaba los imanes en mi trabajo y mis clases durante más de veinte años y tenía poca necesidad de usarlos para mí misma, excepto cuando pasaba por muchos husos horarios, momento en que me pegaba uno en cada lado de la cintura (*véase* pág. 170) y cuando me sentía extenuada por un exceso de energías. En ese momento en concreto, daba la vuelta a un imán sobre los extremos de los meridianos. Hace más o menos doce años, sin embargo, mi propio sistema nervioso resultó gravemente afectado y el uso de imanes fue el único tratamiento eficaz.

Las energías de miles de clientes que filtró mi cuerpo a lo largo de los años nunca me habían afectado. Puesto que soy muy permeable a las energías, creía que podía exponerme a las energías ajenas sin ningún riesgo, y durante muchos años fue así, ya que sabía cómo eliminarlas. Con el tiempo, sin embargo, esta apertura dejó una huella en mi campo energético. Era como si hubiera enseñado a mi sistema nervioso, sin advertencia alguna, a estar siempre abierto y a recibir las energías que me rodeaban. Esta receptividad resultó muy útil para mi trabajo al crear una fuerte conexión empática con mis clientes y facilitarme mucha información sobre su situación interna, sin embargo, en un momento determinado, me empezó a resultar molesta. Mi cuerpo ya sólo sabía ser un canal abierto. Cuando me iba a dormir por la noche, en vez de recuperarme con el sueño, me sentía alterada por energías electromagnéticas que para la mayoría de las personas no revestían ninguna importancia. Me despertaba con un dolor agudo que atravesaba mis meridianos y que a veces penetraba en las articulaciones e incluso en los ojos. La carga sobre mi sistema se hizo tan intensa que mis vértebras se desajustaron considerablemente debido al estrés que sufría durante la noche. En dos años, compramos tres colchones diferentes, de fabricantes distintos, todos de la mejor calidad. No ayudó. Tardé en darme cuenta de que había perdido la capacidad de resistir a los ataques electromagnéticos cuando me encontraba alterada, como al irme a dormir o al tratar a un paciente.

La situación empezó a darme miedo, al ver que no podía encontrar ningún remedio entre mis propios recursos. Consulté a varios médicos y sanadores profesionales, tanto alopáticos como alternativos, pero sin ningún resultado. Una imagen por resonancia magnética (IRM) reveló patrones neurológicos anómalos que se parecían a mi antigua esclerosis múltiple, pero no se encontró un remedio eficaz. Estaba sola. Aunque recurrí a todos los remedios que estaban a mi alcance, la frase «médico, cúrate a ti mismo» resultó difícil de llevarse a buen término. En vez de recuperarme, me sentía mal durante la noche y mostraba los síntomas de mis clientes. No funcionó ninguna de las excelentes medidas preventivas que conocía. Mi propio campo eléctrico estaba afectado y era incapaz de protegerme a mí misma.

La clave para mi recuperación fue el uso de imanes, tal como se ha explicado en este capítulo. Sin embargo, no pude confiar en mi conocimiento acerca de su aplicación. Y no encontré ningún libro que enseñara las técnicas específicas para construir una barrera magnética protectora más resistente en el aura. Incluso las almohadas magnéticas de las mejores marcas agravaban la situación. Me vi obligada a experimentar noche tras noche, aprendiendo por medio de mi propio cuerpo. Aún sigo aprendiendo sobre el uso de los imanes y la energía electromagnética natural y artificial procedente de la Tierra y la atmósfera. Las pautas que se ofrecen aquí son fruto de mi propia experiencia, aunque no serán mis últimas investigaciones acerca de ese campo. Tengo la certeza de que los imanes, si se aplican adecuadamente, pueden representar una herramienta muy valiosa para la medicina energética y, en este sentido, me gustaría alentar una actitud abierta y con ganas de experimentar.

Una vez diagnosticado el problema correctamente, el trabajo con imanes pequeños, el nudo celta y la vivaxis me ayudó muchísimo. Si aplicas tratamientos a otros de forma profesional y/o con frecuencia, ruego que no te olvides de la necesidad de una recuperación energética a fondo durante la noche. Si no te sientes refrescado y rebosante de energía al despertarte por la mañana, intenta averiguar el motivo. Considera la posibilidad de una influencia electromagnética. Ante cualquier duda, analiza tu campo áureo, el nudo celta y la vivaxis para asegurarte de que están en buenas condiciones; protégete con el ejercicio de la cremallera y practica los tres golpes de forma regular.

CAPÍTULO 12

ESTABLECER BUENAS COSTUMBRES PARA UNA SALUD Y UN RENDIMIENTO ÓPTIMOS

EL SACAR PARTIDO DE UN ECOSISTEMA ALTERADO

Todos los sistemas son regulados no sólo por las energías conocidas y los factores materiales, sino también por los campos organizativos invisibles.

— BARBARA ANN BRENNAN
Manos que curan

Los sistemas energéticos que hemos estado analizando constituyen nueve vías hacia una buena salud. Pero en la base de todos ellos se encuentra un solo campo organizativo que regula las energías, la fisiología y una buena parte de la conducta. En este capítulo se explica cómo acceder y ajustar ese campo. A este campo organizativo le doy el nombre de *campo de hábitos*, porque salvaguarda las costumbres del cuerpo, la mente y la energía.

El campo de hábitos es una fuerza natural tan real como la gravedad o los campos electromagnéticos. Cualquier sistema vivo, ya sea un cuerpo, un órgano o una célula, está rodeado e influenciado por toda una serie de hábitos. Es una zona de influencia que contiene información, organiza la energía y da forma a los organismos vivos. Un campo de hábitos es una energía sumamente estable. Es el molde que da forma a los otros sistemas energéticos y, por último, a cualquier desarrollo biológico. Al igual que el océano, que golpea las rocas de la orilla, los meridianos, los chakras y los otros sistemas más fluidos tienen mucho menos impacto sobre el campo de hábitos que él sobre ellos. Sin embargo, con el tiempo, el océano deja su huella en la roca, y el campo de hábitos también cambia y resulta afectado por las mismas energías a las que da forma. En este capítulo se presentan diferentes maneras de acelerar la evolución para beneficio de la salud y el bienestar.

Ciertas técnicas pueden programar el campo de hábitos como si se tratara de un termóstato. Supón, por ejemplo, que padeces hipertensión. ¿Qué pasaría si pudiera alterar el campo de hábitos que causa la hipertensión? Al cambiar el campo de hábitos, también lo hacen las condiciones fisiológicas.

«CAMPOS» QUE FOMENTAN LA SALUD O SUSTENTAN LAS DOLENCIAS

A partir de la década de 1920, unos cuantos biólogos empezaron a usar el término *campos morfogenéticos* para hacer referencia a los campos que dan forma a un sistema biológico, y el biólogo Rupert Sheldrake amplió, redefinió y popularizó el concepto, dándole el nombre de *campos mórficos*.[152] En *El campo*,[153] Lynne McTaggart demuestra que vivimos en un océano de vibraciones microscópicas que dan forma, movimiento y una conexión invisible a todo lo que existe en el mundo físico.

La premisa es sencilla: la forma sigue el campo. Las estructuras biológicas se organizan por sí mismas siguiendo los campos organizativos invisibles. Una bellota alberga el plan del roble no sólo en sus genes, sino también en su campo mórfico. Pero tal vez se puede pensar que son los genes que portan la codificación necesaria para producir el imponente árbol. ¿Para qué agregar otro concepto? Porque los genes son los artífices de las partes, no del conjunto. Nunca se ha encontrado ningún gen que creara todas las partes que forman el conjunto. No se ha descubierto ningún código de ADN que predeterminara que una bellota se transformara en un roble, un renacuajo en un sapo o un huevo en un avestruz. Nadie jamás ha explicado cómo actúan los genes para que la cabeza de la termita esté en el sitio correcto o para que la colonia de termitas coopere para construir un nido de un metro. Sheldrake apunta: «Se proyectan propiedades en los genes que con mucho superan sus características químicas conocidas».[154] Estos biólogos llegaron a la conclusión de que el embrión lleva un campo de información que lo conduce a la edad adulta y gobierna su conducta instintiva. Se cree que estos campos determinantes de la forma constituyen una parte integral del desarrollo biológico, del mismo modo que los mismos genes.

Harold Burr, un neuroatomista de Yale de la década de 1940, facilitó una de las pruebas empíricas más antiguas sobre la existencia de un campo energético alrededor del cuerpo. Por medio de un voltímetro convencional, midió el campo eléctrico alrededor de un brote. Se parecía mucho al campo de la planta adulta. De la misma manera, el campo energético que rodea a una joven salamandra presentaba una forma más o menos idéntica a la de una salamandra adulta. Al trazar, de forma progresiva, los estados más tempranos del desarrollo de una salamandra, Burr descubrió, para su sorpresa, que el eje eléctrico que más tarde se alinearía con el cerebro y la médula espinal del adulto ya está presente en el huevo no fertilizado.[155]

En otro experimento con salamandras se observó cómo unas células primitivas y no especializadas de tejido, procedentes de la pata delantera y trasplantadas al lado de la cola, se convirtieron en una cola y en el lado de la pata trasera dieron lugar a otra pata trasera. Al analizar estos resultados, el cirujano ortopédico y candidato del premio Nobel Robert Becker llegó a la siguiente conclusión: «Era evidente que unos meros transmisores químicos no podían, de ningún modo, transmitir semejante complejidad organizativa [...] Tenía que haber algo más —algo similar al campo morfogenético— que pudiera contener en sí el plan organizativo entero."[156]

Evidentemente, este concepto resulta controvertido. Pero explica ciertos mecanismos de herencia aún sin estudiar, y sus implicaciones son profundas. Si pudiéramos transformar un campo organizativo muy arraigado con efectos negativos sobre el organismo, poseeríamos una herramienta poderosa para mejorar la salud.

Encontrar el campo de hábitos dentro del aura. Durante muchos años, intuía que el aura estaba constituida por capas múltiples, parecidas a campos establecidos, cada uno con su propia función.[157] En varias tradiciones, la capa que está más cerca del cuerpo se llama *capa etérea*. La capa más externa es el color vital de la persona, la única capa fija. Se mantiene constante a lo largo de la vida y penetra en todas las demás capas. El color vital de una persona corresponde a la finalidad de su vida actual, las lecciones que debe aprender y los temas que, probablemente, serán dominantes.[158] La cuarta capa del aura contiene el campo de hábitos.

Tardé mucho en aprender a distinguir esta capa. El aura es polícroma, mientras que el campo de hábitos presenta poco movimiento, un ritmo estable y prácticamente ningún color. Sin embargo, observé que cada vez que trabajaba con el triple calentador, este campo resultaba notablemente afectado. Puesto que el triple calentador controla los hábitos del cuerpo, empecé a llamar a este campo menos obvio a la mera vista *el campo de hábitos*. Cualquier cambio en él parecía coincidir con modificaciones en los patrones fisiológicos. Más tarde, en 1991, en una conferencia en Praga, estaba entre el público, cuando Sheldrake presentó su teoría del campo mórfico. ¡Bingo!

Los campos de hábitos parecen pertenecer a un orden diferente que los meridianos, los chakras, la cuadrícula básica, el aura, el nudo celta, el triple calentador y los circuitos radiantes. Todos ellos fluctúan según el estado de ánimo, la salud y las circunstancias. El campo de hábitos, sin embargo, al igual que el ritmo primario, es más estable y constante. De hecho, tengo la sospecha de que el ritmo primario no es un sistema independiente del campo de hábitos, sino más bien su propia resonancia en cada uno de los demás sistemas energéticos.

A veces puedo ver el campo de hábitos alrededor de la persona. Pero, con más frecuencia, lo siento y, en alguna ocasión, lo saboreo. Dado que advierto este campo a través de mis sentidos, estoy segura de que el apasionado debate sobre los campos mórficos que se ha librado en la bibliografía científica[159] finalmente concluirá a favor de los biólogos del campo mórfico. Sin embargo, la disputa seguirá durante algún tiempo, ya que los campos mórficos, por lo general, son demasiado sutiles como para detectarse a través de instrumentos de medir estándar, y el concepto en sí parece un tanto metafísico en comparación con la ciencia convencional. Pero, en realidad, no es más metafísico que la gravedad, que, al fin y al cabo, tampoco es perceptible directamente y sólo se conoce por sus efectos. Pero tuvimos tres siglos para acostumbrarnos a la idea.

Los campos de hábitos parecen interactuar directamente con la información en el medio. Sin embargo, al igual que otras energías sutiles, no parecen ser locales, es decir, sus efectos no se limitan necesariamente a su ubicación.[160] Muchos estudios han mostrado que la intención humana es capaz de influir en eventos biológicos distantes. Posiblemente los campos que organizan los procesos fisiológicos resultan afectados por el pensamiento. Por ejemplo, unos sujetos, tras haber aprendido a utilizar la visualización para inhibir el colapso de glóbulos rojos depositados en un tubo de ensayo en otra habitación, al intentar reducir el ritmo de un deterioro celular, alcanzaron unos resultados estadísticamente significativos.[161] En otro experimento, dos sanadores oraron para enviar amor a unos sujetos que se encontraban a una distancia de 100 kilómetros. Los sujetos, comparados con otros de control a los que no ayudaron con oraciones, presentaron cambios significativos en el electromiograma (EMG) que coincidieron con una menor tensión y un incremento de la relajación.[162] De 131 estudios destinados a investigar los efectos de la oración en la curación, publicados hasta el año 1993, 77 presentaron una significancia estadística.[163] Mientras que otros estudios posteriores sugieren que una oración mecánica destinada a un desconocido puede resultar ineficaz,[164] una oración sincera para un ser querido surte efecto.

Cómo aliviar el dolor en las manos, las muñecas y los codos

El mecanismo de los husos musculares (*véase* pág. 341) restablece el equilibrio neurológico en una zona afectada. El síndrome del túnel carpiano, la rigidez de las articulaciones, los brazos doloridos y otros problemas relacionados a menudo responden a unos pellizcos ligeros, que tienen la función de reprogramar el huso muscular situado en el vientre de cada músculo. Mientras subes y bajas por la parte interior del brazo, pellizca la piel ligeramente durante unos 20 segundos. Cuanto más pequeño sea el pellizco, mejor. De hecho, vale la pena hacer un test de energía, porque **te resultará increíble**. Si has estado escribiendo en el ordenador durante una hora, realiza el siguiente ejercicio. Para reprogramar los husos musculares (duración: aprox. 1 minuto):

1. Empieza con el test indicador general (*véase* pág. 102).
2. Si obtienes un resultado alto, abre y cierra las manos varias veces y repite el test. Los movimientos repetitivos como el de teclear o abrir y cerrar las manos pueden inhibir el flujo de energía a través de los dedos.
3. Si el resultado es bajo, reprograma el mecanismo de los husos musculares, pellizcando el brazo hacia arriba y hacia abajo.
4. Repite el test. Si ahora el resultado es alto, los pellizcos han liberado energías y han resultado eficaces.

RENOVAR EL CAMPO DE HÁBITOS

El campo de hábitos está diseñado para conservar los frutos de la evolución. ¡Su finalidad consiste en impedir que cambiemos! Los campos de hábitos siempre evitan la innovación. Pero, como nuestros cuerpos evolucionaron y se adaptaron a un mundo que ya no existe, y como las circunstancias siguen cambiando a una velocidad vertiginosa, es muy necesario que aprendamos a modificar los campos de hábitos, que no nos permiten evolucionar. Un campo de hábitos, en realidad, representa una constelación de múltiples campos que influyen en hábitos específicos. Ya hemos trabajado con el campo de hábitos. En los capítulos 8 y 9 se han explicado técnicas para cambiar patrones muy arraigados en el sistema inmunológico y otros procesos relacionados con la enfermedad. Sin embargo, es posible modificar este campo para potenciar cualquier cambio que se desee.

El campo de hábitos también nos puede mantener estancados. Resulta fácil para algunas personas decir a otros que sólo tienen que mirar más allá de sus dolores, tristezas y heridas y es estupendo cuando un consejo tan simple incluso resulta útil. Sin embargo, mucha gente se esfuerza bastante, aunque sin éxito, para sanar las heridas físicas o emocionales del pasado. El problema, a menudo, no consiste en que la persona se deleite en la autocompasión, pidiendo simpatía, aferrándose al pasado y relacionándose con otros por medio de sus desgracias o su falta de valor. El factor invisible, pero decisivo en muchos de estos casos, reside en un campo de hábitos que se escapa a la conciencia y, por tanto, al control. La voluntad e intención humanas son poderosas, pero si todas las energías yéndose encaminan en sentido contrario a la intención, lo mejor que se puede hacer es movilizarla para modificar esas energías.

Ciertas glándulas y sistemas energéticos, como, por ejemplo, el hipotálamo, el meridiano del bazo, el triple calentador y la cuadrícula básica, parecen ejercer una influencia particularmente intensa en el campo de hábitos. Aunque el campo de hábitos se resiste al cambio, son igualmente capaces de cambiar, y el trabajo energético, a menudo, resulta la clave. En este capítulo se explica una serie de pasos para generar cambios en el campo de hábitos de forma consciente y deliberada.

DESPEJAR EL CAMPO DE HÁBITOS

«Créalo y acaecerá», fue el consejo enigmático en la película *Campo de sueños*. Al igual que el campo de sueños, puede iniciarse un nuevo campo de hábitos con la visión y la fe de que pueda existir. Construye un nuevo campo de hábitos, enfocándolo cuidadosamente y acaecerán las energías poderosas que apoyan esa visión. Para asegurarnos unos cambios duraderos en el campo de hábitos, especialmente cuando no conseguimos tener una visión clara o concentrarnos, hay una serie de técnicas simples que tienen como finalidad ordenar las energías y eliminar el estrés, y que pueden complementarse con otros métodos de reprogramación más sofisticados. Empieza experimentando con cada una de las siguientes maneras para despejar las energías:

1. **Haz la rutina diaria de energía de cinco minutos** (duración: de 5 a 8 minutos). Si simplemente practicas la rutina diaria de siete ejercicios que aprendiste en el capítulo 3, ya estás impidiendo que se acumulen desechos en el campo de hábitos. Si puedes pedir a otra persona que te haga una limpieza de la columna (*véase* pág. 119), añádela. Tras limpiar la columna, tumbado boca abajo, pide a la otra persona que coloque una mano sobre el sacro, a unos 10 centímetros bajo la cintura, y la otra mano en la parte superior de la espalda, y que te acune durante 2 o 3 minutos. El movimiento de acunar calma tanto a un bebé como a un adulto. Elimina el estrés y, más importante aún, impide que nuevas respuestas de estrés penetren en el campo de hábitos. Al detener el movimiento, la energía sigue fluyendo por el cuerpo y la mayoría de la gente tiene una sensación agradable y calma. El estrés se disipa antes de caer en antiguos patrones.

2. **Frótate vigorosamente la nuca y la cabeza** (duración: menos de 1 minuto): con los dedos de ambas manos y, con fuerza, masajéate la nuca y la cabeza. Esto activa la circulación sanguínea y prepara el sistema para sacar el máximo provecho de la presión en los puntos neurovasculares.

3. **Haz presión en los puntos neurovasculares** (duración mínima: 3 minutos): estira la frente hacia los lados. Luego, apoya la palma de una mano sobre la frente y la otra en la parte posterior de la cabeza. Déjalas así durante al menos 3 minutos, mientras respiras profunda y cómodamente. De nuevo, al hacer presión en los puntos neurovasculares, la sangre retorna al cerebro anterior y equilibra la circulación sanguínea por todo el cuerpo. Al hacer presión en la parte posterior de la cabeza, se calman los puntos de miedo y se calma el hipotálamo. También crea una polaridad energética entre las manos, al mismo tiempo que conecta las energías por todo el cerebro. Si te sientes estresado, esto permite la comunicación entre el cerebro anterior, en su intento de analizar la situación, y el cerebro posterior, al preparar una respuesta de lucha y huida. El cuerpo se relaja y el campo de hábitos reduce su fuerza.

Proyectar un nuevo campo de hábitos

Los siguientes pasos para que la mente reprograme el campo de hábitos incluyen la intención, la concentración, la repetición, la elección de imágenes y las ganas de experimentar.

Empieza con una intención clara. La configuración de un campo de hábitos más propicio comienza por la intención adecuada. Mientras que el poder de la mente ha sido sobrevalorado por algunos sanadores (por ejemplo, la perspectiva bienintencionada, si bien ofensiva y poco clara, que atribuye la *culpa* de la enfermedad a las agresiones reprimidas, a una actitud errónea o a una excesiva necesidad de complacer a otros), suele subestimarse en la medicina alopática. Existen suficientes pruebas de que el estrés influye de manera negativa en la salud y, asimismo, hay cada vez más pruebas de que la paz interior, la meditación y la visualización guiada pueden mejorar la salud.[165] El organismo responde a la mente, a lo que uno siente, piensa y quiere.[166] Pero si, en cambio, ésta no responde al cuerpo (si la voluntad, la intención y las acciones no se ajustan a las necesidades del cuerpo), el precio se paga en salud y felicidad.

Utiliza el poder la mente. Sheldrake cree que los campos mórficos influyen no sólo en las características biológicas, sino también en la actividad mental, los patrones conductuales y la organización social. Pero, de la misma manera que el campo de hábitos da forma a los pensamientos, éstos pueden, a su vez, modelar el campo de hábitos, y entender eso puede resultar muy alentador. Las prácticas como la autohipnosis, la visualización guiada y la concentración pueden resultar especialmente eficaces en ese sentido. En repetidas ocasiones se ha demostrado que la mente puede influir en objetos inanimados[167] y, de acuerdo con esto, no resulta sorprendente que la oración, la visualización espontánea y la imaginación guiada también influyan en el cuerpo y la salud.[168] En mi trabajo, he usado la visualización para alterar el campo de hábitos del paciente. Pensemos, por ejemplo, en un caso de fobia a los ascensores. La respuesta emocional está codificada en el campo de hábitos de la persona. Una posibilidad consiste en hacer que la persona se imagine que esta en un ascensor, es decir, la misma situación que provoca el miedo. Mientras tanto, hago presión en los puntos neurovasculares y, de esta manera, desactivo la respuesta de huida, relajando el cuerpo y desensibilizando a la persona con respecto al objeto de fobia. Y funciona. Los campos de hábitos cambian bajo la influencia de este tipo de métodos. Las creencias, la intención y la visualización se pueden tratar con el fin de modificar el campo que soporta cualquier hábito determinado.

El empleo de la repetición. La repetición incrementa la fuerza de un campo organizativo.[169] Al evocar con frecuencia, a través de la imaginación, el campo deseado, aumentamos su potencia. Una mujer quería cambiar su forma compulsiva de comer, tenía hipoglucemia y su pánico se alimentaba de la experiencia de sufrir convulsiones debido a un choque insulínico. La única manera que conocía de combatir el pánico consistía en dejarse llevar por su antojo de comer dulces. En la visualización, logró «ver» el sentimiento de pánico que estaba en todo el cuerpo energético. Aunque no entendía por qué, surgió la imagen de una casa y se hizo patente que ésta representaba el pánico. Al igual que en el cuento de *Los tres cerditos*, a veces, la casa que le causaba pánico estaba construida en piedra y otras veces de troncos, pero la mayoría de las ocasiones estaba hecha de paja. Después de trabajar con esta visualización, se dio cuenta de que cada vez que se sentía dominada por el pánico, podía «soplar y soplar» al pánico y al antojo de comer y, por lo general, resultó una casa de paja que desaparecía cuando ella soplaba. Cuando no ocurría esto, visualizaba una imagen de sí misma más delgada, con control y segura. Al concentrarse en esta imagen de forma repetida, se fue incorporando a su campo de hábitos. Las otras veces, cuando la casa era de piedra o madera, no podía simplemente hacerla desaparecer con un soplo. Empezó a confiar en que, cuando ocurría esto, el antojo era una necesidad verdadera, no sólo fruto del pánico, y aprendió a proporcionar al cuerpo lo que necesitaba.

Encontrar la visualización para cada uno. Se puede influir en el campo de hábitos por medio de una visualización guiada, pero nadie puede decirnos cómo será o cómo sentirá en tu imaginación. Es posible *verlo*, *sentirlo*, ver *y* sentirlo, o bien experimentarlo a través de otros canales sensoriales, como el sonido, el gusto y el olfato o experimentarlo sin saber cómo. Tal vez aparezca como un lugar en el espacio poco detallado; otras veces, especialmente cuando uno está trabajando en ello, es posible experimentar sus componentes en forma de símbolos complejos, como, por ejemplo, la casa o una cara, un animal o una pared. Con independencia de la forma particular de experimentar el campo de hábitos en cada momento, será la correcta para cada uno.

Una muchacha de diez años sufría terribles dolores en el costado izquierdo. El dolor era intermitente, pero la frecuencia iba aumentando, hasta el punto de obligarla a faltar mucho a la escuela. Dos veces la tuvieron que llevar al hospital. Al conocer los síntomas, los médicos primero sospecharon que podía tratarse de apendicitis, una obstrucción intestinal o una infección, pero ninguna de las pruebas médicas y de los análisis mostraron que el problema tuviera una base orgánica. Sin embargo, los dolores seguían. Cuando me la trajeron, encontré un bloqueo en la válvula ileocecal, que se encuentra precisamente entre los intestinos grueso y delgado. El trabajo energético alivió tanto los dolores como el bloqueo, pero éstos siempre se repetían al cabo de un día o dos. Le di mi número de teléfono particular a la madre y le dije que me llamara cuando su hija sufriera un ataque agudo. Cuando ocurrió, fui inmediatamente a su casa.

La muchacha se estaba retorciendo de dolor. Advertí que en la pared tenía unos pósters de la estrella de rock de la década de 1980 Boy George. Le sugerí que se imaginara a Boy George cantando «Karma Chameleon» y ahuyentando el dolor. Una de las letras de la canción dice: «You come and go, you come and go» (Vas y vienes, vas y vienes), y cambiamos la línea a «You go away, you go away» (Te marchas, te marchas). Ella veía a Boy George con una gran sonrisa, bailando y cantando, siguiendo las huellas del dolor hasta que éste simplemente desapareció. Los dolores nunca más supusieron un problema, porque cada vez que aparecían, evocaba a Boy George, y él hacía que se marcharan inmediatamente. Tras hacer esto unas pocas veces, los dolores no volvieron jamás.

El lector naturalmente pensará que sólo se trataba de un dolor psicológico. Tal vez sí, pero aun así no dejaba de ser real para los receptores de dolor de la muchacha. Al aliviar los dolores y recanalizar las energías, también impedimos que se produjera una acumulación que podría haber desembocado en una dolencia más grave. E incluso si el dolor fuera una reacción psicológica, existe una perspectiva según la cual la mayoría de los dolores crónicos representan hábitos que se podrían evitar. El cuerpo no tiene ninguna necesidad de seguir enviando la señal de dolor una vez que la causa ha desaparecido. Sea cual sea la causa original del dolor crónico, el cuerpo aprende la respuesta de dolor y el sistema nervioso hace que se grabe cada vez más en el campo de hábitos. Y aun cuando sólo se tratara de unos dolores psicológicos, el tratamiento del campo energético subyacente que controla el dolor, por lo general resulta más eficaz que sólo decir al paciente: «No existe ninguna causa médica para estos dolores abdominales tan atroces, por tanto, ¡deja de sentirlos!».

Haz un experimento. Existen innumerables variaciones de la técnica de la visualización. A veces resulta útil emplear palabras, es decir, una afirmación que describa el nuevo campo como ya existente: «Tengo mucha energía de paz y calma». Pronuncia estas palabras con convencimiento. Algunas personas respondieron bien a la imagen de sacar un DVD que contenía el viejo campo de hábitos para reemplazarlo por otro que tenía el nuevo campo. Otra imagen que propuso uno de mis clientes consiste en borrar el campo viejo del disco duro y teclear, deliberadamente, el nombre del archivo nuevo.

Escoge algún problema físico, emocional o conductual que te gustaría cambiar. Imagínate con fuerza que el cambio ya ha ocurrido. Ve, siente, oye, huele y saboréalo. Utiliza todos los canales sensoriales que puedas. Luego, respira profundamente e imbúyete en el campo energético creado por esta visualización.

Las mismas técnicas de visualización pueden empezar a cambiar el campo de hábitos. No son solamente psicológicas. Influyen en las neuronas y transforman el patrón energético del cerebro. Las técnicas físicas que están sincronizadas con el sistema energético de la persona también pueden contribuir a su eficacia. Lo que hacen es inculcar o, como mínimo, aumentar nuestras intenciones conscientes. Por ejemplo, podemos reforzar el nuevo campo con el ejercicio de la cremallera (*véase* pág. 121) y, simultáneamente, imaginarnos que estamos inmersos en la energía de un campo nuevo. En el ejercicio de la cremallera se sigue el meridiano central que afecta a las partes del cerebro que están relacionadas con la autosugestión y la hipnosis, lo que abre la energía para que el campo imaginado se asimile mejor.

Cómo aliviar el lumbago

Cada uno de los siguientes ejercicios calma los dolores lumbares. Si uno no proporciona alivio, pasa al siguiente:

1. Pega el lado norte de un imán pequeño sobre la zona dolorida (*véase* pág. 361).
2. Haz presión en los puntos calmantes del riñón (*véase* figura 26L, pág. 163).
3. El lumbago puede ser una señal de que existe una acumulación de toxinas en el intestino grueso, que no se pueden eliminar. Si los dolores están justo encima de la cintura, una manera de eliminar las

toxinas del organismo consiste en estirar la zona y masajear en la espalda los puntos linfáticos del intestino grueso (*véase* figura 9e).

4. En caso de que los dolores persistan, haz presión en los puntos calmantes del intestino grueso (*véase* figura 26X, pág. 165).

REPROGRAMAR EL CAMPO DE HÁBITOS

La necesidad de reprogramar el campo de hábitos nunca ha sido tan urgente como ahora. Ya no podemos enfrentarnos al mundo actual con el pensamiento de nuestros padres, con sus creencias o actuando del mismo modo que ellos. De hecho, ni tan siquiera el modo en que nos adaptamos hace diez años es válido ahora.

Mucha gente sabe cuáles son los cambios que quieren realizar, pero son incapaces de ponerlos en práctica. Quedan atrapados en hábitos del pasado: tal vez se esfuercen en estar más delgados, en una relación con una pareja más sana o en triunfar en lo que es su vocación. Se dejan llevar por las frases: «Basta con que la intención sea lo suficientemente fuerte para que se pueda conseguir la meta» o «La energía fluye donde hay atención», que lo único que consiguen es acumular frustraciones, cinismo y autorrechazo. Sin embargo, lo contrario también es cierto: «La atención se encuentra donde hay energía». Para cambiar la mente es preciso hacer lo mismo con la energía. Normalmente no podemos conseguir la felicidad por fuerza de la voluntad. Ni tampoco hacer que un dolor desaparezca. Ni siquiera sentirnos inspirados por medio de la voluntad. Pero podemos cambiar las energías de manera que fomenten la felicidad, mitiguen el dolor e incrementen la inspiración.

En mi trabajo, rara vez empiezo por tratar la actitud o el estado mental del paciente. Una vez que las energías están libres para la curación y la creatividad, la mente seguirá su camino. En la curación energética, la persona ni siquiera necesita creer que las técnicas funcionan. De hecho, aprecio a los escépticos tanto en mis clases como en mi consultorio. Posiblemente yo misma soy el último recurso del propio paciente, aunque a veces es la pareja la que le obliga a acudir a mí. Siempre es una experiencia gratificante comprobar que ambos empiezan a sentirse mejor a medida que la energía va penetrando por el cuerpo gracias a unas técnicas que, inicialmente, habían considerado disparatadas.

Resulta especialmente difícil hacer que uno mismo quiera cambiar patrones que están presos en el cuerpo a causa de experiencias traumáticas, y las siguientes técnicas están pensadas para esos casos. Tres enfoques diferentes para reprogramar el campo de hábitos son: (1) desactivar los restos traumáticos que ya se han incorporado al campo de hábitos; (2) programar sentimientos positivos en el campo de hábitos; (3) evocar el campo de hábitos para integrar un nuevo patrón fisiológico o psicológico.

1. Desactivar los restos traumáticos. Como las minas que permanecen en el suelo después de una guerra, las respuestas defensivas que se movilizan con un trauma se tienen que desactivar y eliminar para que la vida pueda recuperarse por completo. Los bloqueos primarios, que a menudo observo en el campo de hábitos, se basan en un trauma temprano. Éste puede deberse a causas tanto físicas como emocionales. A todos nos han herido de una manera u otra y, en su afán por protegernos, el hipotálamo y el triple calentador con frecuencia recurren a estrategias de defensa anticuadas que tienden a endurecer el campo de hábitos. Esta situación sigue bloqueándonos, incluso aunque hayamos superado la causa original que provocó el trauma. Las afirmaciones no suelen ser suficientes para cambiar una respuesta tan primaria, pero existe cierto número de técnicas que puede movilizar el hipotálamo y las energías del triple calentador para abrir el campo de hábitos a una reprogramación.

Tal vez no seas consciente de un trauma del pasado que te frena, o quizás éste no sea el momento para afrontarlo, pero cuando llegue ese momento, practica las técnicas que se explican a continuación.

a. Hacer presión en los puntos neurovasculares para desactivar el recuerdo traumático. Ya hemos trabajado con los puntos neurovasculares para reprogramar el patrón de la respuesta del estrés (capítulo 3) y se han presentado variaciones de ese método en los capítulos 4, 7 y 9. Ahora se procederá a resumir estas técnicas. Son unas de las más eficaces e importantes que conozco para cambiar las respuestas disfuncionales que permanecen en el campo de hábitos. Es imposible pensar con claridad cuando la sangre se ha transportado del cerebro a los miembros para activar la respuesta de lucha o huida. Sin embargo, cuando consigamos impedir que la sangre salga del cerebro al manejar un asunto que pueda parecer estresante, enseñaremos al cerebro una nueva estrategia, lo que conseguirá que el patrón de hábitos empiece a cambiar. A medida que el cuerpo vaya tolerando un creciente nivel de estrés, antes de iniciar la respuesta de lucha o huida, la salud también irá aumentando.

Una amiga mía tuvo una infancia de las más dolorosas que conocí y la rabia que sentía hacia sus padres era sobrecogedora. Cada noche, en la bañera, presionaba los puntos neurovasculares para desactivar otro recuerdo. Lo hacía cada noche y le dio resultado; la tormenta interna empezó a disminuir. Finalmente, notó que sus energías ya no se diluían en el odio contra sus padres y consiguió concentrarse en el presente en vez de caer una y otra vez en el pasado.

Escoge un recuerdo del pasado o una situación del presente que te resulten dolorosos o que impliquen presión emocional. Haz presión en los puntos neurovasculares durante al menos 3 minutos (no te olvides de que es también una técnica de gran valor para tratar el estrés). A continuación se mencionan diferentes maneras de hacer presión en los puntos. Cualquiera de las tres es eficaz, pero tal vez haya una que te atraiga más que las otras (duración mínima: 3 minutos):

- Coloca los dedos de ambas manos sobre la frente y estira la piel. Lleva los dedos a los puntos neurovasculares en la frente (*véase* pág. 129) y descansa. O:
- Usando los mismos puntos, cruza los brazos, uno encima del otro, con los dedos sobre los puntos neurovasculares opuestos, estirando la piel. Si se cruzan las manos, es más fácil que las energías se crucen de un lado del cuerpo al otro. Con las manos cruzadas, respira profundamente y relájate. O:
- Apoya una mano sobre la frente y la otra en la parte posterior de la cabeza. La polaridad entre las manos crea una conexión energética entre las partes anterior y posterior del cerebro, transporta energía al hipotálamo y tiene un efecto calmante sobre los puntos de miedo del meridiano del riñón.

Puedes también pedir a un amigo que te haga presión en los puntos neurovasculares, siguiendo una de las tres técnicas. De este modo te podrás relajar y entregarte totalmente a la experiencia. Piensa en el recuerdo traumático como si lo estuvieras visionando sobre una pantalla, como si se tratara de una película o nárralo como si fuera una historia, mientras haces presión en los puntos. No intentes cambiar la historia; ni de verla desde un ángulo positivo. Imbúyete en ella. Finalmente, la sangre volverá al cerebro, la respuesta de lucha o huida se desactivará y el impacto emocional de la historia disminuirá. La técnica no sólo elimina la carga del recuerdo, sino que también rompe la constelación que hay entre el recuerdo, el sentimiento y la respuesta defensiva en el campo de hábitos.

La próxima vez que pienses en la escena, probablemente advertirás que tiene menos poder sobre tu persona. El cuerpo no responderá automáticamente como hacía en el pasado. Si el recuerdo sigue provocando una respuesta traumática o si queda cualquier residuo negativo, repite los pasos. Al proceder de esta manera, finalmente llegará el momento en que el recuerdo ya no resulte debilitador.

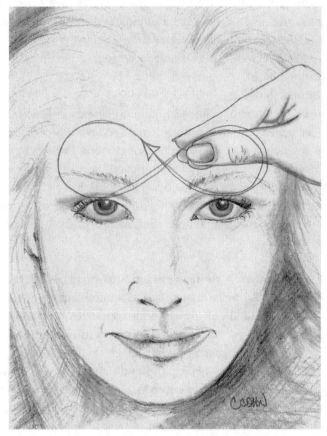

Figura 47.
Liberar el patrón del ojo

b. *Liberar el patrón del ojo* (duración: aprox. 2 minutos). Mientras piensas en el recuerdo problemático, junta el pulgar y los primeros tres dedos de cada mano, sujetándolos delante del caballete nasal a una distancia de entre 15 y 30 centímetros y dibuja ochos en el aire. Desplaza los dedos hacia arriba y hacia la derecha, lo más lejos que puedas, pero de manera que permanezcan siempre dentro del campo visual. Síguelos con la mirada, pero sin mover la cabeza (*véase* figura 47). Concéntrate en el recuerdo.

Si adviertes que el estrés aumenta si sigues mirando en un punto fijo, mira los dedos y, con la otra mano, haz presión en los puntos neuro-vasculares, mientras sigues pensando en el recuerdo. La posición ocular puede intensificar significativamente la técnica neurovascular. Las técnicas de desensibilización por movimientos oculares para liberarse de los recuerdos traumáticos se han hecho populares en los últimos tiempos y existen versiones bastante elaboradas.[170] Por otro lado, me han explicado versiones de esta técnica que han pasado de generación en generación en culturas diferentes durante miles de años.

La combinación de este método con el test de energía da como resultado una corrección neurológica sumamente eficaz. Pide a otra persona que haga los ochos con una mano mientras rememoras el recuerdo y vas siguiendo los ochos con la mirada. Esta persona debe detenerse cada 5 o 10 centímetros y hacer el test indicador general. Sobre cualquier posición ocular que dé un resultado bajo, haz presión en los puntos neu-rovasculares durante al menos 20 segundos mientras vas mirando los dedos de la persona que te ayuda. Finalmente, el recuerdo perderá su carga emocional.

2. La programación de un sentimiento positivo (duración: me-nos de 1 minuto). La próxima vez que te sientas bien o que recuerdes una experiencia maravillosa, puedes imprimir estos sentimientos en tu campo de hábitos. Si nunca te sientes eufórico ni tienes recuerdos ma-ravillosos, encuentra la manera de dar las gracias a alguien o a algo. A medida que la gratitud se vaya expandiendo en tu interior, concéntrate en el sentimiento. Con el dedo corazón, «inculca el sentimiento» en el punto entre las cejas, el tercer ojo. Los golpecitos deben ser constantes y, a la vez, ligeros y firmes. El tercer ojo se sitúa al principio del meri-diano de la vejiga. Todos los nervios que bajan por la columna se en-cuentran en ese meridiano. El golpeteo en ese lugar se asemeja a enviar unos mensajes y unas palpitaciones constantes tanto al sistema nervioso como al campo de hábitos. Se parece a la tortura legendaria en que unas gotas de agua caen constantemente en la frente del prisionero; no es sólo el constante tip-tip-tip, sino que sus temores inevitables resuenan en todo el sistema nervioso, lo que culmina en la locura. Pero, el golpe-teo puede enviar tanto felicidad como terror al sistema nervioso. Es un método sencillo y natural y una bonita manera de infundir más alegría al campo de hábitos.

3. Cambiar un patrón fisiológico o psicológico. El golpeteo del temporal es una técnica antigua que se ha redescubierto recientemente. En la antigua china, originalmente se usaba como un método que calmaba el dolor, pero resulta también sorprendentemente eficaz para romper con los viejos hábitos y, simultáneamente, establecer nuevos. El golpeteo alrededor del hueso temporal (empezando en las sienes y pasando por el lado trasero de las orejas) hace que el cerebro sea más receptivo al aprendizaje, al mismo tiempo que se suspende temporalmente cualquier otro input sensorial. También tiene un efecto calmante sobre el triple calentador, ya que los golpecitos se realizan en el sentido contrario a su flujo natural, y es el triple calentador el que domina en mayor medida sobre los hábitos del cuerpo. Al calmar la parte del sistema nervioso que lucha para conservar los hábitos, es más fácil adoptar un hábito nuevo.

En la década de 1970, el fundador de la kinesiología aplicada, George Goodheart, descubrió que gracias al golpeteo a lo largo de la línea de sutura del cráneo, que empieza entre los huesos temporal y esfenoidal, es posible modificar temporalmente los mecanismos que filtran el input sensorial.[171] Si utilizas la autosugestión o la afirmación hablada mientras haces el golpeteo, la mente será especialmente receptiva. El golpeteo del temporal está adaptado también a las diferencias que existen entre el hemisferio izquierdo y derecho del córtex cerebral. Puesto que el hemisferio izquierdo del cerebro, en la mayoría de la gente, es más crítico y escéptico, cualquier afirmación formulada de forma negativa está más acorde a su funcionamiento y será, por tanto, más fácil de asimilar. Este tipo de afirmaciones se inculcan en el lado izquierdo de la cabeza. De la misma manera, dado que el hemisferio derecho es sumamente sensible al input positivo, las afirmaciones formuladas de manera positiva corresponden a ese lado. En algunas personas zurdas se invierte este patrón; para estar seguro, se puede hacer el test de energía. Si el resultado sigue siendo alto al hacer una afirmación negativa dirigida al lado izquierdo, sigue las instrucciones; si es bajo, invierte las palabras «derecho» e «izquierdo» en las instrucciones.

Empieza identificando un hábito, una actitud, una respuesta emocional automática o bien un problema de salud que te gustaría modificar. Formula el cambio que quieres hacer en una sola frase y en presente, es decir, como si el estado deseado ya existiera. Por ejemplo, puedes decir: «Incluso bajo presión, conservo la calma y la concentración». Por lo general, anotar la afirmación suele ser de gran ayuda.

Luego, repite la afirmación, conservando el mismo sentido, pero formulada de manera negativa (por ejemplo, «no», «nunca», etcétera). Para afirmar la calma y la concentración de forma negativa se puede decir: «Ya no me estreso cuando estoy bajo presión». El significado sigue siendo positivo, incluso con la formulación negativa. Otro ejemplo: «Como para mejorar mi salud y condición y disfruto de lo que como» se puede formular negativamente del siguiente modo: «No como por ansiedad o compulsión». «Mis uñas son saludables y crecen bien» se puede convertir en «Ya no me como las uñas» (duración: aprox. 1 minuto):

1. Empezando por las sienes, haz golpeteo en el lado izquierdo de la cabeza, desde la parte frontal hasta la parte posterior con los tres dedos medios de la mano izquierda (*véase* figura 48). Pronuncia la versión negativa de la afirmación siguiendo el ritmo de los golpecitos. Éstos deben ser lo suficientemente fuertes como para sentir un contacto firme y cierto rebote. Haz golpeteo desde la parte frontal hacia atrás, unas cinco veces, repitiendo la afirmación cada vez.
2. Repite la técnica en el lado derecho, haciendo golpeteo con la mano derecha, pero, esta vez, con la afirmación en su versión positiva.
3. Repite el procedimiento varias veces al día. Cuanto más se repita, tanto más rápido y fuerte será el efecto sobre el sistema nervioso y el campo de hábitos.

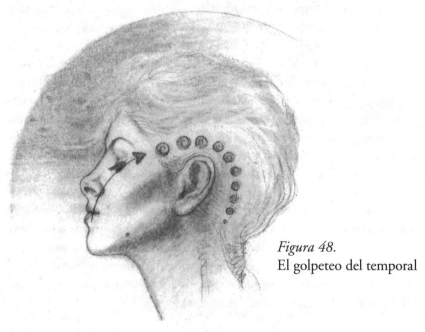

Figura 48.
El golpeteo del temporal

El golpeteo del temporal combina una variedad de elementos de gran fuerza, incluidas la repetición, la autosugestión y la reprogramación neurológica. No sólo afecta al cerebro, sino también a cada uno de los meridianos, de manera que la intención se lleva a cada sistema del organismo. Es un método sorprendentemente sencillo para cambiar los patrones que no se pueden superar a través de la mera voluntad.

Los paralelismos entre nuestros problemas físicos y emocionales a menudo resultan sorprendentes.[172, 173] A veces, un órgano literalmente empieza a comportarse de una manera para reflejar el comportamiento de la persona. Yo misma soy un ejemplo. En algunas ocasiones, me cuesta establecer unos límites claros con la gente. Dada la naturaleza de mi trabajo, esto se puede convertir en un problema abrumador. Hace unos años llegué a un punto en que me sentía muy vulnerable a las infecciones. Era como si la glándula del timo, que es la responsable de proteger al cuerpo de las infecciones, estuviera adaptando su comportamiento al mío. Empecé a practicar el golpeteo en la sien izquierda con la siguiente afirmación: «La glándula del timo ya no dejará que los invasores extraños entren en el organismo» y en el lado derecho: «La glándula del timo mantiene unas barreras sólidas que resisten a los invasores extraños». No sólo disminuyó mi susceptibilidad a las infecciones, sino que también mejoró mi habilidad para establecer unos límites claros. Al centrar la atención en unas afirmaciones breves y concisas, el golpeteo del temporal permite penetrar en la esencia de una relación compleja y desconcertante entre cuerpo, mente y espíritu.

Otra aplicación de los puntos del golpeteo del temporal consiste en *alisar* los puntos sin decir nada, en vez de dar golpecitos. Esto puede resultar tanto calmante como revitalizador. Coloca los dedos en las sienes en ambos lados de la cabeza y, suavemente, arrástralos en ambos lados por encima de los puntos temporales, mientras respiras profundamente. Si quieres comer algo, tal vez para satisfacer un antojo, alisa los puntos temporales en ambos lados de la cabeza de forma simultánea, mientras respiras profundamente. Si, por ejemplo, tienes un capricho acuciante por comer algo o caer en cualquier otro tipo de adicción, alisa los puntos temporales. Mucha gente se siente revitalizada gracias a este método simple y la sensación de pánico desaparece.

El golpeteo del temporal es una herramienta importante para adquirir mayor control sobre nuestra vida. Me gustaría explicar varios casos en que no funcionó, ya que resultan muy instructivos. Me he dado cuenta de que los fallos a menudo se deben a la manera en que se formula la afirmación. Tiene que ser un lenguaje que te resulte cómodo. A veces, es simplemente cuestión de emplear las palabras más sencillas posibles. Además, resulta importante que éstas se ajusten a los valores y que sean congruentes con los sentimientos de la persona. Se debe intentar evitar cualquier incoherencia entre lo que se está diciendo y lo que se está pensando; asimismo, no se debe negar ninguna necesidad primaria.

Con esta técnica, una mujer en vez de adelgazar seis kilos, como se había propuesto, engordó nueve. En el lado izquierdo inculcó las palabras: «Ya no me quedo con kilos de más», y en el lado derecho: «Mi peso ideal son 77 kilos». Estas afirmaciones parecían razonables, pero el golpeteo tuvo el efecto contrario. Le pedí que comprobara si sus pensamientos iban acorde con las palabras, si estaba distraída o si había otras imágenes captaban su atención mientras que hacía el tapping. Resultó que cada vez que aplicaba la técnica pensaba: «Diablos, tengo un cuerpo feo, siempre tendré un cuerpo feo y acabaré como mi tía [gorda] Sophie». Hacía el golpeteo con esta afirmación cinco veces al día. ¡Y funcionó! El pensamiento y la imagen resultaron ser una autosugestión mucho más primaria que las afirmaciones tan cautelosamente formuladas. Más tarde, por cierto, consiguió adelgazar bastante al inculcar en el lado izquierdo: «No he heredado la figura de la tía Sophie» y en el lado derecho: «He heredado un cuerpo que puede ser delgado y ágil».

Un hombre perdió su puesto de trabajo después de haber estado en la misma empresa durante veinticuatro años porque ésta decidió enviarlo otra vez a la universidad durante un año para que actualizara sus conocimientos. Las malas notas que sacaba amenazaban su futuro reempleo. Se estaba esforzando mucho, pero era incapaz de concentrarse durante un período de tiempo más largo. Al enterarse de que yo había ayudado a gente con dificultades de aprendizaje, quiso que lo visitara. No advertí ninguna alteración relacionada con el aprendizaje, pero me di cuenta de que, tras haber permanecido durante un cuarto de siglo en un puesto de trabajo orientado al público, su campo de hábitos no apoyaba el cambio que implicaba el estudio con concentración. Se lo expliqué y se mostró muy entusiasta al conocer la técnica del golpeteo del temporal para cambiar el campo de hábitos que estaba afectando a su capacidad de estudio. Sin embargo, volvió una semana más tarde, profundamente desanimado. Había seguido mis instrucciones al pie de la letra y había dedicado todo el tiempo necesario, pero sin observar ninguna mejoría en su capacidad de concentración.

Me comentó las afirmaciones con las que trabajaba y lo observé haciendo el golpeteo. Las palabras me parecían bien, pero sus energías no las recibían muy bien. Le expliqué lo importante que era que las palabras fueran correctas para él y me enteré de que había llegado a Estados Unidos a los seis años y que el inglés era su segundo idioma. Después de hacer el golpeteo del temporal durante otra semana más, esta vez usando su idioma materno para hacer las mismas afirmaciones, me dijo que su capacidad de concentración y de lectura había mejorado notablemente.

Una amiga quería dejar de fumar, ya que llevaba un año con tos crónica. Le enseñé el golpeteo del temporal. Al hacer el golpeteo de sus afirmaciones («Ya no fumo» en el lado izquierdo y «Disfruto de mi existencia libre de humo» en el lado derecho), empezó a fumar de forma obsesiva y se sentía muy mal. Algo en el golpeteo hacía que el hábito se agravara, causándole muchísima ansiedad. Pero dado que el golpeteo estaba teniendo un efecto innegable, si bien era el opuesto de lo que esperaba, decidió averiguar cómo usarlo de manera que le beneficiara. Sentía que la ansiedad era uno de los problemas clave. Se dio cuenta de que al decir: «Ya no fumo» estaba provocando la ansiedad, en parte porque el acto de fumar representaba su principal método de relajación. Dejando libre albedrío a la intuición, encontró nuevas palabras. Empezó a hacer golpeteo en el lado izquierdo: «La ansiedad ya no me lleva a fumar» y en el lado derecho: «Ahora ya sólo fumo para mi salud y placer». La ansiedad disminuyó significativamente y pasó de fumar un paquete al día a fumar unos tres cigarrillos a la semana. Continuó así durante varios meses, usando el cigarrillo ocasional como un mantra o un acto de meditación. La tos disminuyó y, finalmente, dejó de fumar por completo.

Al igual que ocurre con el test de energía (y tantas otras cosas que se explican en este libro), los procedimientos a menudo requieren un mayor nivel de refinamiento de lo que se necesita para seguir una fórmula cualquiera. Para que las afirmaciones del golpeteo del temporal sean más eficaces, resumiré algunos de los puntos más importantes que deben tenerse en cuenta: (1) la afirmación dirigida al hemisferio izquierdo debe formularse de forma negativa y la afirmación del hemisferio derecho debe contener sólo palabras positivas; (2) las afirmaciones reflejarán tu manera habitual de hablar y pensar; (3) al hacer las afirmaciones, te concentrarás en las palabras y su significado; y (4) las afirmaciones estarán de acuerdo tanto con tus valores como con tus necesidades básicas.

Según mi propia experiencia, el golpeteo del temporal resulta eficaz para un gran número de problemas. Ha ayudado a personas que querían dejar de fumar, beber, comer en exceso o rascarse compulsivamente. Las ha ayudado a cobrar confianza, optimismo y autoestima, a estimular su sistema inmunológico para luchar contra una enfermedad grave, a mejorar su metabolismo, a intentar adelgazar y a aumentar su coordinación, cuando querían aprender algo nuevo. Ha reducido tumores, eczemas e hipertensión.

Escoge una costumbre, una emoción o un problema psicológico. Inventa una afirmación negativa para hacer el golpeteo alrededor de la oreja izquierda y otra positiva para practicar el golpeteo alrededor de la oreja derecha. Puedes hacer el test para asegurarte de que la afirmación está en armonía con tus energías, haciendo golpeteo con una mano mientras dices la afirmación y reservando la otra mano para que un amigo pueda hacer el test. Repite el procedimiento unas cuatro o cinco veces durante, al menos, una semana. Para modificar hábitos muy arraigados, se pueden precisar incluso 30 días hasta que los resultados se hagan patentes. Incluso si eres escéptico, juzga por ti mismo a partir de los resultados que obtengas.

Por último, tres sugerencias para tener una excelente salud, alegría y vitalidad: desconectar, sintonizar y activar.

- Desconéctate del ruido del mundo y concéntrate regularmente en el cuerpo. Apórtale compasión por sus luchas en lugar de distanciarte de él, como el ciudadano que aparta la mirada para no ver nada cuando están sucediendo cosas malas. El cuerpo emprende muchas batallas para defendernos cada día. Cuando te sientas agobiado y estés enfermo, cosa que ocurrirá de vez en cuando, no lo trates como un enemigo. Aprécialo como a tu amado hasta que la muerte os separe.
- Conecta con las claves sutiles que el cuerpo te va transmitiendo acerca de tu bienestar y tus necesidades. Con curiosidad e interés, intuición y el test de energía, interpreta las energías del cuerpo, ya que ellas son el vocabulario de tu lengua materna.
- Activa y nutre las energías del cuerpo, siguiendo los meridianos, haciendo que circulen los chakras, ensamblando las corrientes, haciendo presión en los puntos y programando los campos para interactuar, comunicar y revelar los secretos de la enfermedad y la salud.

Viajes a otras dimensiones

Hay más cosas entre el cielo y la tierra, Horacio, de las que sospechaba tu filosofía.

— William Shakespeare
Hamlet

Nuestros límites están más allá de la piel.
— Dolores Krieger
Fundadora de Therapeutic Touch

He tenido innumerables experiencias que me han hecho añadir a mi vocabulario «cosas no sospechadas» y que no eran habituales en el modo de pensar de mucha gente, como la experiencia de «guardianes espirituales», vidas pasadas y mensajes de los muertos. Estas experiencias pueden resultar extrañas o incluso incomprensibles para el lector y no es preciso que llegue a mis mismas conclusiones para que las técnicas presentadas en este libro funcionen. Sin embargo, tengo la esperanza de que mi experiencia despierte tu curiosidad acerca de la misteriosa relación entre cuerpo, mente y alma y que la aceptes como un dato más. A mi juicio, estas experiencias sitúan la medicina energética en un contexto más amplio. No se limita a unos entendidos que saben cómo y cuándo seguir los meridianos o hacer espirales sobre un chakra para eliminar un síntoma. A través del puente de la medicina energética, el sanador entra en la vida del paciente a nivel psíquico.

Cuando empezamos a trabajar con energía de forma consciente, pueden revelarse dimensiones inesperadas de la realidad. A veces esto no supera la simple bendición de conseguir desplazar energías con el resultado de que el paciente, al cabo de un momento, se sienta mejor. En otras ocasiones, gracias a la posibilidad de acceder al sanador interior de la persona, puedo apartarme y observar cómo el cuerpo del individuo entra en un asombroso proceso de curación espontánea. En más de una ocasión, el cliente me he dicho: «Mi abuela está aquí y quiere que la escuche. Está intentando decirle lo que tiene que hacer». A continuación, es como si una presencia entrara en la consulta para enseñarme cómo efectuar un tratamiento que jamás se me habría ocurrido, pero que da resultado. Otras veces, ha tenido la sensación de que «alguien» me abría el centro de la espalda para introducirse y guiarme en una curación a fondo. Aunque llevo dentro un giróscopo que me indica que el proceso es positivo, nunca puedo saber con antelación cuál será el resultado y, a menudo, me sorprende la secuencia inesperada de los hechos. Nunca los doy por sentados. Una y otra vez, me he enfrentado a las experiencias de ese tipo con asombro y un profundo respeto.

A lo largo de la historia, han existido testimonios de contactos y relaciones con los guardianes espirituales, los guías, los ángeles o cualquiera que sea el nombre que les demos. Sócrates hablaba abiertamente de una entidad que, según él, le había guiado durante toda su vida. Lo llamaba el «oráculo» y afirmaba que le había protegido en múltiples ocasiones.[174] Más de 2.000 años después, la mente discriminadora de Helen Keller reveló: «Mis amigos más leales y dispuestos a ayudarme son los espirituales. En mi trayecto por la oscuridad, percibo las voces alentadoras que me van susurrando mensajes desde el reino espiritual».[175] En el año 1993, una encuesta sobre ángeles, realizada por *Time*/CNN, reveló que un 69 % de la población, que equivale a aproximadamente 144 millones de adultos americanos, afirma que cree en la existencia de seres espirituales investidos de un poder especial para actuar en la Tierra, y un 32 % de ellos, es decir, aproximadamente 46 millones, considera que han experimentado personalmente esta «presencia angélical» en su vida.[176]

No pretendo poner la gente en contacto con sus guardianes espirituales o ángeles personales. Mi instinto me dice que es preferible que este tipo de experiencia surja de forma espontánea y natural. Al mantener la mente clara, el corazón abierto y las energías en equilibrio, estamos contribuyendo a que tenga lugar este tipo de experiencias. Pero, como ocurren con bastante frecuencia, merece la pena comentarlo. Con independencia de si este tipo de experiencias es totalmente incompatible con la visión del mundo que uno se ha forjado o si está convencido de que sólo acontecen como manifestación del mal, es probable que la persona se sienta aterrada cuando ocurren y será más difícil ver esas experiencias de manera objetiva y utilizarlas de forma constructiva. Conozco a mucha gente que se comunica regularmente con su guía interior y lo considera algo distinto de la mente. Lo único que hay que tener en cuenta es que esta «comunicación» a veces no es más que un vehículo del ego y la imaginación con el fin de huir y refugiarse en una comunicación psíquica, si bien en otras ocasiones proporciona información valiosa.

Tenía poco más de veinte años cuando me di cuenta de que no todo el mundo tomaba decisiones de la misma manera que yo, escuchando las voces interiores y mi alrededor. Aunque esas voces parecían proceder de otra dimensión, no me resultaban extrañas. Más bien era como si fueran amigos muy apreciados. Me resultaban tan familiares que jamás se me ocurrió siquiera mencionarlos. Mi madre tenía bastante poder psíquico, pero yo no sabía que eso no era habitual. A veces me contestaba diciendo: «Donna, tienes a tus ángeles, pregúntales a ellos». Solía creer que el que era raro era mi padre, porque nunca tenía ese tipo de experiencias. De hecho, fui bendecida con la experiencia de fuerzas benévolas tantas veces que me negué a creer que existe un mal que acecha al «otro lado».

EL ENCUENTRO CON LAS FUERZAS OSCURAS

Al penetrar en el fondo del ser de otra persona, a veces nos abrimos a fuerzas desconocidas e inesperadas. Jim se sentía sumamente angustiado cuando acudió a mi consulta. Inexplicablemente, perdía el control de su vehículo cuando conducía. Sentía que un ser invisible estaba en el automóvil, luchando con él para apoderarse del volante e intentando desviar el vehículo de la carretera. Jim temía por su vida y decidió marcharse a Alaska, donde, en una barca de pesca, vivió tranquilo durante un año. Al volver a Oregón, sin embargo, el «espíritu» volvió a acosarlo y me pidió que lo ayudara a liberarse de él.

Nos pusimos de acuerdo. En mi opinión podía ayudarlo, aunque en el fondo no creía que realmente se tratara de un «espíritu maléfico». Su caso parecía más relacionado con alteraciones psicológicas; además, suelo ser muy reacia a reconocer la existencia de cualquier fuerza maligna. Puedo seguir negándola aun cuando me enfrento directamente a su presencia.

En aquel momento, tenía mi consulta en mi domicilio. Una vez tumbado sobre la camilla, la situación no tardó en resultar extraña. Cuando intenté tocarlo, parecía que mis manos no pudieran acercarse más que a unos 10 centímetros de distancia. Había una especie de barrera alrededor de su cuerpo. Volvía intentarlo, pero era como si una fuerza invisible me lo impidiera. Escuchaba las voces interiores que me advertían, pero no les hice caso. Había alguien que necesitaba mi ayuda y la advertencia suponía una distracción. Jim permanecía tumbado con los ojos cerrados, sin saber lo que estaba ocurriendo.

Finalmente, reuní toda mi fuerza de voluntad para romper la barrera. Conseguí tocar la piel y advertí que el cuerpo era sólido. Pero no logré establecer una conexión energética. Estaba chocando con algo que no entendía y, pronto, empecé a sentirme mal. Finalmente le dije:

—Jim, no sé lo qué me está pasando, pero he estado intentándolo durante 45 minutos y no consigo conectar con su energía. Lo dejamos y lo intentamos en otro momento.

Me respondió:

—¡Cuarenta y cinco minutos! ¿Acaso no acabo de entrar en la consulta?

Pero, en ese momento, para su sorpresa, vio el reloj y dijo que se sentía como si estuviera drogado. Sin embargo, acordamos acabar la sesión y se marchó.

El ambiente parecía cortante y terrorífico. Le dije a mi marido, David, que salía a dar una vuelta en bicicleta. Se ofreció a acompañarme. Era por la tarde y noté que, al pedalear más despacio, empezaba a tener la sensación de que algo me estaba golpeando en el sacro. Eran golpes cuyo ritmo parecía aumentar. Al acelerar, resultaba más soportable, pero cada vez que reducía la velocidad era horrible. David y yo nos detuvimos en un bar para tomar un té, pero yo me notaba extraña. Una amiga se acercó a nuestra mesa para charlar, pero no podía ni atender sus palabras. De vuelta en casa, me fui a dormir y pasé una noche horrorosa. En retrospectiva, todo parece indicar que estaba poseída, aunque en aquel momento no lo creía que fuera posible. Era como si algo me agarrara. El martilleo extraño y sumamente desagradable continuaba. Tras una noche en blanco, me levanté temprano, sin saber qué hacer. Ese día, tenía varias consultas con clientes, pero no me sentía en condiciones para atender a nadie. David me sugirió que pidiera ayuda a mis guías. Cancelé todas las citas de ese día, fui al parque en bicicleta me tumbé en el césped y pregunté a mis guías qué era lo que me estaba pasando.

· Lo que me dijeron fue que, al atravesar la barrera energética de Jim, había tomado el espíritu que le poseía. Después de dejar su cuerpo, ahora estaba en el mío. El concepto de espíritu maléfico era desconocido para mí, pero no pude negar que algo real y doloroso parecía estar golpeando mi sacro. La vuelta a casa resultó difícil. Le conté a David lo que había ocurrido. No se perdió nada de lo que le dije y su respuesta fue: «Parece que tendremos que hacer un exorcismo». Me tumbé y David empezó a hablar. Tenía cierta experiencia tanto en el ámbito de la hipnosis como en el exorcismo y sabía distinguirlos. Finalmente, percibí una energía de un color gris oscuro con el contorno muy vago de una figura que salía de mi interior. Me dormí.

Al despertarme, me sentía bien, pero David estaba disgustado. Su primera pregunta después de asegurarse de que yo estaba bien, fue:

—¿Adónde fue?

Le dije:

—Hacia arriba, atravesó el techo.

Encima del dormitorio estaba el ático donde David tenía su ordenador. Estaba escribiendo su primer libro y, de repente, la máquina ya no podía leer el archivo en el que había trabajado esa mañana antes del exorcismo. Más tarde, los técnicos sólo pudieron encontrar «basura» en el archivo. El archivo contenía dos capítulos del libro que, a pesar de su costumbre, no había guardado aún en otro lugar. Representaban meses de trabajo. Si el «espíritu» los había borrado, sin duda sabía dónde atacar.

Cuando volví a tener noticias de Jim, estaba eufórico. Desde la sesión conmigo los ataques en la carretera no habían vuelto a ocurrir.

LA PROTECCIÓN DEL SANADOR

Siempre he interpretado el mal como una mera consecuencia de la vanidad, la avaricia y la corrupción humanas, ignorando mis instintos que contradecían esa explicación. Los mayores errores que cometí sucedieron cuando estaba demasiado empeñada en ayudar. He tratado a pacientes cuando yo misma estaba agotada, cansada emocionalmente o al borde de la enfermedad. He realizado sesiones, cuando mi relación con la persona estaba de algún modo alterada y, a veces, esas mismas sesiones acabaron afectándome. También he ignorado la vocecita interior que me advertía, como en el caso de Jim, y he pisado terrenos que la misma sabiduría habría temido. Resultó especialmente difícil aprender esa lección, puesto que es justamente en los momentos en los que estoy tan abierta y dispuesta a sacrificar mi fuerza vital al paciente cuando más intensa resulta la sesión. Posiblemente, el cliente salga sintiéndose mucho mejor y agradecido, solicitando otra sesión de ese tipo, mientras que yo acabo agotadísima o incluso enferma.

En el trabajo energético, la entrega total al otro crea una relación íntima con la persona. Las energías del paciente afectan al sanador. Y, según tengo entendido, no hay manera de evitarlo. Personalmente, no optaría por un sanador que fuera excesivamente cauto a la hora de tratar con mis energías, que mantuviera mucha distancia o que pusiera demasiadas barreras. En las sesiones con mis clientes, siempre me implico personalmente. La distinción entre entablar una relación profesional apropiada y ser capaz de abrirse a las energías de otro resulta crucial. La relación profesional que consiste en definir el tipo de pago, las tarifas y el tiempo ayuda a crear un marco en que sea seguro abrirse por completo al misterio del momento. Aun cuando en el transcurso de la sesión me invaden energías molestas, casi siempre me vuelvo a recuperar hasta el final de la misma, y me siento incluso más energizada y fuerte que al principio. Por tanto, me gustaría ofrecer algunos consejos para la autoprotección en el caso de que el lector ofrezca tratamientos de medicina energética tanto a nivel profesional como a los amigos.

Cuando no me siento bien, soy más propensa a contagiarme. En ese sentido, resulta importante conocerse uno mismo. Con otros tipos de trabajo se aplica otro procedimiento. No es lo mismo trabajar en una oficina o una fábrica, cuando uno se siente un poco enfermo, que exponerse a las energías de otra persona en un contexto de curación. Permanece atento a tu propio indicador interior y aprende de los errores. A veces me siento agotada al comienzo y la sesión acaba por hacer que nos recuperemos los dos. Como regla general, cuando no consigo activar mis propias energías con cierta facilidad mientras practico algunas técnicas energéticas simples, no suele ser aconsejable tratar a otra persona.

Otro aspecto que distingue el trabajo curativo de otros oficios reside en el hecho de que los circuitos pueden terminar colapsándose si nos atenemos demasiado al concepto de las cuarenta horas semanales. La cantidad de trabajo que resulta adecuada varía mucho dependiendo de la constitución de cada uno, el estado y las demás circunstancias en la vida personal. Yo misma necesito tiempo entre una sesión y otra para volver a mí misma y, de forma rutinaria, hago algunos ejercicios simples, como los tres golpes, conectar cielo y tierra y el estiramiento de la oreja. Con fuerza y usando los dedos, empujo los pómulos hacia arriba para estimular los primeros puntos del meridiano del estómago y eliminar cualquier estrés.

Las técnicas energéticas que enseño suelen reparar cualquier alteración que aparezca como resultado de una sesión, pero el mismo trabajo curativo resulta revitalizante. El ambiente está casi siempre impregnado de una atmósfera sanadora y de soporte. Las fuerzas que acuden del otro lado son casi siempre beneficiosas.

Los guardianes espirituales

Aunque siempre de forma inesperada y con cierto aire místico, la aparición de los guardianes espirituales en mi trabajo es lo suficientemente frecuente como para verme obligada a adaptarme a su presencia, que, en ocasiones, puede resultar bastante extravagante. Existen cada vez más estudios acerca de la ayuda procedente de otra dimensión y, a veces, hay motivos urgentes para la intervención de tales entidades. Al menos en algunas ocasiones. La mayoría de las veces, nuestro condicionamiento y los filtros culturales nos impiden verlo; sin embargo, he tenido muchas experiencias de tales intervenciones, que, además, aportan una clave importante al proceso de curación. A continuación, se comenta un ejemplo.

En el verano de 1981 estaba impartiendo una clase en el Palomar College, cerca de San Diego. Una mujer llamó mi atención porque nunca participaba y solía salir un poco antes de que acabaran las clases. Parecía sufrir dolores físicos bastante importantes. Más tarde, supe que cualquier trabajo curativo que no fuera bajo el patrocinio de Jesús estaba en conflicto con su fe religiosa y se sentía confundida.

Finalmente, sin embargo, la mujer fue a mi consulta. Betty había sufrido muchísimos dolores en el lado izquierdo desde que tuvo polio cuando era niña. Ahora, que tenía algo más de sesenta años, la estructura de los huesos y la musculatura no le proporcionaban el soporte necesario y los dolores se estaban agravando, especialmente en el hombro y la cadera del lado izquierdo. Había consultado a numerosos médicos, pero ninguno había logrado aliviarle los dolores.

Betty estaba sorprendida de lo mucho que se calmaron los dolores después de las primeras dos sesiones. En la tercera sesión, una y otra vez, tuve la impresión de que veía una energía roja en un rincón de la consulta. No encontraba explicación. Intenté ignorarlo, pero exigía mucha atención. Súbitamente, la sesión se interrumpió. Un ser masculino, algo fantasmagórico, pero casi humano, apareció en aquel rincón. Me recordaba a Yul Brynner en *The King and I*, puesto que también llevaba la cabeza rapada. En un tono regio, me ordenó: «Soy Balasheem. ¡Ponte al lado de sus hombros!».

Seguí la orden y coloqué los dedos sobre sus hombros. De repente, sentí cómo este ser entraba en mi cuerpo. Los dedos corazón de cada mano parecían haberse convertido en varillas de acero que se hundían en los hombros de la mujer. No podía retirarlos. La energía que estaba penetrando en mi cuerpo y que se salía por las manos era tan potente que la mujer empezó a temblar mucho, de tal manera que parecían convulsiones. Estaba perpleja, pero no conseguí retirar los dedos. Su cuerpo estaba bajando y subiendo, entre vibraciones y convulsiones, hasta que, por fin, se cayó de la camilla. Sólo entonces se cortó la conexión.

Acudí en su ayuda, mientras pensaba: «Dios mío, ¿estará bien?». Betty estaba en el suelo, sollozando sin poder parar y yo no podía hacer nada para consolarla. Finalmente, dijo: «¡Mire!» y me demostró que era más ágil y que ya no tenía dolores. Habían desaparecido por completo. Nunca después sufrir polio se había podido mover con tanta facilidad, y hacía muchos años que no había experimentado ningún alivio de sus dolores. Muy excitada, empezó a preguntarme si yo era la Virgen María. No le cabía ninguna otra explicación. Le dije:

—¡Betty, no he sido yo! Era como si un espíritu se apoderara de mí. Dijo que su nombre era Balasheem.

—¡Fueron María y Jesús! –gritó ella alterada.

—No –respondí–. Dijo que se llamaba Balasheem y se parecía a Yul Brynner.

Estaba perpleja. Esto no encajaba con sus creencias, pero no pudo negar que su estado había mejorado notablemente. Empezó a explicar a la congregación de la iglesia a la que pertenecía que la Virgen utilizaba mi cuerpo para realizar curaciones. Me llamó muchísima gente que quería que la curase. Primero intenté aclarar la situación: «No fue así; no soy la Virgen». Finalmente, empecé a admitir que, aparentemente, alguna fuerza curativa divina se había manifestado. Al final del verano volví a Ashland y no pude aceptar a otros clientes nuevos, excepto a Betty, a quien vi una vez más.

En esa sesión, ella tenía muchas preguntas. «¿Por qué yo?» No tenía la respuesta, pero estaba convencida de que aquel Balasheem tenía alguna relación personal con ella, que no era alguna fuerza genérica del cielo disponible para cualquiera. Se lo dije y respondió:

—¡Pues si vuelve, ¡quiero saber por qué no me habla directamente!

De repente, sentí su presencia en el ambiente. Le dije:

—Betty, creo que está aquí.

Ella contestó, irritada:

—¡Pues, pregúntele!

Escuché la respuesta: «He estado intentando llegar a Betty durante toda su vida. Y ahora resulta imperativo que tenga fe en mí».

Y eso fue todo. Se había ido. No sabía lo que eso significaba, que resultaba imperativo que tuviera fe en él. Ella seguía refunfuñando, pero estaba fascinada y sentía que, independientemente del nombre que yo le daba (ya que podía ser fruto de mis propias creencias extrañas), ella sabía que la Virgen María había bendecido su vida.

Volví a Ashland. No tuve contacto con Betty durante meses. Entonces, un día, al dar un paseo por el parque, se me apareció Balasheem. Quería que llamara a Betty. Me dio una serie de medidas dietéticas específicas que debía comunicarle y que hacían referencia a nueve vitaminas y minerales, las cantidades que necesitaba y lo que estaba desequilibrado. Busqué inmediatamente un teléfono público y llamé. «Betty, acabo de ver a Balasheem en el parque y me pidió que la llamara.» Le pasé las sugerencias dietéticas. Se produjo un largo silencio. Finalmente me pidió que repitiera lo que acababa de decir. En ese momento, estaba abriendo un sobre con los resultados de un análisis que se le había hecho. Lo que le dije coincidía exactamente con el análisis, incluso que presentaba un nivel peligrosamente bajo de potasio. Eso, incluso más que la curación, fue el hecho que hizo que aceptara a Balasheem. Lo empezó a llamar su ángel personal, y a partir de entonces formó parte de su sistema de creencias.

El verano siguiente volví a impartir clases en San Diego. Estaba conduciendo en dirección al sur, por la autovía 5; mis hijas, Tanya y Dondi, estaban durmiendo en el asiento trasero y estaba lloviendo a cántaros. Acabábamos de pasar por Sacramento cuando vi la figura de Balasheem fuera, en el parabrisas. Me pidió que llamara a Betty. «Dile que lo que acaba de suceder no es su culpa.»

Nerviosa, me detuve en el siguiente teléfono y la llamé. Un hombre contestó y le pedí que me dejara hablar con Betty. Me dijo:

—Lo siento, en este momento no puede hablar con usted.

Insistí:

—Por favor, tengo que hablar con ella.

Me dijo:

—¡Es imposible! Por favor, llame más tarde.

—No, tiene que ser ahora. Por favor, dígale a Betty que soy Donna y que he hablado con Balasheem.

Al decirle que era yo, se puso al teléfono. Empecé diciendo:

—Betty, no diga nada.

Y le expliqué cómo Balasheem se había presentado delante del parabrisas diciendo: «Lo que acaba de suceder, no es su culpa». Lanzó un grito y comenzó a sollozar. Alguien estaba intentando quitarle el teléfono y Betty decía:

—¡No, no!

En ese momento, parecía que una paz la estaba invadiendo. Me preguntó si había dicho algo más. Le dije:

—Todavía no, pero estoy de camino a San Diego. Betty, ¿de qué se trata?

—Mi hijo se acaba de suicidar.

Al llegar a San Diego, me dirigí inmediatamente a casa de Betty. Estaba durmiendo. Su marido me explicó que había sufrido una arritmia antes de que llamara y que ahora estaba más tranquila. Habló del choque y el sentimiento de culpa. El amor que Betty tenía por su hijo era enorme y, al mismo tiempo, desesperadamente complicado; sin embargo, el duelo de su marido pesaba aún más, ya que él y su hijo se habían alejado el uno del otro. Betty se vio entre los dos y se obligó a adoptar una actitud de «amor duro» que estaba en conflicto con su instinto maternal.

Escuché que Betty se había despertado y entré a verla. El ambiente estaba tan impregnado de amor y ternura que, incluso antes de verlo, sabía que Balasheem estaba allí. Emanaba una compasión extraordinaria y un respeto reverencial por la gravedad de la situación. Sentí que era testigo de algo profundamente íntimo. Le dije: «Betty, él está aquí». Y, a continuación, reveló hechos de gran importancia. La salud física de su hijo se había deteriorado mucho en los últimos años debido al abuso de drogas, y de cualquier manera habría muerto en pocos años de alguna enfermedad hepática. Su constitución no toleraba el abuso de drogas. Pero, al poner fin a su vida en ese momento, consideró que evitaba causar más daño a sus seres queridos, puesto que era incapaz de salir de la adicción y hacía cosas horrendas para conseguir drogas. Optó por el suicidio como la alternativa menos terrible. Todo esto me dejó anonadada. Me resulta difícil aceptar el suicidio. Contradice tanto mis instintos que me costó mucho reconciliarme con las palabras de Balasheem.

Durante los tres días siguientes, veía a Betty todos los días y cada vez aparecía Balasheem. Me explicó que durante el año anterior al suicidio, el curso de los hechos había sido imparable. Por ese motivo había aparecido Balasheem, en primer lugar, para dar a conocer su presencia a Betty. La curación física de Betty fue el vehículo para entablar contacto y conseguir su confianza, mientras que un asunto de mayores consecuencias se estaba avecinando. Balasheem se dio cuenta de que el corazón de Betty no superaría la noticia del suicidio de su hijo. Por tanto, empezó a crear las condiciones necesarias para minimizar el daño que causaría el inevitable suicidio.

410

En la tercera sesión con Betty, musitó: «¡Le estoy viendo! ¡LE ESTOY VIENDO!». Empezó a hablar y a escuchar a Balasheem y yo ya no era la intermediaria. Sin embargo, fue la voz de su hijo la que, en realidad, deseaba escuchar. Su corazón estaba tan afectado por la pérdida que no pudo detener el dolor. Cada día, durante seis meses, iba al cementerio para llevarle flores. Un día, después de haberle hablado, de haber llorado por él y de haber colocado las flores sobre la tumba, y ya a punto de marcharse, escuchó su voz de forma tan nítida como si estuviera detrás de ella.

Le dijo: «Oh, Mamá, llévate las flores a casa y disfruta de ellas». La terrible agonía de su duelo desapareció.

La evidencia de otras dimensiones

A partir de Freud, los estudiosos de la personalidad a menudo han asociado la espiritualidad a la psicopatología. La investigación psicológica, sin embargo, ha hallado ciertas correlaciones entre la espiritualidad y la salud mental. Aquellas personas que han tenido experiencias místicas, por ejemplo, presentan un índice más bajo de psicopatologías y, en cambio, mayor bienestar psicológico que otros.[177] Estas experiencias espirituales pueden adoptar muchas formas. Aunque algunos de los engaños más importantes implican a «espíritus canalizados», cuando uno vive experiencias como la del impacto de Balasheem en la vida de Betty, puede llevar a la persona a replantearse su sistema de creencias. Existen, de hecho, cada vez más pruebas científicas que contradicen una visión del mundo puramente material.

Algunos niños, por ejemplo, desde el momento en que saben hablar, afirman que tienen una imagen de sí mismos que no concuerda con su nombre ni con sus circunstancias. En numerosos casos, esos niños han facilitado de forma espontánea detalles muy específicos acerca de la otra persona con la que se identifican. Ian Stevenson, un psiquiatra de la Universidad de Virginia, ha recopilado más de 2.600 casos de recuerdos de una vida pasada. Él y su equipo recorrieron el mundo entrevistando a cientos de niños que afirmaban tener este tipo de recuerdos e investigaron sobre los detalles que describieron. En muchos de estos casos, Stevenson y su equipo pudieron confirmar que una persona con el nombre que el niño les dio en realidad había existido y que había muerto antes de que el niño naciera. Asimismo, también existía coincidencia con otros datos: el individuo vivió en la ciudad que el niño indicaba, tuvo parientes y amigos que el niño nombró y un trabajo por el que el niño mostraba un interés fuera de lo común.[178] En este estudio se tomaron medidas para prevenir engaños y fraudes.

Aunque estos descubrimientos se pueden interpretar de muchas maneras, gracias a una observación casual se encontró una conexión más convincente entre el niño y la persona que el niño «recordaba». En el 35%, o en 895, de los casos que Stevenson investigó, los niños presentaban marcas o defectos de nacimiento. ¡En muchos de los casos, estas marcas coincidían con las heridas que la persona realmente tuvo! Por ejemplo, un niño de tres años, que recordaba que le habían disparado en el estómago, se identificaba con una persona que, según se pudo comprobar, realmente murió de esta manera. Incluso este muchacho tenía una marca pequeña redonda de nacimiento en su abdomen y otra más grande e irregular en la espalda, que coincidía con la entrada y la salida de una bala. Los casos que presentan estas marcas de nacimiento son importantes, ya que acaban con otras explicaciones paranormales, como, por ejemplo, la posibilidad de que el niño esté recibiendo la información por vía telepática o que el espíritu del individuo difunto se haya introducido en el niño y lo haya poseído.[179]

Estos descubrimientos han servido para explicar fobias, inexplicables de otra manera; ciertas relaciones conflictivas entre padres e hijos; una diferencia de género desde la primera infancia; intereses poco comunes para un niño, y habilidades inexplicables que, a veces, se ponían de manifiesto en la primera infancia. Una pregunta muy frecuente acerca de las vidas pasadas es: «Si hemos vivido antes, ¿por qué no lo recordamos?». Personalmente creo que, por lo general, los niños ya han olvidado su vida anterior cuando empiezan a hablar. De lo contrario, tales recuerdos crearían, entre otras cosas, confusión y dificultarían la formación de la identidad. Stevenson observó que la mayoría de los niños que investigó dejó de hablar de las vidas que «recordaban» en algún momento entre los cinco y los ocho años. También es muy interesante el hecho de que en más de la mitad de los niños en los que se pudo verificar el recuerdo de una vida pasada, ésta había acabado con una muerte violenta.[180] Tal vez cuando no se tiene la oportunidad de sentir que se ha completado un ciclo, el alma entra en la encarnación presente con algo pendiente.

No pretendo evocar recuerdos de vidas pasadas en las sesiones de curación, pero cuando surgen, cosa que ocurre cuando se penetra en las energías más sutiles, hay que afrontarlos de algún modo. Existen buenos motivos para ser escéptico con respecto a las lecturas de vidas pasadas (muchos investigadores no han encontrado ningún tipo de corroboración entre las personas que consultaron), pero cuando surge un recuerdo específico en una sesión, a veces no parece haber mejor explicación que decir que el paciente está tratando con un asunto que le quedó pendiente de una vida pasada. Se está desarrollando una pequeña bibliografía clínica sobre estos casos,[181] y los recuerdos de vidas pasadas han facilitado, en más de una ocasión, una clave para mi trabajo.

Jolee fue una de las primeras empleadas en una empresa de inversiones en tierras que prosperaba en el boom inmobiliario a principios de la década de 1980. En un principio era mecanógrafa, pero al cabo de cuatro años ya estaba dirigiendo el departamento que ayudaba a otras compañías a reubicarse en California. En ese momento, la empresa trasladó sus oficinas a una zona rural preciosa que, al mismo tiempo, tenía buenas comunicaciones. De repente, Jolee manifestó una fobia profundamente neurótica y, hasta ese momento, latente a las arañas. Las arañas de jardín eran muy frecuentes en ese lugar, y cada vez que veía una en el despacho, Jolee salía corriendo y gritando. En realidad, tenía miedo a las tarántulas. Aunque nunca había visto ninguna, se empezó a obsesionar con la idea de que esas pequeñas criaturas inofensivas que veía en el suelo o en la pared pudieran ser tarántulas, que representaban un riesgo de muerte. Tras estos incidentes, se mostraba alterada, su comportamiento incomodaba a todo el mundo y el supervisor no sabía cómo actuar. Había intentado ser una empleada competente, motivada y leal, pero sus arrebatos periódicos eran inaceptables. Tras interrumpir una reunión con uno de los principales clientes, fue despedida.

Cuando vino a consultarme, empecé a trabajar con su cuadrícula básica. A medida que las energías de la cuadrícula se fueron conectando, fue surgiendo un recuerdo de una vida pasada de una escena de unos sesenta años atrás en el norte de México, cerca de la frontera con Texas, en algún lugar en medio de la nada. Recordaba cómo las tarántulas cubrían las carreteras, tantas que no se podía ver la carretera. Un día, se encontró a su hijo menor muerto en la carretera con el cuerpo cubierto de tarántulas. Casi murió de horror y dolor y pasó cada noche durante el resto de su vida con terror a las tarántulas, imaginándose que cubrían su cuerpo o el de uno de sus hijos. Hice presión en los puntos neurovasculares, mientras relataba la historia en medio de sollozos. Cuando se calmó, le pedí que siguiera hablando de ese episodio y también de su fobia a las arañas, mientras seguía presionando los puntos. Después de tres días seguidos de sesiones de este tipo, su miedo a las arañas despareció y la empresa la volvió a contratar.

En las sesiones, he advertido muchas veces una presencia que, al describirla, el paciente reconoció como un familiar o un amigo que ya había fallecido. Estas apariciones a menudo portan información útil. De hecho, estoy convencida de que mucha más gente de la que lo reconoce intuye ayuda desde «el otro lado». Con el tiempo, la enorme publicidad e información facilitada por algunas fuentes, como James Van Praagh y George Anderson, abrirá la mente de la gente a esas posibilidades.[182]

Jean tenía treinta y ocho años y era una mujer hermosa y llena de vida, pero con poca autoestima. Sus relaciones con hombres no duraban. Con ellos interpretaba un papel e intentaba ser quien creía que ellos querían que fuera, convencida de que si la conocieran como realmente era, la abandonarían. En realidad, la abandonaban porque no la conocían.

Jean había asistido a bastantes sesiones y no tenía más interés en analizar el pasado. Quería que le hiciera «aquello de la energía» para cambiar su patrón con respecto a los hombres. En su cuarta visita, tenía la gripe y sólo quería recuperarse rápidamente, pero lo que ocurrió fue una gran sorpresa. Era como si el espacio extrajera la energía enferma, transformándola en una energía feliz. Las dos lo sentíamos y empezamos a reírnos. No podíamos parar. Es imposible describir lo extraño que resultó.

Me dijo:

—¿Qué me está haciendo? ¡Me siento tan feliz!

Le respondí:

—No lo sé.

En ese momento, sentí una presencia en el ambiente y escuché el nombre «Weldon». Dije:

—¿Quién es Weldon?

Sorprendida, me contestó:

—Mi padre.

Le comenté:

—Pues, parece que los dos tienen una fuerte conexión psíquica porque le estoy sacando de su energía.

Me dijo:

—¡Imposible!

Pero, sin dar otra explicación, se puso un poco nerviosa. De repente, me escuché a mí misma diciendo:

—Perdóname, Jeannie, por haberte abandonado. Eras lo único bueno que dejé. Perdóname. Perdóname.

Sentí que alguien decía esas palabras a través de mi boca.

Jean comenzó a llorar. Finalmente, su historia empezó a salir a la luz.

Su padre la adoraba y ella sabía que jamás la abandonaría. Pero era alcohólico y un día desapareció para siempre. Como hacen los niños, Jean pensó que era por su culpa. No se había portado correctamente. Llegó a la conclusión de que tenía que ser más guapa, más amable y más perfecta para que su papá la viera desde «su escondrijo» un día y volviera a casa. Nunca volvió y ella nunca dejó de representar un papel con los hombres que cruzaban en su camino.

Le dije:

—Jean, ya no está vivo [ella no lo sabía, aunque más tarde lo pudo verificar]. Pero está conectado con usted de manera muy profunda, y quiere actuar como un guía en el laberinto de las relaciones.

De nuevo, el ambiente se impregnó de felicidad. Esta sesión fue decisiva para su autoconocimiento y su patrón obsesivo con respecto a los hombres. La felicidad que llenó el ambiente, de alguna manera, se quedó con ella después de la sesión, así como la sensación de la presencia de su padre. Dos años más tarde, me invitó a su boda.

REFLEXIONES

Los emocionantes encuentros con los espíritus invisibles, las vidas pasadas y las voces de los difuntos que revelan hechos comprobables son capaces de transmitir una perspectiva metafísica. Estoy segura de que el alma pasa por otras dimensiones que sólo podemos vislumbrar. Estas visiones fugaces, sin embargo, parecen facilitar una fuente de información natural, si bien poco convencional. Este tipo de información, en numerosas ocasiones, me ha proporcionado la clave para iniciar un proceso de curación que algunas veces se podría calificar como milagro, incluso en casos que la medicina occidental había desahuciado.

¿Cómo puedo explicarme, pues, incidentes tan extraños como los de Weldon y Balasheem? No me cabe ninguna duda de que estas dimensiones excepcionales son tanto «reales» como válidas, al igual que cualquier cosa del mundo físico, y que los principios que las rigen son igualmente legítimos. La sintonización con estas dimensiones escurridizas me ha proporcionado una comprensión más profunda sobre la curación, al situar la enfermedad dentro del contexto más amplio de la trayectoria del alma y aportar magia a mi propia vida.

De hecho, a mí me encanta sintonizar con esa otra dimensión. Gracias a ella me siento conectada con verdades más profundas y percepciones más verdaderas. Veo belleza y perfección. Siempre estoy preparada para lo inesperado, que puede aparecer de la manera más interesante y gratificante. En esos momentos, siento un profundo aprecio hacia la vida y sus múltiples milagros. Soy más accesible a un Balasheem y más abierta al conocimiento sutil sobre la naturaleza de las cosas. El mero acto de imaginarse esa zona mística es como llamar a la puerta. El acto de buscarlo activamente es como la vuelta de la llave. Si el lector frecuenta este mundo (buscando y accediendo a él por medio de la meditación, el ritual, las plantas sagradas, el trabajo de sanación o una gracia espontánea), en ese caso sabrá que mi intento de captarlo en palabras no le hace justicia. Si no, llama a su puerta en algún momento en el transcurso de la semana y sé receptivo al misterio.

Aunque difiera un poco del tema de este libro, no deja de guardar cierta relación con él. Al sintonizar con la dimensión de las energías sutiles, no sólo allanamos el camino para una mejor salud y mayor vitalidad, sino que también entramos en un mundo en el que la finalidad del alma penetra en el velo de nuestras vidas ajetreadas. Que permanezcas en su resplandor. Bendiciones.

Recursos de la medicina energética

La mayoría de la gente no conoce la enorme capacidad que está a nuestra disposición si focalizamos todos nuestros recursos a fin de dominar un solo aspecto de nuestra vida.

— Tony Robbins

Participa o inicia un grupo de estudio

Una excelente manera de conocer la medicina energética consiste en encontrar compañeros de estudio con los que puedas practicar. Puede ser tanto sólo una persona como un pequeño grupo, y el objeto puede ser tan simple como discutir sobre este libro o practicar las técnicas en conjunto, después de visionarlas en DVD. En muchos lugares existen grupos de estudio de medicina energética. Si entras en la página www.EnergyMedicineDirectory.com, podrás encontrar estos grupos, así como otros individuos interesados en el tema.

Cómo encontrar un profesional de la medicina energética

En numerosas localidades están aumentando los profesionales que incorporan una perspectiva de la medicina energética. Éstos se encuentran en todos los ámbitos sanitarios, desde médicos hasta quiroprácticos, desde enfermeros hasta entrenadores personales y masajistas. Los especialistas de la acupuntura, el qi gong, el Reiki, el Ayurveda, la kinesiología aplicada, la homeopatía, el *touch for health*, el *healing touch* y el *therapeutic touch*, entre otros, todos ellos trabajan directamente con las energías sutiles del cuerpo. Infórmate en tu localidad si deseas encontrar a un profesional de la medicina energética cualificado, así como una relación de los cursos en medicina energética.

ASISTIR A CLASES

Muchas localidades también ofrecen clases de varias ramas de la medicina energética. En las ciudades más grandes existen revistas mensuales gratuitas, muy divulgadas, que anuncian clases cada mes. Todo dependerá del lugar donde residas y de si esta técnica está difundida en tu localidad.

EL CURSO DE EDEN PARA OBTENER UN CERTIFICADO EN MEDICINA ENERGÉTICA

Está impartido por profesionales cualificados que han estudiado conmigo durante muchos años y a los que aún superviso. Se trata de un programa de dos años. Cabe destacar que no siempre es fácil acceder a este curso, dependiendo de la localidad donde se resida.

LIBROS, VÍDEOS Y OTROS RECUSOS DE APRENDIZAJE ADICIONALES

Los libros que publicamos David y/o yo han obtenido, en total, cuatro premios nacionales, incluidos dos Libro del año.. *Energy Medicine: The Essential Techniques* es un programa en DVD de seis horas de duración que contiene la mayoría de los ejercicios que se explican en el libro *Medicina energética* y que me permite dar consejos acerca de su uso. Puedes consultar todos nuestros libros, DVD y CD y el *Energy Medicine Kit* (editado por Sounds True, en www.innersource.net).

MATERIAL PARA EL ESTUDIO EN CASA

Muchos de nuestros libros y vídeos pueden constituir la base para programas de estudio en casa, con la posibilidad de presentarse a exámenes; asimismo, están disponibles certificados de estudios y un título de formación continuada. Si deseas más información, consulta: www.EnergyHomeStudy.com.

El boletín informativo energético

Infórmate sobre numerosos temas de interés: libros nuevos, DVD y otro material; clases y eventos próximos y conoce, en general, nuestro enfoque sobre la medicina energética. Puedes darte de alta gratuitamente en www.innersourse.net. Tu nombre y datos serán confidenciales.

La base de folletos de la medicina energética

Cada vez hay más alumnos que han estudiado conmigo que están impartiendo clases. Además, se han esforzado en diseñar folletos para sus clases. Una buena parte de este material se asemeja a los folletos usados por otros. Hemos decidido realizar una selección de estos folletos y colocarlos en nuestra base de folletos. La base de folletos es un recurso gratuito diseñado para (1) ayudar a que la medicina energética sea más accesible a todo el mundo, (2) ayudar a los que imparten clases u ofrecen servicios de medicina energética y (3) crear un archivo de gran calidad sobre los principios y los métodos. Está pensado para el profesional de la medicina energética, pero también puede resultar útil para otras personas interesadas en este ámbito. La base de folletos se publica en la página web de nuestra organización sin ánimo de lucro, el Energy Medicine Institute, www.EnergyMed.org.

Adquirir una perspectiva de la medicina energética en relación a cuestiones de salud

La medicina energética no *diagnostica* ni *trata* enfermedades. Lo que hace es corregir desequilibrios energéticos que constituyen la base de la salud y la vitalidad. Sin embargo, los síntomas físicos a menudo ofrecen indicios sobre los tipos de desequilibrios energéticos que requieren atención. Miles de personas se han dirigido a mí para solicitar información sobre las aplicaciones de la medicina energética. Como el número de solicitudes ha aumentado mucho, es casi imposible contestar a cada uno personalmente como solía hacer durante muchos años; sin embargo, tengo miles de respuestas a estas preguntas. Nuestro personal ha seleccionado y publicado las preguntas y las respuestas (eliminando la identidad de los remitentes) que pueden ser más comunes y que pueden servir de ayuda a otras personas que tengan dudas similares. Se encuentran en la sección de «Questions and Answers» en www.innersource.net.

Información sobre la psicología energética

La aplicación de los principios de la medicina energética a los problemas emocionales para conseguir una máxima vitalidad es uno de los avances más fascinantes dentro del ámbito de la psicología. Para más información sobre la psicología energética, consulta www.EnergyPsychEd.com.

INTRODUCCIÓN

1. Thoreau, H. D.: Entry for January 5, 1856, en: *A Writer's Journal,* Laurence Stapleton, ed. New York, Dover, 1960.
2. Gerber, Richard: *Vibrational Medicine,* 3.ª ed. Bear & Co., Rochester, VT, 2001, pág. 428.
3. Shealy, M. D., Norm: Discurso de agradecimiento por el premio Alyce&Elmer Green Award for Excellence, 8.º conferencia anual de la International Society for the Study of Subtle Energies and Energy Medicine, Boulder, Colorado, 20 de junio, 1998.
4. Szent-György, Albert: *Introduction to a Submolecular Biology,* Academic Press, Nueva York, 1960, pág. 135.
5. Muchas de las investigaciones pioneras que han acompañado el desarrollo de la medicina energética se encuentran resumidas en tres libros:
   Becker, Robert O.: *Cross Currents: The Promise of Electromedicine, The Perils of Electropollution.* Tarcher, Los Ángeles, 1990.
   Collinge, William: Las energíass sutiles, Oasis, Barcelona, 1999.
   Gerber, Richard: Vibrational Medicine, rev. ed., Bear, Santa Fe, NM, 1996.
   Desde la primera edición de *Medicina energética,* ha surgido un gran número de libros sobre el tema. A continuación, se cita una serie de libros que resumen datos científicos apoyando este enfoque:
   Church, Dawson: *El genio en sus genes: la medicina energética y la nueva biología de la intención,* Ediciones Obelisco, Barcelona, 2008.
   Fraser, Peter H. y Massey, Harry: *Decoding the Human Body Field: The New Science of Information as Medicine,* Healing Arts Press, Rochester, VT, 2008.
   Oschman, James: *Energy Medicine: The Scientific Basis,* Harcourt, Nueva York, 2000.
   Oschman, James: *Energy Medicine in Therapeutics and Human Performance,* Elsevier, Amsterdam, 2003.
   Schwartz, Gary E.: *The Energy Healing Experiments: Science reveals our Natural Power to Heal,* Simon & Schuster, Nueva York, 2007.
   Tiller, William A.: Psychoenergetic Science, Pavior Walnut Creek, CA, 2007.
6. Entre las revistas profesionales que regularmente incluyen artículos sobre la medicina energética se encuentran:
   Advances in Mind-Body Medicine
   Alternative & Complementary Therapies
   Alternative Therapies in Health and Medicine
   Journal of Alternative and Complementary Medicine
   Journal of Holistic Nursing
   Subtle Energies

CAPÍTULO I

La energía es todo

7. Feinstein, David y Eden, Donna: *Six Pillars of Energy Medicine,* en: *Alternative Therapies in Health and Medicine,* 2008, *14* (1), págs. 44-54.

8. Veltheim, John: The Body Talk System: The Missing Link to Optimum Health, PaRama, Sarasota, FL, 1999.
9. Thomas, Lewis: *Las vidas de la célula,* Ultramar, Barcelona, 1990.
10. Sylvia, Claire: Baile de corazones, Ediciones B, Barcelona, 1997.
11. Pearsall, Paul: «In Awe of the Heart», Alternative Therapies in Health and Medicine, 2007, 13(4), págs. 16-19.
12. McCraty, Rollin: «The Energetic Heart: Bioelectromagnetic Communication within and between People», en Paul J. Rosch & Marko S. Markov, eds. Clinical Applications of Bioelectromagnetic Medicine (Nueva York: Marcel Dekker, 2004), págs. 541-562.
13. Rutenberg, Joshua; Cheng, Shing-Ming y Levin, Michael, «Early Embryonic Expression of Ion Channels and Pumps in Chick and Xenopus Development», Developmental Dynamics, 2002, 225, págs. 469-484.
14. Tiller, William A.: Psychoenergetic Science, Pavior Walnut Creek, CA, 2007.
15. Hunt, Valerie: «Electronic Evidence of Auras, Chakras in UCLA Study», Brain/Mind Bulletin, 1978, 3(9), págs. 1-2.
16. Tanto los nombres como cualquier otra información personal de los casos presentados en este libro se han cambiado, excepto que se tenga el permiso explícito para revelarlos. Las conversaciones intentan ser lo más fieles posible a la conversación original.
17. Collinge, William: Las energíass sutiles, Oasis, Barcelona, 1999.
18. Barkow, Jerome H.; Cosmides, Leda y Tooby, John eds. The Adapted Mind: Evolutionary Psychology and the Evolution of Culture, Oxford University Press, Nueva York, 1992.
19. Citado en: Stevens, Anthony The Two-Million-Year-Old Self, Texas A&M. University Press, College Station, 1993, pág. 3.
20. Fox, Robin: The Search for Society, Rutgers University Press, New Brunswick, NJ, 1989, pág. 29.
21. Sheldrake, Rupert: Siete experimentos que pueden cambiar el mundo: una guía para revolucionar la ciencia, Paidós Ibérica, Barcelona, 1995.
22. Collinge: Las energías sutiles.
23. Motoyama, Hiroshi: Measurements of Ki Energy, Diagnosis and Treatments. Human Science Press, Tokio, 1998.
24. Dumitrescu, I. y Kenyon, Julian: *Electrographic Imaging in Medicine and Biology,* Neville Spearman, Suffolk, England, 1983.
25. Ibíd.
26. Tiller, William A.: «A Gas Discharge Device for Investigating Focused Human Intention», Journal of Scientific Exploration, 1990 (4), págs. 225-271.
27. Nelson, Roger D. G.; Bradish, Johnston, Dobyns, York H., Dunne, Brenda J. y Jahn, Robert G.: «FieldREG Anomalies in Group Situations», Journal of Scientific Exploration 1996 (10), págs. 111-141.
28. Radin, Dean: The Conscious Universe: The Scientific Truth Behind Psychic Phenomena, HarperCollins, San Francisco, 1997.
29. Shealy, C. Norman: «Clairvoyant Diagnosis», en Srinivasan, T. M., ed.: Energy Medicine around the World, Gabriel Press, Phoenix, AZ, 1988, págs. 291-303.
30. Targ, Russell y Jane, Katra: Miracles of Mind: Exploring Nonlocal Consciousness and Spiritual Healing, Nueva York, New World Library, 1998; Larry Dossey: HealinWg Words:
The Power of Prayer and the Practice of Medicine, HarperCollins, San Francisco, 1995; Radin, Dean: Entangled Minds: Extrasensory Experiences in a Quantum Reality, New York, Simon & Schuster, 2006.

CAPÍTULO 2

El test de energía

31. Sheldrake, Rupert: Siete experimentos que pueden cambiar el mundo: una guía para revolucionar la ciencia, Paidós Ibérica, Barcelona, 1995.
32. Melzack, Ronald: «Phantom Limbs», en Mysteries of the Mind, especial issue of Scientific American, septiembre 1997, págs. 84-91.
33. Informe de una entrevista con Ronald Melzack en Discover, febrero 1998, pág. 20.
34. Sheldrake: Siete experimentos.
35. Dossey, Larry: Palabras que curan: El poder de la plegaria y la práctica de la medicina, Ediciones Obelisco, Barcelona, 1997; Radin, Dean: The Conscious Universe: The Scientific Truth Behind Psychic Phenomena, HarperCollins, San Francisco, 1997; Targ, Russell y Katra, Jane: Miracles of Mind: Exploring Nonlocal Consciousness and Spiritual Healing, New World Library, Nueva York, 1998.
36. Burr, Harold S.: The Fields of Life, Ballantine, Nueva York, 1972.
37. Hunt, Valerie: Infinite Mind: The Science of Human Vibrations, Malibu, Malibu, CA, 1995.
38. Radin, Dean y Rebman, Jannine M: «Lunar Correlates of Normal, Abnormal and Anomalous Human Behavior», Subtle Energies 1996 (5), págs. 209-238.
39. Persinger, Michael A. y Krippner, Stantey: «Dream ESP Experiments and Geomagnetic Activity», Journal of the American Society for Psychical Research 1989 (83), págs. 101-106.
40. McCraty, Rollin: «The Electricity of Touch», redacción presentada en la International Society for the Study of Subtle Energies and Energy Medicine, 6.º conferencia anual, Boulder, Colorado, 24 de junio 1996, publicado en: HeartMath Institute, www.webcom.com/hrtmath.
41. Lusseyran, Jacques: Y la luz se hizo, Rudolf Steiner, Madrid, 2001.
42. Dossey, Larry: «The Healing Power of Pets: A Look at Animal-Assisted Therapy», Alternative Therapies in Health and Medicine 1997, 3(4), págs. 8-16.
43. Resumido en William Collinge: Subtle Energy, Warner Books, Nueva York, 1998, pág. 99.
44. Beardall, Alan G.: Clinical Kinesiology, vols. 1-5, Alan G. Beardall, Lake Oswego, OR, 1980-1985.
45. Radin, Dean I.: «A Possible Proximity Effect on Human Grip Strength», Perceptual and Motor Skills 1984 (58), págs. 887-888.
46. Comunicación personal, el 16 de enero, 1998.
47. Cuthbert, Scott C. y Goodheart, George J.: «On the Reliability and Validity of Manual Muscle Testing: A Literature Review», Chiropractic & Osteopathy 2007, 15:4.
48. Caruso, William and Leisman, Gerald (2000): «A Force/Displacement Analysis of Muscle Testing», Perceptual and Motor Skills 91, págs. 683-692.
49. Monti, D., Sinnott, J., Marchese, M., Kunkel, E., y Greeson, J.: (1999): «Muscle Test Comparisons of Congruent and Incongruent Self-referential Statements», Perceptual and Motor Skills 88, págs. 1019-1028.
50. Lawson, Arden y Caleron, Lawrence: «Interexaminer Agreement for Applied Kinesiology Manual Muscle Testing», Perceptual and Motor Skills 1997 (84), págs. 539-546.
51. Hsieh, Chang-Yu y Phillips, Reed B.: «Reliability of Manual Muscle Testing with a Computerized Dynamometer», Journal of Manipulative and Physiological Therapeutics 1990 (13), págs. 72-82.
52. Leisman, G., Zenhausern, R., Ferentz, A., Tefera T. y Zemcov, A.: «Electromyographic Effects of Fatigue and Task Repetition on the Validity of Estimates of

Strong and Weak Muscles in Applied Kinesiological Muscle-Testing Procedures», Perceptual and Motor Skills 1995 (80), págs. 963-977.

53. Leisman, G., Shambaugh, P. y Ferentz, A. H.: «Somatosensory Evoked Potential Changes During Muscle Testing», International Journal of Neuroscience 1989 (45), págs. 143-151.

CAPÍTULO 3

Mantener la vibración de las energías

54. Estos descubrimientos son el resultado de una serie de estudios dirigidos por el Institute for HeartMath en Boulder Creek, California. Gran parte de los respectivos estudios se pueden encontrar en: www.heartmath.org

55. McCraty, Rollin, Institute of HeartMath, Boulder Creek, Calif.; comunicación personal,el 31 de marzo, 1998.

56. El resumen de la serie de estudios que dieron lugar a estas conclusiones se encuentra en: Collinge, William: Las energías sutiles, Oasis, Barcelona, 1999.

57. Dennison, Paul E. y Dennison, Gail E.: Brain Gym: aprendizaje de todo el cerebro, Robinbook, Barcelona, 1997.

58. Eldringhoff, Stephanie y Matthews, Victoria H. (2006): «Frozen and Irregular Energies: Hidden Energy Stumbling Blocks», descarga de www.handoutbank.org.

59. Delacato, Carl H.: Diagnóstico y tratamiento de los problemas de lenguaje y lectura, Sociedad de Española de Optometría, Madrid, 1995.

60. Zimmerman, John: «Laying-on-of-Hands Healing and Therapeutic Touch: A Testable Theory», Newsletter of the Bio-Electro-Magnetics Institute 1990, 2(1), págs. 8-17.

61. Una colección de los estudios publicados, así como de los no publicados, está a la venta en: «Educational Kinesiology Foundation Research Reports», en la Educational Kinesiology Foundation, P.O. Box 3396, Ventura, CA 93006; 800-356-2109. La misma fundación ofrece más bibliografía y material.

62. Irving, Jan: «The Effect of PACE on Self-Reported Anxiety and Performance in First-Year Nursing Students», Ph.D. dissertation, Oregon State University, Corvallis, 1995.

63. Feinstein, David; Eden, Donna y Craig, Gary: The Healing Power of EFT and Energy Psychology, Londres, Piatkus 2006, un finalista en la categoría de autoayuda en los Indies Book Excellence Awards de 2007.

CAPÍTULO 4

Los meridianos

64. Langevin, Helene M. y Yandow, Jason A.: «Relationship of Acupuncture Points and Meridians to Connective Tissue Planes», Anatomical Record 2002, 269, págs. 257-265.

65. Cho, Zhang-Hee: «New Findings of the Correlation between Acupoints and Corresponding Brain Cortices Using Functional MRI», Proceedings of the National Academy of Science 1998, 95, págs. 2670-2673.

66. Schlebusch, Klaus-Peter; Maric-Oehler, Walburg y Popp, Fritz-Albert: «Biophotonics in the Infrared Spectral Range Reveal Acupuncture Meridian Structure of the Body», Journal of Alternative and Complementary Medicine 2005, 11(1), págs. 171-173.

67. Ahn, Andrew C.; Wu, Junru; Badger, Gary J.; Hammerschlag, Richard y Langevin, Helene M.:«Electrical Impedance along Connective Tissue Planes Associated with Acupuncture Meridians», Complementary and Alternative Medicine 2005, 5, 10.

68. Jones, Joie P. y Bae, Young K.: «Ultrasonic Visualization and Stimulation of Classical Oriental Acupuncture Points», Medical Acupuncture 2004, 15(2), págs. 24-26.

69. Yan, Z.; Chi, Y.; Cheng, P.; Wang, J.; Shu, Q. y Huang, G.: «Studies on the Luminescence of Channels in Rats», Journal of Traditional Chinese Medicine 1992, 4, págs. 283-287.

70. Wang, P.; Hu, X. y Wu, B.: «Displaying of the Infrared Radiant Track Long Meridians on the Back of the Human Body» [in Chinese], Chen Tzu Yen Chiu Acupuncture Research 1993, 18(2), págs. 90-93.

71. Hu, X. L. ed.: Modern Scientific Research in Acupuncture Channels and Collaterals in Traditional Chinese Medicine [in Chinese] People's Hygiene Publishing House, Beijing, 1990.

72. Curtis, Bruce D. y Hurtak, J. J.: «Consciousness and Quantum Information Processing: Uncovering the Foundation for a Medicine of Light», Journal of Alternative and Complementary Medicine 2004, 10(1), págs. 27-39.

73. Ibíd., pág. 33.

74. Ibíd., pág. 34.

75. Véase la discusión del trabajo pionero realizado por Harold Burr's en Yale en el capítulo 2.

76. Motoyama, Hiroshi: Measurements of Ki Energy, Diagnosis and Treatments, California Institute for Human Science, Encinitas, CA, 1997.

77. Yan, Z. et al.: «Studies on the Luminescence of Channels in Rats».

78. Citado en: Gerber, Richard: Vibrational Medicine, rev. ed., Bear, Santa Fe, NM, 1996, pág. 187.

79. Thie, John y Thie, Matthew: Toque para la salud: Touch for health: edición completa: guía práctica de salud natural, Vida Kinesiología, Montmeló, Barcelona, 2009.

80. Puesto que el punto de alarma tradicional del triple calentador es también un punto importante para el tratamiento (llamado dantien), no es fiable para el test de los puntos de alarma. Para hacer el test del triple calentador, haz presión en los puntos neurovasculares. Uno de ellos está en la base de la garganta, tal como indica el texto. El otro está en la sien, justo a las cejas.

81. En caso de que haya energía estancada en el chakra de la garganta, el test no será fiable. Un punto alternativo es el que se encuentra en el centro del glúteo mayor.

CAPÍTULO 5

Los chakras

82. Leskowitz, Rick: «Energy Medicine 101: Subtle Anatomy and Physiology», Integrative Medicine 2006, 5(4), págs. 30-34.

83. Oldfield, Harry: «The Human Energy Field and the Invisible Universe», presentado en la 16.º conferencia anual de la International Society for the Study of Subtle Energies and Energy Medicine, Boulder, Colorado, el 24 de junio, 2006.

84. Hunt, Valerie: «Electronic Evidence of Auras, Chakras in UCLA study», Brain/Mind Bulletin 1978, 3(9), págs. 1-2.

85. Lee, Richard H.: «Quantifying Subtle Energies through Physical Vibration», presentado en la 16.º conferencia anual de la International Society for the Study of Subtle Energies and Energy Medicine, Boulder, Colorado, el 23 de junio, 2006.

86. Oldfield: «The Human Energy Field and the Invisible Universe».

87. Motoyama, Hiroshi y Brown, R.: Science and the Evolution of Consciousness: Chakras, Ki, and Psi, Autumn Press, Brookline, MA, 1978.

88. Eden, Donna: Life Colors (2-CD set), 2006, a la venta en: www.innersource.net.

89. Rein, Glen; Atkinson, Mike y McCraty, Rollin: «The Physiological and Psychological Effects of Compassion and Anger» Journal of Advancement in Medicine 1995, 8(2), págs. 87-105.

90. Grof, Stanislav y Grof, Christina: Spiritual Emergency: When Personal Transformation Becomes a Crisis, Tarcher, Los Ángeles, 1989.

91. Las instrucciones, junto con un cristal tallado, se encuentran en el Energy Medicine Kit, a la venta en: www.innersource.net.

92. Esto se aplica a todos los hombres y a todas las mujeres. Si bien todos tenemos una fusión de las energías yin y yang, un hombre siempre será más yang y una mujer más yin. La energía que asciende de la tierra en forma de espiral es yin y gira en sentido contrario a las agujas del reloj. La que desciende del cielo en forma de espiral es yang y gira en el sentido de las agujas del reloj. Al hacer el equilibrio de los chakras en la coronilla de un hombre hay que terminar en sentido contrario a las agujas del reloj, porque, de esta manera, se atraen más energías yin hacia arriba para equilibrar las energías yang que descienden del cielo. En el caso de la mujer, se termina con unos espirales en el sentido de las agujas del reloj, porque, de esta manera, se atraen más energías yang hacia abajo para encontrarse y equilibrar las energías yin procedentes de la tierra.

CAPÍTULO 6

El aura, el sistema eléctrico, el nudo celta y la cuadrícula básica

93. *Véase* la discussion en: Feinstein, David y Eden, Donna: «Six Pillars of Energy Medicine», Alternative Therapies in Health and Medicine 2007, 14, 44-54. Publicado online por: www.EnergyMedicinePrinciples.com.

94. Collinge, William: Las energías sutiles, Warner Books, Nueva York, 1998.

95. Rubik, Beverly: «The Biofield Hypothesis: Its Biophysical Basis and Role in Medicine», Journal of Alternative and Complementary Medicine 2002 (8), págs. 703-717.

96. Hunt, Valerie: Infinite Mind: The Science of Human Vibrations, Malibu, Malibu, CA, 1995.

97. Huntley Gundling, Dorothy: «Electrophysical and Psychotronic Correlates of Music»,Tesis doctoral, San Francisco, Saybrook Institute, 1977.

98. Huntley Gundling, Dorothy: comunicación personal, el 5 de febrero, 1998.

99. Citado en Collinge, William: Las energías sutiles, Oasis, Barcelona, 1999.

100. Braud, William G.: «Human Interconnectedness: Research Indications», ReVision 14 (1992), págs. 140-148.

101. Eden, Donna: «Tibetan Energy Ring and the Celtic Weave», 2007, se encuentra en: www.HandoutBank.org.

102. Las aplicaciones educativas de estos métodos se conocen como Brain Gym. Para más información, visita: www.braingym.com y www.braingym.org.

103. Seligman, Martin E. P.: Aprenda optimismo: haga de la vida una experiencia maravillosa, Grijalbo, Barcelona, 1998.

CAPÍTULO 7
Los cinco ritmos

104. Connelly, Diane M.: Traditional Acupuncture: The Law of the Five Elements, 3.ª ed. Center for Traditional Acupuncture, Columbia, MD, 1987, pág. 11.
105. Esta sección debe mucho a Nancy Post, sus explicaciones y materiales de enseñanza: «Systems Energetics» (616 West Upsal Street, Philadelphia, PA 19119).
106. Una excelente cinta de audio que enseña a tratar el dolor con amor: Levine, Stephen y Ondrea: «To Love and Be Loved: The Difficult Yoga of Relationships», Sounds True, Boulder, CO, 1997.
107. Stokes, Gordon: *Qué fácil es aprender sin estrés*, Vida Kinesiología, Montmeló, 1998.

CAPÍTULO 8
El triple calentador y los circuitos radiantes

108. Buske-Kirschbaum, Angelika; Kirschbaum, Clemens; Stierle, Helmuth; Lehnert, Hendrick y Hellhammer, Dirk: «Conditioned Increase of Natural Killer Cell Activity in Humans», Psychosomatic Medicine 54 (1992), págs.123-132.
109. Rein, Glen; Atkinson, Mike y McCraty, Rollin: «The Physiological and Psychological Effects of Compassion and Anger», Journal of Advancement in Medicine 1995, 8(2), págs. 87-105.
110. Benson, Herbert: La relajación: una terapia imprescindible para mejorar su salud, Grijalbo, Barcelona, 1986.
111. Manyande, Anne; Berg, Simon; Gettins, Doreen y Stanford, S. Clare: «Preoperative Rehearsal of Active Coping Imagery Influences Subjective and Hormonal Responses to Abdominal Surgery», Psychosomatic Medicine 1995, 57(2), págs.177-182.
112. Wilson, Colin: Beyond the Occult: A Twenty-Year Investigation into the Paranormal (Nueva York: Carroll and Graf, 1988), págs. 66-68.
113. Pert, Candace: Molecules of Emotion: Why You Feel the Way You Feel. Scribner, Nueva York, 1997.
114. Cousins, Norman: Anatomía de una enfermedad o La voluntad de vivir, Kairós, Barcelona, 1993.
115. Seligman, Martin E. P.: Aprenda optimismo: haga de la vida una experiencia maravillosa, Grijalbo, Barcelona, 1998.
116. McClelland, David y Kirshnit, C.: «The Effect of Motivational Arousal Through Films on Salivary Immunoglobulin», Psychology and Health 2 (1988), págs. 31-52.
117. Martin, R. A. y Dobbin, J. P.: «Sense of Humor, Hassles, and Immunoglobulin A: Evidence for a Stress-Moderating Effect», International Journal of Psychiatry in Medicine 18 (1988), págs. 93-105.

CAPÍTULO 9
La enfermedad

118. Spiegel, D.; Bloom, J. R.; Kraemer, H. C. y Gottheil, E.: «Effects of Psychosocial Treatment on Survival of Patients with Metastatic Breast Cancer», The Lancet 1989 (2), págs. 888-891.

119. Wirth, Daniel P.: «The Effect of Non-Contact Therapeutic Touch on the Healing Rate of Full-Thickness Dermal Wounds», Subtle Energies 1990, 1(1), págs. 1-20.
120. Collinge, William: Las energías sutiles, Oasis, Barcelona, 1999.
121. Butler, Brian H.: Your Breasts: What Every Woman Needs to Know Now (Surbiton: T.A.S.K. Books, P.O.B. 359A, Surbiton, Surrey, England KT5 8YP, 1995).
122. The Leapfrog Group: «Eighty-Seven Percent of U.S. Hospitals Do Not Take Recommended Steps to Prevent Avoidable Infections», 10 de septiembre, 2007; se encuentra en: www.leapfroggroup.org/media/file/Leapfrog_hospital_acquired_infections_release.pdf.
123. Un manual práctico sobre el apoyo mental en las intervenciones quirúrgicas: Peggy Huddleston's Prepare for Surgery, Heal Faster: A Guide of Mind-Body Techniques, 2.ª ed. Angel River Press, Cambridge, MA, 2006.

CAPÍTULO 10

El dolor

124. World Health Organization (2002), Acupuncture: Review and Analysis of Reports on Controlled Clinical Trials, Geneva, World Health Organization.
125. Acupuncture: NIH Consensus Statement, National Institutes of Health, Washington, D.C., 1997.
126. Citado en: Collinge, William: The American Holistic Health Association Complete Guide to Alternative Medicine, Warner Books, Nueva York, 1996, pág. 31.
127. Este apartado se basa en el estudio: Pain Management, Office of Scientific and Health Research, National Institute of Neurological Disorders and Stroke, National Institutes of Health, Washington, D.C, 1997.
128. Bresler, David, citado en: Stokes, Gordon y Whiteside, Daniel: Structural Neurology, Three in One Concepts, Burbank, CA, 1989, pág. 29.
129. Wright, Susan M.: «Validity of the Human Field Assessment Form», Western Journal of Nursing Research 1991, 13(5), págs. 635-647.

CAPÍTULO 11

Nadar en corrientes electromagnéticas

130. Becker, Robert O.: Cross Currents: The Promise of Electromedicine, The Perils of Electropollution, Tarcher, Los Ángeles, 1990, págs. 173-188.
131. Nakagawa, K.: «Magnetic Field Deficiency Syndrome and Magnetic Treatment», Japanese Medical Journal, n.º 2745, 4 de diciembre, 1976.
132. Citado en: Collinge, William: Las energías sutiles, Oasis, Barcelona, 1999.
133. Becker: Cross Currents.
134. Marinaga, Marcia: «Giving Personal Magnetism a Whole New Meaning», Science 256 (1992), pág. 967.
135. Comité sobre los posibles efectos de los campos electromagnéticos sobre los sistemas biológicos, National Research Council, Possible Health Effects of Exposure to Residential Electric and Magnetic Fields, National Academy Press, Washington, D.C., 1996.

136. «Cancer Near Power Lines», Microwave News, noviembre/diciembre 1996, 16(6), 1.
137. «Summary and Conclusions of EPA's EMF Cancer Report», Microwave News, mayo/junio 1996, 16(3), 3.
138. Sellman, Sherrill: «Hormones, Breast Cancer, EMFs, Cellphones», Total Health, abril/mayo 2006, 28(1), págs. 24-25.
139. Ibíd., pág. 24.
140. Ibíd.
141. National Institute of Environmental Health Science of the National Institutes of Health, «EMF: Electric and Magnetic Fields Associated with the Use of Electric Power» (2002), se encuentra en: www.niehs.nih.gov/health/topics/agents/emf/docs/emf2002.pdf.
142. Zimmerman, John y Hinrichs, Dag: «Magnetotherapy: An Introduction», Newsletter of the Bio-Electro-Magnetics Institute, 1995, 4(1), págs. 3-6.
143. Zimmerman, John; Bio-Electro-Magnetics Institute, 2490 West Moana Lane, Reno, NV 89509.
144. Zimmerman, John: «Laying-on-of-Hands Healing and Therapeutic Touch: A Testable Theory», Newsletter of the Bio-Electro-Magnetics Institute 1990, 2(1), pp. 8–17.
145. Becker: Cross Currents, pág. 42.
146. Vallbona, Carlos; Hazelwood, Carlton F. y Jurida, Gabor: «Response of Pain to Static Magnetic Fields in Postpolio Patients: A Double-Blind Pilot Study», Archives of Physical Medicine and Rehabilitation 1997 (78), págs. 1200-1203.
147. International Council of Magnetic Therapists, P.O.B. 72, Inglewood, 6052, West Australia.
148. Subrahmanyam, Sarada: «Pulsed Magnetic Field Therapy», in Srinivasan, T. M., ed. Energy Medicine Around the World, Gabriel Press, Phoenix, AZ, 1988, págs. 191-203.
149. Gran parte de los dilemas relacionados con las crisis debidas a las aperturas de kundalini difíciles o no anticipadas se comentan en: Grof, Stanislav y Christina: Spiritual Emergency: When Personal Transformation Becomes a Crisis, Tarcher, Los Ángeles, 1989.
150. El estudio más completo sobre la vivaxis que conozco es: Jacka, Judy: Healing through Earth Energies, Lothian Books, Port Melbourne, Australia, 1996. Además, existe un instituto de investigación sobre las energías de la vivaxis, Vivaxis Energies Research International Society en Vancouver, Canadá.
151. Grad, Bernard: «Some Biological Effects of Laying on of Hands and Their Implications», in Herbert T. Otto, ed. Dimensions of Holistic Healing: New Frontiers in the Treatment of the Whole Person, Nelson-Hall, Chicago, 1979, págs. 199-212.

CAPÍTULO 12

Establecer las buenas costumbres para una salud y un rendimiento óptimos

152. Sheldrake, Rupert: La presencia del pasado: resonancia mórfica y hábitos de la naturaleza, Kairós, Barcelona, 1990.
153. McTaggart, Lynne: El campo, Sirio, Málaga, 2006.
154. Sheldrake: La presencia del pasado, Kairós, Barcelona, 1990.
155. Burr, Harold S.: The Fields of Life, Ballantine, Nueva York, 1972.

156. Becker, Robert O.: *Cross Currents: The Promise of Electromedicine, The Perils of Electropollution,* Tarcher, Los Ángeles, 1990, pág. 57.

157. Además de las siete franjas concéntricas que se corresponden más o menos a los siete chakras que se explican en el capítulo 6, el aura también tiene siete campos energéticos anidados. Algunos de ellos, se describen en las tradiciones indígenas de curación. Empezando por el más interno, los denomino: el campo etéreo, el campo protector, el campo mental/emocional, el campo morfogénico, el campo celestial, el nudo celta (que también penetra en el cuerpo) y el color vital. Lo he explicado con más detalle en un texto llamado «The Human Aura», que se puede encontrar como descarga gratuita en el Energy Medicine Handout Bank (www. HandoutBank.org).

158. Los colores vitales se describen en un set de CD que está a la venta en: www.innersource.net.

159. Ertel, S.: «Testing Sheldrake's Claim of Morphogenetic Fields», en Cook, E. W. y Delanoy, D. L., eds.: Research in Parapsychology 1991: Abstracts and Papers from the Thirtyfourth, Annual Convention of the Parapsychological Association, Scarecrow Press, Metuchen, NJ, 1994, págs.169-192.

160. Un análisis más detallado sobre la relación entre los campos mórficos y la mecánica cuántica se encuentra en: Feinstein, David: «At Play in the Fields of the Mind: Personal Myths as Fields of Information», Journal of Humanistic Psychology, 1998, 38(3), págs. 71-109.

161. Braud, William G.: «Distant Mental Influence of Rate of Hemolysis of Human Red Blood Cells», Journal of the American Society for Psychical Research, 1990 (84), págs. 1-24.1

162. Wirth, D. P. y Cram, J. R.: «The Psychophysiology of Non-Traditional Prayer», Proceedings *of the International Society for the Study of Subtle Energies and Energy Medicine,* Fifth Annual Conference, Boulder, Colorado, pág. 20.

163. Benor, Dan J.: Healing Research: Holistic Energy Medicine and Spiritual Healing, Helix, Munich, 1993.

164. Benson, Herbert, et al.: «Study of the Therapeutic Effects of Intercessory Prayer (SLEP) in Cardiac Bypass Patients: A Multicenter Randomized Trial of Uncertainty and Certainty of Receiving Intercessory Prayer», American Heart Journal, 2006, 151(4), págs. 934-942.

165. Benson, Herbert: La relajación, Pomaire, D.L., Barcelona, 1977.

166. Borysenko, Joan: La salud física a través de la salud mental, Deusto, D.L., Madrid, 1989.

167. Radin, Dean: The Conscious Universe: The Scientific Truth Behind Psychic Phenomena, HarperCollins, San Francisco, 1997.

168. Dossey, Larry: *Palabras que curan: el poder de la plegaria y la práctica de la medicina,* Ediciones Obelisco, Barcelona, 1997.

169. Sheldrake: *La presencia del pasado: resonancia mórfica y hábitos de la naturaleza,* Kairós, Barcelona, 1990.

170. Shapiro, Francine y Silk Forrest E.M.D.R., Margot: Una terapia revolucionaria para superar la ansiedad, el estrés y los traumas, Kairós, Barcelona, 2008.

171. El golpeteo en la zona temporal se describe con más detalle en: Walther, David S.: Applied Kinesiology, vol. 1: Basic Procedures and Muscle Testing, Systems DC, Pueblo, CO, 1981, págs. 109-114.

172. Mellon, Nancy: Body Eloquence: The Power of Myth and Story to Awaken the Body's Energies, Energy Psychology Press, Santa Rosa, CA, 2008.

173. Whisenant, William F.: Psychological Kinesiology: Changing the Body's Beliefs, Monarch Butterfly Productions, Kailua, HI, 1994.

EPÍLOGO

Viajes a otras dimensiones

174. Citado en: Martin, Joel y Romanowski, Patricia: We Don't Die: George Anderson's Conversations with the Other Side, Putnam, Nueva York, 1988, págs. 279-280.
175. Keller, Helen: Light in My Darkness, Chrysalis Books, West Chester, PA, 1994, pág. 160.
176. Gibbs, Nancy: «Angels Among Us», Time, 27 de diciembre, 1993, págs. 56-65.
177. Hood, R. W.: «Differential Triggering of Mystical Experience as a Function of Self-Actualization», Review of Religious Research, 1974 (18), 264-270; N. P. Spanos y P. Moretti, «Correlates of Mystical and Diabolical Experiences in a Sample of Female University Students», Journal of the Scientific Study of Religion, 1988 (27), págs. 105-116.
178. Stevenson, Ian: Children Who Remember Previous Lives, University Press of Virginia, Charlottesville, 1987.
179. Stevenson, Ian: Reincarnation and Biology, 2 vols., Praeger, Westport, CT, 1997. Es un estudio de 2.268 páginas que presenta pruebas detalladas de las marcas de nacimiento que se corresponden con los recuerdos de una vida pasada. Está resumido por el mismo autor en 203 páginas, en: Where Reincarnation and Biology Intersect: A Synopsis, Praeger, Westport, CT, 1997.
180. Véase Stevenson, Ian.
181. Schlotterbeck, Carl: Living Your Past Lives: The Psychology of Past Life Regression, Ballantine, Nueva York, 1991; Woolger, Roger J.: Otras vidas, otras identidades: la reencarnación como terapia, Martínez Roca, D.L., Barcelona, 1991.
182. Van Praagh, James: Talking to Heaven: A Medium's Message of Life after Death, Dutton, Nueva York, 1997; Martin, Joel and Romanowski, Patricia: We Don't Die: George Anderson's Conversations with the Other Side, Putnam, Nueva York, 1988.

OTROS LIBROS Y DVD
DE INTERÉS

El segundo libro de Donna, *Energy Medicine for Women* que también será publicado por Ediciones Obelisco con el título Medicina Energética para mujeres, nos enseña cómo aplicar la medicina energética a una variedad de casos, incluidos el SPM, la sexualidad, la fertilidad, el embarazo, el parto, la menopausia, el peso y el mantenimiento del equilibrio energético. Es un manual utilísimo para mejorar la salud y sintonizarnos con el principio arquetípico femenino que es nuestro derecho de nacimiento.

Otros títulos momentáneamente no disponibles en español:

The Healing Power of EFT and Energy Psychology, de David Feinstein, Ph. D., Donna Eden y Gary Draig, ofrece unas instrucciones sencillas para crear cambios constructivos en el sistema energético y la química cerebral. Estos cambios pueden ayudarnos a modificar patrones conductuales: superar retos psicológicos como la angustia, la culpa, la vergüenza, los celos y el enfado, y alcanzar metas desafiantes. Un programa complementario en DVD, *Introduction to Energy Psychology,* explica los conceptos esenciales y muestra los procedimientos básicos que surgen a partir de este desarrollo revolucionario dentro de la psicología. El libro fue uno de los finalistas de la categoría de autoayuda en el premio de libros PubInsider National Book Award 2007.

Personal Mythology: Using Ritual, Dreams, and Imagination to Discover Your Inner Story (La mitología personal: Descubrir nuestra propia historia interior a través de los rituales, los sueños y la imaginación), con el CD complementario, presentan un programa de doce semanas para transformar los mitos profundos que nos guían y modelan nuestra vida. La nueva y tercera edición de este libro, que añade un módulo de la psicología energética, la USA Book News' 2007 lo consideró Libro del año (de la categoría Psicología/Salud Mental) y Libro del Año 2007 (de la categoría New Age, No ficción) en el premio Indies Awards.

Se realizan clases en directo (impartidas en inglés), que oscilan desde talleres introductorios a programas de certificación profesional en medicina energética de una duración de dos años. En respuesta a una solicitud, se envía un catálogo que describe otros materiales y programas de estudio (contacta con: energy@innersource.net). Se ofrecen becas de educación profesional continuada para muchos de estos programas.

www.innersource.net
Línea de 24 horas para pedidos: 800-835-8332
Innersource, 777 East Main Street, Ashland, OR 97520, Estados Unidos

ÍNDICE ANALÍTICO

ÍNDICE

SEGUNDA PARTE: LA ANATOMÍA
DEL CUERPO ENERGÉTICO